冠状动脉血流储备分数（FFR）临床应用及病例荟萃

Clinical Application and Case Pearls of Fractional Flow Reserve（FFR）

主　审　霍　勇

主　编　唐　强　［韩］Eun-Seok Shin

北京大学医学出版社

GUANZHUANGDONGMAI XUELIU CHUBEI FENSHU（FFR）LINCHUANG YINGYONG JI BINGLI HUICUI

图书在版编目（CIP）数据

冠状动脉血流储备分数（FFR）临床应用及病例荟萃 / 唐强，（韩）申恩石（Eun-Seok Shin）主编．—北京：北京大学医学出版社，2021.12

ISBN 978-7-5659-2523-8

Ⅰ．①冠… Ⅱ．①唐… ②申… Ⅲ．①冠状血管－动脉疾病－病案－汇编 Ⅳ．① R543.3

中国版本图书馆 CIP 数据核字（2021）第 225616 号

冠状动脉血流储备分数（FFR）临床应用及病例荟萃

主　　编：唐　强　［韩］Eun-Seok Shin
出版发行：北京大学医学出版社
地　　址：（1000191）北京市海淀区学院路 38 号　北京大学医学部院内
电　　话：发行部 010-82802230；图书邮购 010-82802495
网　　址：http://www.pumpress.com.cn
E-mail：booksale@bjmu.edu.cn
印　　刷：北京金康利印刷有限公司
经　　销：新华书店
责任编辑：高　瑾　　**责任校对**：靳新强　　**责任印制**：李　啸
开　　本：889 mm×1194 mm　1/16　　**印张**：13.75　　**字数**：386 千字
版　　次：2021 年 12 月第 1 版　2021 年 12 月第 1 次印刷
书　　号：ISBN 978-7-5659-2523-8
定　　价：135.00 元

编者名单

主　审　霍　勇

主　编　唐　强　[韩] Eun-Seok Shin

编　者（按姓名汉语拼音为序）

Eun-Seok Shin（韩国蔚山大学）
曹　丰（解放军总医院第二医学中心）
陈　魁（郑州大学第一附属医院）
陈秋雄（广东省中医院）
樊景阳（解放军总医院第二医学中心）
龚艳君（北京大学第一医院）
霍　勇（北京大学第一医院）
姜　浩（北京大学首钢医院）
李　刚（四川省人民医院）
李进嵩（四川省人民医院）
李龙波（吉林大学第二医院）
梁　超（北京大学首钢医院）
梁春坡（天津医科大学总医院）
林　晖（北京大学首钢医院）
刘兆平（北京大学第一医院）
刘　斌（吉林大学第二医院）
刘　鑫（郑州大学第一附属医院）
卢彦娜（北京大学首钢医院）
史震涛（北京大学首钢医院）
唐　强（北京大学首钢医院）
陶剑虹（四川省人民医院）
王亚斌（解放军总医院第二医学中心）
王正忠（青岛市立医院）
王　智（北京大学首钢医院）

延荣强（青岛市立医院）
颜　东（北京大学首钢医院）
杨　清（天津医科大学总医院）
易铁慈（北京大学第一医院）
张睿智（广东省中医院）
郑　博（北京大学第一医院）

主审与主编简介

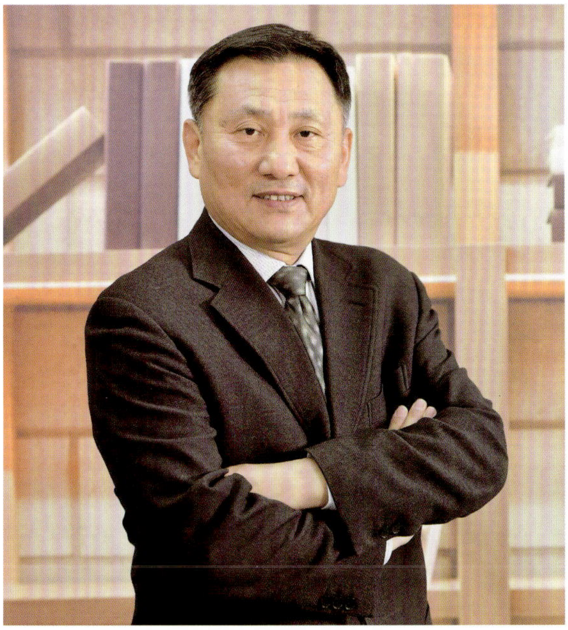

霍勇，北京大学第一医院教授，世界华人心血管医师协会会长，亚洲心脏学会主席，世界华人医师协会副会长，中国胸痛中心认证工作委员会主任委员，中国医师协会胸痛专业委员会主任委员，中国医师协会心血管内科医师分会副会长，中国心血管健康联盟副主席，苏州工业园区心血管健康研究院院长。享受国务院政府特殊津贴。荣获国家科学技术进步二等奖、华夏医学科技奖一等奖、全国创新争先奖等多项奖项及 11 项发明专利，发表科学引文索引（SCI）文章 267 篇，中文文章 535 篇；主编学术专著 86 部，牵头制定 28 项国家疾病诊疗标准和专业指南共识及 2 项国际指南。

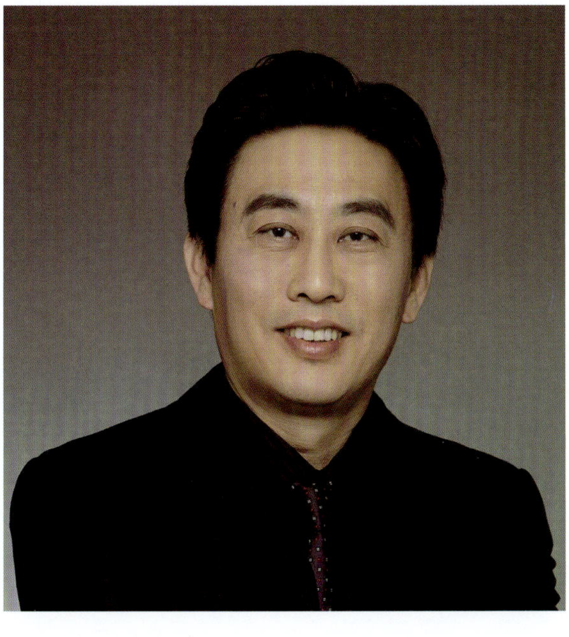

唐强，北京大学首钢医院心血管内科主任，主任医师、教授，欧洲心脏病学会专家会员（FESC），美国心血管造影和介入学会（SCAI）专家会员，中国医疗保健国际交流促进会心血管疾病预防与治疗分会常委，中华中医药学会介入心脏病学分会常委，中国康复医学会心脏介入治疗与康复专业委员会常务委员，中国医师协会心血管内科医师分会委员会委员，中国医师协会冠脉介入专业委员会委员，北京医学会心血管病学分会委员会委员，北京医师协会心血管内科医师分会委员会委员等学术任职。荣获中国产学研合作创新奖。发表论文 20 余篇，SCI 论文 5 篇，专利 2 项，参与制定专业指南共识 1 项。

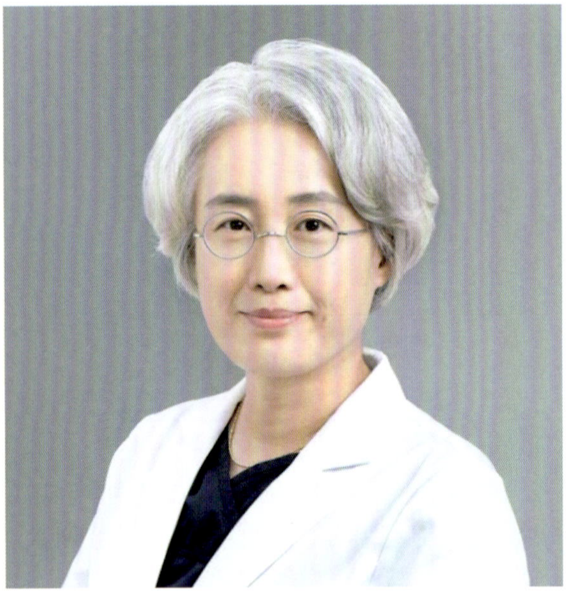

Eun-Seok Shin，医学博士，理学博士，目前任韩国蔚山大学医院心血管中心主任，同时任蔚山大学医学院教授。是一名介入心脏病学家，在首尔（Asan 医疗中心和世宗总医院）接受心脏病专家培训，在安东国立大学完成博士学位，同时晋升为蔚山大学医学院心导管实验室主任和冠状动脉介入副教授；对药物洗脱支架的广泛研究已在 *Circulation*、*JACC* 和 *EuroIntervention* 等杂志上发表。Shin 博士开发了一种方法，称为 Shin 方法，可以对冠状血管的组织学进行虚拟测量。

序 言

我国冠心病介入治疗（PCI）历经近40年的持续高速发展，不仅已经成为世界年PCI手术量最多的国家，同时随着介入器械和技术的不断研发和进步，也让我们从跟随、模仿发展到自主创新，逐渐开始引领PCI发展的方向。然而在发展繁荣的背后，我们仍然要正视存在的问题和局限，仍然需要在面对每一位患者的时候认真思考，是否需要进行介入治疗？如何进行介入治疗？介入治疗效果如何？仅凭冠状动脉造影的解剖影像学信息评估显然不能全面准确地回答以上问题。因此，在冠状动脉介入诊疗新时代背景下，精准评估和规范干预成为实践和发展的主旋律，也是“不断满足人民日益增长的美好生活需要”的重要体现。

而在精准评估和规范干预中，冠状动脉功能学技术无疑正在发挥着愈发重要的作用。20余年来一系列里程碑式研究的陆续公布，一次次印证了冠状动脉血流储备分数（fractional flow reserve，FFR）指导的冠状动脉介入策略选择，可以真正改善患者的长期预后，同时节约大量医疗资源。然而，尽管在我国越来越多的介入同道已经认识到冠状动脉功能学技术的重要性，我国专家也在积极探索和实践中，形成和总结出来自我国的专家共识和临床路径，但仍然不能忽视的是，目前FFR的应用比例远远低于欧美发达国家以及我们的东亚近邻，认知意识和教育培训的缺乏仍然是限制其在我国广泛开展应用的重要因素之一。

我们欣喜地看到，北京大学首钢医院唐强教授和韩国蔚山大学医院心血管中心的Eun-Seok Shin教授联合国内外30位专家学者，历经多年策划和筹备，将近年来FFR循证医学证据和临床实践的精粹通过本书呈现给广大读者。其中不仅涵盖了FFR的发展历史和冠状动脉循环的生理特点，还针对不同类型冠状动脉病变中FFR的临床应用和最新进展分别进行详细介绍，同时在本书中还收集了23个经过严格筛选的经典病例，囊括了几乎所有FFR应用的临床场景。相信通过理论和实践的结合，可以为读者提供更加生动全面的学习体验。不仅如此，近年来大家越来越关注的冠状动脉微循环评估、非充血态冠状动脉生理学评估以及基于影像的冠状动脉血流储备分数测定也同样在本书中有所涉猎和介绍，真切期望本书能对广大同道有所裨益，让更多的患者从中获益。

祝愿唐强教授的辛勤努力和高水平的学术总结能更进一步推动我国冠状动脉功能学评价的临床应用和研究创新。

北京大学第一医院

霍勇　郑博

2021年7月20日于北京

目 录

第一部分

冠状动脉血流储备分数（FFR）临床应用

第1章　FFR的发展历史及基本原理

在评估和治疗冠状动脉狭窄患者时，心脏病学家必须回答三个重要问题。作为一名生理学家："这个狭窄对冠状动脉血流和心肌功能有什么影响？"作为一名临床医生："这个病变会导致患者出现症状吗？"作为一名介入医生："对狭窄的冠状动脉进行血运重建会改善患者的病情吗？"基本上，这些问题的答案在很大程度上可以通过测量冠状动脉压力得到。

在人类对心脏病学的认知历史发展过程中，冠状动脉造影（冠脉造影）的发展无疑起到了至关重要的作用，它可以直观把疾病特征与解剖学联系起来，使人们更加深刻地了解冠心病的特点，在冠脉造影时代之前，心内科医生通过药物来治疗冠心病，目的主要为缓解患者的症状，尽最大可能去改善其预后，在细胞水平是改善心肌缺血，减少心肌损伤以及坏死的风险。随着介入技术突飞猛进的发展，很多医生认为解决了狭窄也就治疗了冠心病，然而即使到现在我们也并没有很好地治愈冠心病。因为即使进行了血运重建，心肌缺血是否能够得到改善，我们不能给予肯定的回答，或者说所有的血运重建是否都有必要。冠状动脉压力测量或许能给出依据。

冠脉造影目前仍然是最精确的心外膜冠状动脉血管的形态学评估手段。尽管无创成像技术正在迅速发展，但冠脉造影的时间和空间分辨率仍是无与伦比的，因此它仍将是介入心脏病学家和心脏外科医生制订治疗策略时的必经路线。大多数非侵入性心脏病学家仍然认为冠脉造影是侵入性的检查手段（尽管在2008年这仍然是一个有争议的情况），但冠脉造影能提供精确的解剖信息无可争议。然而，与它的解剖精度相比，冠脉造影在测量冠状动脉狭窄的功能学方面是有限的，但是动脉粥样硬化性狭窄的功能性严重程度是冠状动脉疾病患者最重要的预后因素。其中早期的几项大型荟萃分析也强调了这一点：在不了解冠状动脉解剖的患者中，心肌灌注成像正常或超声心动图无异常的情况下心肌梗死或心脏死亡的年发生率约为0.5%[1]。此外，DEFER研究显示，经冠脉造影证实的心外膜冠状动脉狭窄但无显著功能学意义的患者死亡或心肌梗死的年发生率约为1%[2]。但是在临床实践活动中，只有少数接受血管成形术的患者同时进行了功能学检查。依据冠脉造影下的狭窄程度作为血运重建的依据是不恰当的，因为狭窄的功能学意义并不清楚[3]。结合高度精确的解剖评估及功能学信息帮助疑似或已知冠状动脉疾病患者制订治疗策略是必不可少的。因此，冠脉造影和血流储备分数的结合成为唯一的真正的"all in one"方法，因为它结合了解剖学、生理学以及可能的有意义的特别信息。

在经皮冠状动脉腔内血管成形术（PTCA）早期，Andreas Gruentzig和大多数介入心脏病学专家都有一种直观的感觉，即压力测量可以帮助确定冠状动脉狭窄的严重程度，并监测冠状动脉介入治疗的进展和结果。当时，用球囊导管测量冠状动脉压力是标准介入治疗过程的一部分。经介入治疗后残余狭窄前后的压力阶差小于15 mmHg通常被认为是手术即刻获得的一个好结果。然而，后来证明用球囊导管测量这些（静息状态下）压力阶差是不准确的，而且只有有限的预测价值。此外，由于没有一致的理论将压力测量与血液流动相关联，人们对于测量冠状动脉压力的兴趣逐渐减弱，伴随着新的不能测量压力的球囊导管进一步改进，这种兴趣几乎完全消失。随着定量冠脉造影（QCA）在20世纪80年代中后期的快速发展，许多心内科医生和心外科医生希望通过新的数字成像技术增强解剖信息，使其变得更加全面，从而不再需要对狭窄的严重程度和血管成形术的结果进行生理学评估。然而，15年后，情况却正好相反，结果证明QCA不具备预测冠状动脉狭窄的功能意义。临床医生已经认识到，有关冠状动脉压力和流量的直接生理信息对于全面评估和了解冠状动脉疾病是必要的。以导丝为基础的用于评估冠状动脉血流速度和远端冠状动脉压力的生理技术现已得到广泛应用，并可在诊断和介入手术中常规应用。关于冠状动脉压力意义和解释的一致理论也已经有了坚实的科学背景，因为它克服了早期压力测量的局限性，并在动物和人类中得到了逐步的验证。同时，压力监测导丝也取得了较大的技术进步，并可在整个过程中连续记录冠状动脉压力。目前，测量生理指标的意义超过单独的解剖评估，是毫无疑问的。基于目前大量有关FFR的循证医学证据、其预后相关性和快速的技术进步，越来越多的导管室使用冠状动脉压力测量作为其诊断和治疗过程中一个重要组成部分。

在有关FFR的理论被正式提出之前，冠状动脉的狭窄程度与心肌缺血的程度呈线性关系这一观点在当时几乎成为共识，冠状动脉狭窄越重，心肌缺血程度也越重，随着冠脉造影作为重要诊疗技术被大家广泛接受，人们从更多的病例中发现二者之间并非呈线性关系，冠脉造影提示狭窄50%可能会引起严重心肌缺血，而狭窄80%患者心肌缺血程度却不重。这是什么原因呢？在这里要提到一个重要概念，冠状动脉血流储备，它包括绝对血流储备、相对血流储备以及部分血流储备。

1. 绝对血流储备

冠状动脉（或心肌）流量增加的程度通常被称为冠状动脉（或心肌）绝对血流储备。冠状动脉绝对血流储备的概念被定义为充血状态下的冠状动脉（或心肌）血流量与静息状态下的冠状动脉（或心肌）血流量的比值，最初是由Gould[4]提出的。最大血管舒张刺激后血流增加至正常的4～6倍，表明冠状动脉的绝对血流储备正常。当存在狭窄时静息流量不会改变，除非狭窄的直径超过80%～85%时才会发生变化。然而，当狭窄直径超过50%时，充血状态下的冠状动脉血流就开始下降。心率、血压、左心室肥厚等因素会影响静息血流水平，当然也会影响冠状动脉绝对血流储备，在计算冠状动脉绝对血流储备时这些因素需要被考虑进去。

反应性充血：当冠状动脉阻塞超过几秒时心脏就会缺氧，较小的冠状动脉中的平滑肌细胞被迫松弛。当阻塞解除后冠状动脉流量远高于正常流量。一般情况下在短暂的阻塞期间，阻塞后充血或反应性充血可包含3～5倍的血容量。阻塞约20 s后的血流峰值是缺血刺激可获得的最大流速，并与冠状动脉压力线性变化相关[5]。在充血过程中动静脉血氧差减小，说明相对于充血前的静息血流条件下，氧气的相对提取量减少。相比之下，在短暂的缺氧灌注后，氧债的偿还就不那么明显了[6]。这表明除了单纯的缺氧外，还有其他因素不成比例地刺激了冠状动脉血流。腺苷的释放最初被认为是充血血流量的主要调节因子[7]。后来的研究已经不再强调腺苷作为临时闭塞、低氧血症或代谢需求增加后冠状动脉血流增加的中介物的作用[8-12]。突然恢复血流后，冠状动脉血管壁上的高剪切应力可刺激一氧化氮（NO）的释放，进而延长血管舒张期。氧分压对血管平滑肌的直接弛缓作用是另一个可能的机制[13-14]。总之，闭塞后反应性充血的确切机制目前尚不完全清楚。

2. 相对血流储备

相对血流储备被定义为狭窄动脉（或心肌区域）的最大血流量除以相邻正常动脉（或心肌区域）的最大血流量。在进行灌注闪烁成像时，提出了相对血流储备的概念。相对血流储备不考虑基础血流量，因此较少依赖于心脏负荷的变化[15]。然而，相对血流储备需要存在一个由正常心外膜血管（无明显狭窄）灌注的区域，不能用于评估三支血管病变。

3. 部分血流储备

部分血流储备的定义是在假设心外膜血管完全正常的情况下，狭窄冠状动脉（或心肌区域）的血流量与同一动脉（或区域）的血流量之比[16]。换句话说，部分血流储备表示最大充血状态下血流量是其正常值的一部分。部分流量储备可以通过在最大充血期间获得的冠状动脉内压力测量来计算。由压力测量所衍生的部分血流储备的理论、实验基础和临床应用，构成了FFR的理论架构。

FFR 理论基础形成之前的背景： 冠状动脉狭窄的严重程度已经被定义为几何尺寸、压力梯度-流量关系、血流阻力和冠状动脉血流储备，或最大血流容量后最大动脉血管扩张。然而，冠状动脉压力和流量之间的直接关系只能假设冠状动脉循环中的阻力是恒定的、最小的，这在理论上是在最大的动脉血管扩张期间。在这种情况下，理论上的压力测量可以用来评估最大流量和评估功能狭窄的严重程度。

最小冠状动脉阻力： 最初认为，短时持续的心肌缺血是获得最小心肌阻力和最大心肌血流的最有效刺激。然而，在动物实验中，即使在低流量缺血刺激下，阻力血管仍保留一定程度的血管舒缩张力，并能对血管扩张刺激做出反应[17-27]，同样，在快速心房起搏和冠状动脉狭窄联合产生的缺血发生时，腺苷的作用导致跨壁血流量显著增加[17]。在人类中，即使在缺血的情况下，也有一些剩余的储备[28]。显然，应该区分生理状态下和药理状态下最小冠状动脉阻力，前者有时似乎超过后者。与这些结果相反，Canty 和 Smith 发现未麻醉的犬在缺血期间通过腺苷作用所致的血流储备是不足的[29]。在对成功行血管成形术患者的研究中，Serruys 等发现阻塞后充血和冠状动脉内注射罂粟碱时血流速度有类似的增加[30]。这表明，内在的自动调节机制实际上能够使局部血管扩张而且与药理学上刺激所增加的储备相匹配。故人们将把充血等同为腺苷或罂粟碱引起的最大冠状动脉或心肌血流。有几种情况可以产生这样的最大流量或最小的冠状动脉和心肌阻力。在临床实践中可用于诱导最大充血的条件总结如下：①体育锻炼：这远远不是最“生理”的压力，它的缺点是难以应用于导管室，并行流量和（或）压力测量。在动物实验中，极限运动量似乎不会完全消耗心肌血流储备。到目前为止，有关人在最大运动期间和药物刺激后比较心肌流量的数据甚少。②调搏-心动过速：心房起搏的血流增加幅度不大（增加 2 ～ 2.5 倍），远低于药物刺激引起的最大血流量[31]。③短暂阻塞冠状动脉：在人类中，冠状动脉短暂阻塞只能在拟行冠状动脉成形术的情况下进行，因此不能用于诊断目的。④药物制剂：用于产生充血的各种药物的特点已经得到很好的证明。在临床应用中，使产生阻力的血管舒张很容易通过药物刺激来获得。冠状动脉扩张剂的选择主要取决于所使用的成像方式（超声心动图、灌注显像、冠状动脉内血流速度或压力测量）。

冠状动脉狭窄的严重程度可以通过其几何尺寸或反映其流体动力学效应的梯度流关系来量化。冠状动脉血流储备与狭窄的几何解剖及其流体动力学特征有关或来源于此。因此，在冠状动脉最大扩张的条件下，进行血流测量单独表达为冠状动脉血流储备，而不知道狭窄的几何形状或压力梯度是一个简化的，但理论上准确、完整的描述功能严重程度，已被实验验证为等效的几何或流体动力学分析，并被证明适用于临床[15, 32-36]。然而，冠状动脉压力与血流或血流储备之间的直接关系，只有在冠状动脉阻力保持恒定和最小的情况下才可以假定，这在理论上是最大的动脉血管扩张期间。在这种情况下，理论上压力测量可以单独用于预测血流，从而预测功能狭窄的严重程度。同时在这种情况下，冠状动脉压力测量原则上也应该能够量化侧支血流，而无需使用仅适用于实验准备的放射性标记微球。故在冠状动脉最大扩张期间单独测量冠状动脉压力以评估狭窄严重程度、血流储备和侧支血流的情况是可行的[15, 32-36]。

（*唐强　姜浩*）

参考文献

[1] Shaw LJ，Iskandrian AE. Prognostic value of gated myocardial perfusion SPECT. J Nucl Cardiol，2004，11：171-185.

[2] Pijls NHJ，van Schaardenburgh P，Manoharan G，et al. Percutaneous coronary intervention of functionally non-significant stenosis：5-year follow-up of the DEFER study. J Am Coll Cardiol May，2007，49：2105-2111.

[3] Wijns W，De Bruyne B，Vanhoenacker P. What does the clinical cardiologist need from non-invasive cardiac imaging：is it time to adjust practices to meet evolving demands？ J Nucl Cardiol，2007，14：366-370.

[4] Gould KL. Coronary artery stenosis. NewYork：Elsevier Science Publishing Co. Inc，1991.

[5] Dole WP，Montville WJ，Bishop VS. Dependency of myocardial reactive hyperemia on coronary artery pressure

in the dog. Am J Physiol，1981，240：H709-H715.
[6] Kelly KO，Gould KL. Coronary reactive hyperemia after brief occlusion and after deoxygenated perfusion. Cardiov Res，1981，15：615-622.
[7] Berne RM. Regulation of coronary blood flow. Prog Cardiovase Dis，1975，18：I 05-21.
[8] Rossen JD，Oskarsson H，Minor RL Jr，et al. Effect of adenosine antagonism on metabolically mediated coronary vasodilation in humans. JAm Coli Cardioi，1994，23：1421-1426.
[9] Downing SE，Chen V. Dissociation of adenosine from meabolic regulation of coronary flow in the lamb. Am J Physio1，1986，251：H40-H46.
[10] Gewirtz H，Olsson RA，Most AS. Role of adenosine in mediating the coronary vasodilative response to acute hypoxia. Cardiov Res，1987，21：81-89.
[11] Dole WP，Yamada N，Bishop VS，et al. Role of adenosine in coronary blood flow regulation after reductions in perfusion pressure. Cir Res，1985，56：517-524.
[12] Hanley FL，Grattan MT，Stevens MB，et al. Role of adenosine in coronary autoregulation. Am J PhysioI，1986，250：H558-H566.
[13] Dole WP，Nuno DW. Myocardial oxygen tension determines the degree and pressure range of coronary autoregulation. Circ Res，1986，59：202-215.
[14] Downey HF，Crystal GJ，Bockman EL，et al. Nonischemic myocardial hypoxia：coronary dilatation without increased tissue adenosine. Am J Physiol，1982，243：H512-H516.
[15] Gould KL，Kirkeeide RL，Buchi M. Coronary flow reserve as a physiological measure of stenosis severity. JAm Call Cardiol，1990，15：459：474.
[16] Pijls NHJ，Van Son JAM，Kirkeeide RL，et al. Experimental basis of determining maximum coronary myocardial，and collateral blood flow by pressure measurements for assessing functional stenosis severity before and after PTCA. Circulation，1993，87：1354-1367.
[17] Gorman MW，Sparks HV. progressive coronary vasoconstriction during relative ischemia in canine myocardium. Cire Res，1982，51：411-420.
[18] Pantely GA，Bristow JD，Swenson LJ，et al. Incomplete coronary vasodilation during myocardial ischemia in swine. Am J Physiol，1985，249：H638-H647.
[19] Canty JM，Klocke F. Reduced regional myocardial perfusion in the presence of pharmacologic vasodilator reserve. Circulation，1985，71：370-377.
[20] Aversano T，Becker LC. Persistence of coronary vasodilator reserve despite functionally significant flow reduction. Am J PhysioI，1985，248：H403-H411.
[21] Grattan MT，Hanley FL，Stevens MB，et al. Transmural coronary flow reserve patterns in dogs. Am J PhysioI，1986，250：H276-H283.
[22] Laxson DD，Dai XZ，Homans DC，et al. Coronary vasodilator reserve in ischemic myocardium of the exercising dog. Circulation，1992，85：313-322.
[23] I-Ieusch G，Deussen A. The effects of cardiac sympathetic nerve stimulation on the perfusion of stenotic coronary arteries in the dog. Circ Res，1983，53：8-15.
[24] Seitelberger R，Guth BD，Heusch G，et al. Intracoronary Oczadrenergic receptor blockade attenuates ischemia in conscious dogs during exercise. Circ Res，1988，62：436-442.
[25] Laxson DD，Dai X-Z，Homans DC，et al. The role of OC 1- and oc2-adrenergic receptors in mediation of coronary vasoconstriction in hypoperfused ischemic myocardium during exercise. Circ Res，1989，65：1688-1697.
[26] Bache RJ，Dai X-Z. The thromboxane A2 mimetic，U46619，worsens myocardial hypoperfusion during exercise in the presence of a coronary artery stenosis. Cardiovasc Res，1992，26：351-356.
[27] Laxson DD，Homans DC，Bache RJ. Inhibition of adenosine-mediated coronary vasodilation exacerbates myocardial ischemia during exercise. Am J Physiol，1993，265：HI471-HI477.
[28] Parodi O，Sambucetti G，Roghi A，et al. A Residual coronary reserve despite decreased resting blood flow in patients with critical coronary lesions. A study by technetium-99m human albumin microsphere myocardial scintigraphy. Circulation，1993，87：330-344.
[29] Canty IM，Smith TP Jr. Adenosine-recruitable flow reserve in absent during myocardial ischemia in unanesthetized dogs studied in the basal state. Circ Res，1995，76：1079-1087.
[30] Serruys PW，Di Mario C，Meneveau N，et al. Intracoronary pressure and flow velocity from sensor tip guide wires. A new methodological comprehensive approach for the assessment of coronary hemodynamics before and after interventions. Am J Cardio1，1993，71：41D-53D.
[31] Sambucetti G，Marzullo P，Giorgetti A，et al. Global alteration in perfusion response to increasing oxygen consumption in patients with single-vessel coronary artery disease. Circulation，1994，90：1696-1705.
[32] Gould KL. Functional measures of coronary stenosis severity at cardiac catheterization. JAm Coll Cardiol，1990，16：198-199.
[33] Kirkeeide RL，Gould KL，Parsel L. Assessment of coronary stenosis by myocardial perfusion imaging during pharmacologic coronary vasodilation：Ⅷ. Validation of coronary flow reserve as a single integrated functional measure of stenosis severity reflecting all its geometric dimensions. JAm Coll Cardiol，1986，7：103-113.

[34] Gould KL. Identifying and measuring severity of coronary artery stenosis：Quantitative coronary arteriography and positron emission tomography. Circulation，1988，78：237-245.
[35] Gould KL. Coronary Artery Stenosis. New York：Elsevier，1990：79-91.
[36] Gould KL，Kelley KO. Experimental validation of quantitative coronary arteriography for determining pressure-flow characteristics of coronary stenoses. Circulation，1982，66：930-937.

第 2 章 冠状动脉侧支循环

一、概述

几十年来冠状动脉一直被认为是末端动脉，正如 Cohnheim 在 1881 年对犬类的动物研究所示[1]，如果人类冠状动脉树是一个没有动脉间吻合的系统，那么 1 个心外膜分支的上游永久性闭塞将不可避免地导致下游心肌的完全坏死。然而，目前的研究证据以及临床实际情况已经表明，一部分慢性冠状动脉闭塞患者无心肌梗死[2]，为冠状动脉疾病（CAD）患者存在冠状动脉功能性的吻合血管提供了证据，这些有功能相关的吻合血管，称为侧支动脉，连接由心外膜冠状动脉供血的区域和由另一条心外膜冠状动脉[3]供血的区域。与其他物种相比，人类的冠状动脉侧支循环非常发达。这些侧支动脉的相关性是一个持续争论的问题，但越来越多的证据表明其对冠状动脉疾病患者具有一定的保护作用。侧支动脉为闭塞性冠状动脉疾病损害的心肌提供了另一种供血来源，在冠状动脉疾病发生时，侧支动脉可以保护心肌功能，这得到了大多数人的认可[4]。虽然它们的生长通常被认为是由缺血引起的，但在没有冠状动脉疾病的个体中也存在侧支动脉[4-5]。而且 William Fulton 进行病理解剖后，进一步证实了人类冠状动脉侧支早就存在[6]，在无冠状动脉疾病（CAD）的个体中，20% ～ 25% 的人有预先形成的侧支动脉，显然，其他因素似乎发挥了更重要的作用。虽然心外膜冠状动脉阻塞后的侧支血流在一些患者休息时可能足以满足心肌需求，但普遍的观点认为侧支循环通常不足以满足运动时[7]的心肌需求，而且可能无法防止冠状动脉永久阻塞期间的心肌缺血，但是这些侧支动脉可以在短暂的心外膜血管闭塞期间预防心肌缺血。在冠心病患者中，1/3 的患者有侧支动脉，可以在短暂的闭塞期间防止心肌缺血。在冠状动脉闭塞期间，足以防止心肌缺血的侧支血流相当于通过开放血管的正常血流的 1/5 ～ 1/4[5, 8]。其原因尚不完全清楚，遗传因素可能发挥作用。心肌梗死范围的大小是此类事件后最重要的预后决定因素，心肌梗死范围的大小由冠状动脉闭塞时间、梗死危险区域和侧支供血相关情况来决定。冠心病患者发展良好的冠状动脉侧支可以减轻心肌梗死的范围并提高生存率。约 1/5 的冠心病患者不能通过经皮冠状动脉介入治疗或冠状动脉旁路移植术进行血运重建。促进侧支生长是一种有价值的治疗策略。侧支循环可以用不同的方法来评估，其中冠状动脉内压力测量是金标准。

二、人类侧支循环的形成与可能的诱发机制

侧支循环的形成发生在循环系统的胚胎发育过程中，是内皮前体细胞根据局部信号迁移和分化从而形成的新生血管。在足月的新生儿中，病理解剖研究中获得的冠状动脉吻合的发生率一直很高[9-10]。在 80% 的新生儿中发现的这些结构性冠状动脉侧支循环可理解为动脉发育早期，即胚胎期血管形成后的遗留产物。

人类侧支循环形成与促进的可能诱发机制：个体患者的侧支循环差异性很大。临床研究已经证实了几个与侧支循环程度相关的临床和血管造影变量的独立因素。健康个体的变量包括高血压和静息心率[11]，冠心病患者的变量包括冠状动脉狭窄严重程度[8, 12]、心绞痛持续时间[12]、病灶是否在血管近端部位[12]、病灶闭塞持续时间[13]等。侧支循环的形成与促进分为新生血管与动脉形成，新的血管可通过发芽和肠套叠从已存在的神经丛发展。这种新血管的形成被称为血管生成[14]。多年来，缺血一直被认为是侧支生长的潜在刺激因素。就像心肌梗死所致的心肌缺血时，局部释放低氧诱导

因子 1α 和炎症介质等生长因子，导致血管舒张、血管通透性增强、单核细胞和巨噬细胞的聚集，进而分泌更多的生长因子和炎症介质[15]。这些炎症细胞释放金属蛋白酶，溶解周围的基质和预先形成的血管的基底膜。缺氧使局部内皮细胞对各种生长因子的趋化和增殖作用更加敏感（通过上调其受体）。内皮细胞从邻近细胞中分离、迁移、增殖，然后形成新的血管和管腔。周细胞和平滑肌细胞也参与了这个过程。介入心脏病学专家早就注意到冠状动脉完全或次全闭塞后出现大的心外膜支或间隔侧支血管。这些通常在闭塞后的几周内变得明显，它们来自于预先形成的侧支循环。已经存在的侧支血管的这种结构重建过程被称为动脉形成[15-16]。冠状动脉的完全阻塞会导致狭窄后的血压下降，使血液重新分布到来自非缺血性血管区域的既存的吻合性小动脉。由此产生的纵向剪切力导致某些内皮趋化因子、黏附分子和生长因子的表达增加。几天内，循环中的单核细胞附着在桥接侧支血管的内皮细胞上，引起局部炎症反应[15]。侧支动脉通过基质溶解、内皮细胞和平滑肌细胞的活跃增殖进一步形成。

侧支生长的最重要的刺激因素是内皮水平的切向流体剪切应力以及骨髓来源的单核细胞的聚集[4, 17-19]。在主干动脉有明显的狭窄或闭塞后，在原有的侧支吻合动脉上会形成一个陡峭的压力梯度。这种压力梯度是增加侧支小动脉血流的驱动力，导致流体剪切应力增加，反过来激活侧支动脉的内皮细胞。但侧支内皮细胞感受剪切应力的确切方式仍不清楚。细胞黏附分子［细胞间黏附分子 -1（ICAM-1）、血管细胞黏附分子 -1（VCAM-1）］上调，以促进循环单核细胞的黏附。相邻平滑肌细胞的相互作用导致一氧化氮（NO）和其他促动脉生成分子的产生。除了切向流体剪切应力外，侧支小动脉的循环应力是激活内皮细胞和增加侧支动脉增殖的另一种方式。在这里，信号转导通过激活蛋白 1 来运行[20]。这些分子的变化导致局部吸引和激活外周血单核细胞。它们是这个过程中最重要的细胞。循环单核细胞通过内皮细胞迁移，被激活并分泌基质降解产物，如基质金属蛋白酶（MMPs），导致动脉向外重构。它们还释放其他细胞因子，协调动脉形成过程。例如，单核细胞的趋化剂，如单核细胞趋化蛋白 -1（MCP-1），导致平滑肌细胞增殖的有丝分裂因子，如血小板源性生长因子（PDGF）和肿瘤坏死因子 -α（TNF-α）。后者通过其 p55 受体促进侧支形成，这已在小鼠[21]敲除模型中得到证实。此外，对于多能性骨髓源性干细胞向内皮细胞的转化是否会导致新的血管壁成分[22]的形成也一直存在争议。这些循环祖细胞的补充（受一氧化氮 / 活性氧平衡调节）可能与侧支形成的分子基础有关。重要的是一旦剪切刺激停止，侧支动脉往往会退化。这一过程被称为修剪，最终只产生少量大口径的侧支动脉，而不是大量的小的侧支吻合血管[23]。

总之，目前侧支循环的可能诱发机制：一是侧支生长（称为动脉形成）是通过先前存在的小侧支的重塑过程（侧支重塑）发生的；二是血管生成，新的毛细血管的生长是由心肌梗死所致缺血引起的。最重要的是侧支血管内的流体剪切应力诱导与刺激侧支生长，伴随着内皮细胞上的剪切应力刺激一氧化氮和 MCP-1 的产生，导致单核细胞的吸引，而单核细胞在侧支形成中起着关键作用。

三、如何评估侧支循环

除了已知的冠状动脉慢性完全闭塞（CTO）的情况外，目前还没有无创性技术去量化人类侧支循环的功能。最简单的方法是通过冠脉造影对侧支动脉进行目视评估，并以半定量的方式体现出来，如 Rentrop 等描述的[24]。Rentrop 评分包括用球囊堵塞对侧冠状动脉，但很少采用，侧支动脉从造影下不可见至侧支形成可分为 4 级：0 级（闭塞远端无造影剂填充，即无侧支循环）；1 级（闭塞的动脉旁有侧支灌注，但心外膜下节段不可见，造影剂充盈和排出时间均明显延长，侧支血管直径＜ 1 mm）；2 级（介于 1 级和 3 级之间的情况，心外膜下节段部分被侧支所充盈）；3 级（心外膜下节段全部被侧支循环所充盈，侧支血管迅速显影，侧支血管显影清楚，造影剂充盈和排出时间接近正常，侧支血管直径＞ 1 mm）[25]。相反，大多数临床医生和研究人员使用 Rentrop 评分时不堵塞对侧血管。对侧冠状动脉的血流未阻断增加了经支区域的对侧压力，低估了侧支循环的能力。这种方法还有其他几个限制：它不是一个非常客观的测量手段，它受到血压、注射造影剂的力量以及造影持续时间长短的影响。

目前最精确的评估方法是测量所谓的侧支血流指数（CFI）。有两种方法：一种是基于多普勒速度测量，该技术因频繁伪影而受到限制。第二种方法更精确，基于压力测量。基于多普勒速度测量：可以通过放置多普勒传感器尖端导丝来测量某一冠状动脉的侧支循环。通过冠状动脉的顺行血流用 PTCA 球囊来阻断，那么用多普勒传感器测量的闭塞血管远端血流速度就是来源于侧支循环的。然后对血管进行血运重建术，使血管内无残留病变，再次测量血流速度，表示通过正常血管的血流。再将侧支血流速度与通过正常冠状动脉的血流速度进行比较，并提示在血管突然闭塞时，通过侧支循环提供的血流与完全通畅的血流的百分比[26]。基于压力测量：在血管闭塞期间远端压力减去中心静脉压除以主动脉压力减去中心静脉压，从而衍生出 CFI 值，此处中心静脉压必须考虑在内[4]。

另一种更简单、更便宜、更准确的测量侧支功能的方法是冠状动脉内心电图（ECG）[27]。研究已经确定了在 PTCA 球囊闭塞 1 ～ 2 min 时 ST 段抬高 0.1 mV 的阈值，以确定功能不充分的侧支循环。此外，如果患者在球囊扩张使血管闭塞的过程中出现胸痛，则可以被认为是侧支功能不充分的一个信号。Rentrop 评分、CFI 和冠状动脉内 ECG 这三种方法都可以预测临床结果[27-28]。就研究目的而言，CFI 显然更优越，因为它是一个连续值，而 Rentrop 评分是一个序数，ECG 是一个二分变量。因此，CFI 具有更大的信息量，并增加了统计能力。其他方法也可用来评估侧支循环功能，如冲洗侧支循环术[29]等。然而，与上述方法相比，这些方法在临床实践中均未显示出预测价值。

四、人类冠状动脉侧支循环的临床意义以及如何改善侧支循环的功能

由于侧支循环所提供的血流往往不能使缺血心肌的血流恢复到原来的正常水平[30]，因此其临床意义一直存在争议。事实上，侧支循环的存在有时甚至被认为预示着不良的预后[19]。在急性梗死的情况下，冠状动脉侧支循环在保护心肌功能[31]、减少梗死面积[32]和积极影响梗死后重建[33]方面的相关性已被证实。增强的侧支血流可以减弱 PCI 术后对主动脉内球囊反搏（IABP）的依赖和加强心肌灌注[34]。良好侧支循环的存在似乎也降低了患者的死亡率，主要是由于心源性休克[35]的发生率降低。这种观察到的现象也进一步支持侧支血流是一种调节因子，能够减轻动脉粥样硬化对心血管发病率和死亡率的有害影响。就目前现有的证据而言，尽管侧支循环似乎对心肌具有保护作用，但它们已被证实与再狭窄发生的高风险相关。对入组共 1425 名患者 7 项研究的统计分析表明，侧支循环良好的患者比不良的患者再狭窄的风险高 40%[36]。然而，这种关联是因果关系，还是说侧支循环只是一种风险标记，目前尚不清楚。这可能是一个迹象，表明侧支循环的功能能够阻止充分的血流通过有支架的血管，这也是人们常说的在侧支循环良好的前提下即刻开通 CTO 后存在着竞争血流，这会增加术后再狭窄的概率。在这种情况下，侧支可能已经能够单独供应被保护的心肌，似乎使得支架植入没有必要，但就像前文所述，侧支循环可以提供所被保护心肌静息状态下的血流，在运动状态下侧支循环所提供的血流可能会不充分。无论如何，在临床决策过程中对于个体患者来说，侧支循环是一个有用的和容易获得的参考指标。对于有较好侧支循环发育的患者，介入心脏病学专家应该尝试通过使用药物洗脱支架而不是裸金属支架，或者应用西洛他唑来降低术后再狭窄的风险[37-38]。

因剪切应力和单核细胞在侧支循环的形成过程中起重要作用，故二者被用作侧支的诱导治疗靶点。粒细胞-巨噬细胞集落刺激因子（GM-CSF）和粒细胞集落刺激因子（G-CSF）是增加单核细胞数量的生长因子，它们都显示能改善侧支功能[39-41]。其作用机制可能是通过其对单核细胞数量的影响以及对单核细胞基因表达谱的影响，进一步的机制是增加从骨髓中释放的内皮祖细胞[41]。另一种治疗方法是通过体外反搏（external counterpul，ECP）[42]或体育锻炼[43]来增加剪切应力，这两种策略都显示出对侧支功能的积极影响。体外反搏（ECP）可以被认为是一种体育锻炼的模拟，因为它增加了内皮细胞的剪切力。其已多

次被证明可以减轻心绞痛患者的症状，但其作用机制多年来仍不清楚。第一个对照试验是一组冠状动脉疾病患者进行 30 h 的高压 ECP（300 mmHg 充气压力）和接受“假”ECP（80 mmHg 充气压力）治疗的对照组在基线和随访 4 周[42]时比较，侧支功能（CFI）均有相关改善。另一种方法是使用伊伐布雷定来降低心率。众所周知，心动过缓与更好的侧支循环有关，这可能是因为，由于舒张期延长，较低的心率增加了内皮细胞剪切应力。

（唐强　姜浩）

参考文献

[1] Cohnheim J, von Schulthess-Rechberg A. Ueber die folgen der kranzarterienvers-chliessung fu ¨ r das herz. Virchows Arch, 1881, 85: 503-520.

[2] Fefer P, Knudtson ML, Cheema AN, et al. Current perspectives on coronary chronic total occlusions: The Canadian multicenter chronic total occlusions registry. J Am Coll Cardiol, 2012, 59: 991-997.

[3] Pitt B. Interarterial coronary anastomoses. Occurrence in normal hearts and in certain pathologic conditions. Circulation, 1959, 20: 816-822.

[4] Seiler C. The human coronary collateral circulation. Eur J Clin Invest, 2010, 40: 465-476.

[5] Wustmann K, Zbinden S, Windecker S, et al. Is there functional collateral flow during vascular occlusion in angiographically normal coronary arteries？ Circulation, 2003, 107: 2213-2220.

[6] Fulton WFM. Arterial anastomoses in the coronary circulation. I. Anatomical features in normal and diseased hearts demonstrated by stereoarteriography. Scottish Med J, 1963, 8: 420-434.

[7] Bache RJ, Schwartz JS. Myocardial blood flow during exercise after gradual coronary occlusion in the dog. Am J Physiol, 1983, 245: H131-H138.

[8] Pohl T, Seiler C, Billinger M, et al. Frequency distribution of collateral flow and factors influencing collateral channel development. Functional collateral channel measurement in 450 patients with coronary artery disease. J Am Coll Cardiol, 2001, 38: 1872-1878.

[9] Bloor C, Keefe J, Browne M. Intercoronary anastomoses in congenital heart disease. Circulation, 1966, 33: 227-231.

[10] Reiner L, Molnar J, Jimenez F, et al. Interarterial coronary anastomoses in neonates. Arch Pathol, 1961, 71: 103-112.

[11] de Marchi SF, Gloekler S, Meier P, et al. Determinants of preformed collateral vessels in the human heart without coronary artery disease. Cardiology, 2011, 118: 198-206.

[12] Piek JJ, van Liebergen RA, Koch KT, et al. Clinical, angiographic and hemodynamic predictors of recruitable collateral flow assessed during balloon angioplasty coronary occlusion. J Am Coll Cardiol, 1997, 29: 275-282.

[13] Werner GS, Ferrari M, Betge S, et al. Collateral function in chronic total coronary occlusions is related to regional myocardial function and duration of occlusion. Circulation, 2001, 104: 2784-2790.

[14] RisauW. Mechanisms of angiogenesis. Nature, 1997, 386: 671-674.

[15] Arras M, Ito WD, Scholz D, et al. Monocyte activation in angiogenesis and collateral growth in the rabbit hindlimb. J Clin Invest, 1998, 101（1）: 40-50.

[16] Ito WD, Arras M, Winkler B, et al. Monocyte chemotactic protein-1 increases collateral and peripheral conductance after femoral artery occlusion. Circ Res, 1997, 80: 829-837.

[17] Troidl K, Rüding I, Cai WJ, et al. Actin-binding Rho activating protein（Abra）is essential for fluid shear stress-induced arteriogenesis. Arterioscler Thromb Vasc Biol, 2009, 29: 2093-2101.

[18] Pipp F, Boehm S, Cai WJ, et al. Elevated fluid shear stress enhances postocclusive collateral artery growth and gene expression in the pig hind limb. Arterioscler Thromb Vasc Biol, 2004, 24: 1664-1668.

[19] Schaper W. Collateral vessels reduce mortality. Eur Heart J, 2012, 33: 564-566.

[20] Demicheva E, Hecker M, Korff T. Stretch-induced activation of the transcription factor activator protein-1 controls monocyte chemoattractant protein-1 expression during arteriogenesis. Circ Res, 2008, 103: 477-484.

[21] Hoefer IE, van Royen N, Rectenwald JE, et al. Direct evidence for tumor necrosis factor-alpha signaling in arteriogenesis. Circulation, 2002, 105: 1639-1641.

[22] Kinnaird T, Stabile E, Burnett MS, et al. Bone-marrow-derived cells for enhancing collateral development: mechanisms, animal data, and initial clinical experiences. Circ Res, 2004, 95: 354-363.

[23] Hoefer IE, van Royen N, Buschmann IR, et al. Time course of arteriogenesis following femoral artery occlusion in the rabbit. Cardiovasc Res, 2001, 49: 609-617.

[24] Rentrop KP, Cohen M, Blanke H, et al. Changes in collateral channel filling immediately after controlled coronary artery occlusion by an angioplasty balloon in human subjects. J Am Coll Cardiol, 1985, 5: 587-592.

[25] Seiler C. Collateral Circulation of the Heart. London, UK: Springer-Verlag, 2009.

[26] Seiler C, Fleisch M, Garachemani A, et al. Coronary

collateral quantitation in patients with coronary artery disease using intravascular flow velocity or pressure measurements. J Am Coll Cardiol，1998，32：1272-1279.

[27] de Marchi SF，Streuli S，Haefeli P，et al. Determinants of prognostically relevant intracoronary electrocardiogram st-segment shift during coronary balloon occlusion. Am J Cardiol，2012，110：1234-1239.

[28] Meier P，Hemingway H，Lansky AJ，et al. The impact of the coronary collateral circulation on mortality：a meta-analysis. Eur Heart J，2012，33：614-621.

[29] Seiler C，Billinger M，Fleisch M，et al. Washout collaterometry：a new method of assessing collaterals using angiographic contrast clearance during coronary occlusion. Heart，2001，86：540-546.

[30] Meier P，Seiler C. The coronary collateral circulation-clinical relevances and therapeutic options. Heart，2013，99：897-898.

[31] Cohen M，Rentrop KP. Limitation of myocardial ischemia by collateral circulation during sudden controlled coronary artery occlusion in human subjects：a prospective study. Circulation，1986，74：469-476.

[32] Habib GB，Heibig J，Forman SA，et al. Influence of coronary collateral vessels on myocardial infarct size in humans. Results of phase I thrombolysis in myocardial infarction（TIMI）trial. The TIMI Investigators. Circulation，1991，83：739-746.

[33] Kodama K，Kusuoka H，Sakai A，et al. Collateral channels that develop after an acute myocardial infarction prevent subsequent left ventricular dilation. J Am Coll Cardiol，1996，27：1133-1139.

[34] Elsman P，Hof AW v 't，de Boer MJ，et al. Role of collateral circulation in the acute phase of ST segment-elevation myocardial infarction treated with primary coronary intervention. Eur Heart J，2004，25：854-858.

[35] Perez-Castellano N，Garcia EJ，Abeytua M，et al. Influence of collateral circulation on in-hospital death from anterior acute myocardial infarction. J Am Coll Cardiol，1998，31：512-518.

[36] Meier P，Indermuehle A，Pitt B，et al. Coronary collaterals and risk for restenosis after percutaneous coronary interventions：a meta-analysis. BMC Med，2012，10：62.

[37] Jang JS，Jin HY，Seo JS，et al. A meta-analysis of randomized controlled trials appraising the efficacy and safety of cilostazol after coronary artery stent implantation. Cardiology，2012，122：133-143.

[38] Meier P，Indermuehle A，Timmis A. Patients with good collateralization may profit from cilostazol. Cardiology，2012，123：142.

[39] Meier P，Gloekler S，de Marchi SF，et al. Myocardial salvage through coronary collateral growth by granulocyte colony-stimulating factor in chronic coronary artery disease：a controlled randomized trial. Circulation，2009，120：1355-1363.

[40] Zbinden S，Zbinden R，Meier P，et al. Safety and efficacy of subcutaneous-only granulocyte-macrophage colony-stimulating factor for collateral growth promotion in patients with coronary artery disease. J Am Coll Cardiol，2005，46：1636-1642.

[41] Meier P，Gloekler S，Oezdemir B，et al. G-CSF induced arteriogenesis in humans：molecular insights into a randomized controlled trial. Curr Vasc Pharmacol，2013，11：38-46.

[42] Gloekler S，Meier P，de Marchi SF，et al. Coronary collateral growth by external counterpulsation：a randomised controlled trial. Heart，2010，96：202-207.

[43] Zbinden R，Zbinden S，Meier P，et al. Coronary collateral flow in response to endurance exercise training. Eur J Cardiovasc Prev Rehabil，2007，14：250-257.

第 3 章　冠状动脉微循环功能

由于心肌缺血是影响预后的重要因素，因此以改善缺血为目的的血运重建已经成为冠心病的标准治疗方案。冠状动脉由具有不同功能的三个部分组成：①心外膜下冠状动脉：血管内径 0.5 ～ 5 mm，主要功能是担负血流传导。②前小动脉：血管内径为 0.1 ～ 0.5 mm，主要功能是当心外膜冠状动脉灌注压或血流量发生改变时，通过血管舒缩稳定冠状小动脉的压力，其中近端前小动脉对于压力的变化敏感而远端前小动脉对于流量的变化敏感。③小动脉：血管内径＜ 0.1 mm，主要功能是根据心肌代谢的需求调节血管张力和血流量。其中前小动脉和小动脉构成了冠状动脉微血管。而任何节段的冠状动脉出现问题都会导致心肌缺血。

冠状动脉血流储备分数（fractional flow reserve，FFR）是评估心外膜下冠状动脉病变导致心肌缺血的诊断方法。而冠状动脉血流储备（coronary flow reserve，CFR）和微循环阻力指数（index of microcirculatory resistance，IMR）可用来评估心外膜冠状动脉无明显病变情况下的冠状动脉微循环状态。FFR 和 IMR 的独立预测因素不同，且在反映大血管和微血管功能障碍时作用亦不同。FFR 值正常的患者，如 CFR 低且 IMR 高则提示患者存在冠状动脉微循环障碍，预后不良。因此，联合使用功能学评估方法——FFR、CFR、IMR 能够提高识别远期不良事件的能力。

尽管 FFR 已用于检测心肌缺血，且表明应用 FFR 指导功能学影响不明显的病变接受延迟 PCI 是安全的[1]，但在 FAME Ⅱ研究中，14.6% 的注册组患者（FFR ＞ 0.80 且接受延迟 PCI）仍存在心绞痛症状[2]。心外膜下冠状动脉未见明显病变的情况下，CFR 和 IMR 能够反映冠状动脉微循环状态。近期一项研究中提示低 CFR 和高 IMR（明显的微循环障碍）是发生临床事件的高危因素[3]。在 FFR 值正常的患者中，低 CFR 合并高 IMR 是远期不良事件最有力的预测因素。尽管冠脉造影无法评估冠状动脉微循环系统，但有创生理学检查能对微循环功能及微循环障碍做出判断。CFR、IMR 均可通过温度稀释法测出，是特异性反映冠状动脉微循环状态的指标。

FFR 已成为指导中度狭窄病变或临界病变临床决策的标准方法。然而即使无需冠状动脉介入治疗的 FFR 值正常患者也可能因为合并微循环疾病或受弥漫性粥样硬化狭窄的影响而出现心肌缺血。通过检测 CFR、IMR 可提供更多鉴别缺血性心脏病原因的证据。为此联合使用功能学评估方案 FFR、CFR、IMR 能提高鉴别高风险患者的能力。

（Shin，梁超　林晖　翻译）

参考文献

[1] Pijls NH，van Schaardenburgh P，Manoharan G，et al. Percutaneous coronary intervention of functionally nonsignificant stenosis：5-year follow-up of the DEFER Study. J Am Coll Cardiol，2007，49（21）：2105-2111.

[2] De Bruyne B，Fearon WF，Pijls NH，et al. Fractional flow reserve-guided PCI for stable coronary artery disease. N Engl J Med，2014，371（13）：1208-1217.

[3] Lee JM，Jung JH，Hwang D，et al. Coronary Flow Reserve and Microcirculatory Resistance in Patients With Intermediate Coronary Stenosis. Journal of the American College of Cardiology，2016，67（10）：1158-1169.

第 4 章　FFR 标准操作及影响 FFR 值准确性的因素分析

血流储备分数（fractional flow reserve，FFR）自 1993 年 Nico Pijls 提出以来，经历了 20 余年的发展，有效弥补了冠状动脉造影（coronary angiography，CAG）和腔内影像仅能评估病变解剖学特征而无法准确评价病变对血流动力学影响的缺点，能够使冠心病患者得到更“精准”的介入治疗（percutaneous coronary intervention，PCI）[1]。我国和欧美等国家指南均推荐应用 FFR 指导冠心病血运重建策略[2]。下面以雅培公司 FFR 检测系统（Radi Analyzer Xpress）为例，介绍 FFR 检测标准及规范操作。

第 1 节　FFR 标准操作流程基本要素

一、FFR 测量必备条件

1. 患者知情同意书。术前让患者及其家属充分了解 FFR 操作目的、方法及风险，告知患者术中可能引起不适症状及操作相关并发症，包括：①增加造影剂用量和放射线剂量，②手术时间延长，③诱导充血药物引起的副作用或并发症，④可能引起冠状动脉痉挛、夹层、血栓导致冠状动脉急性闭塞等严重并发症，⑤医疗费用增加。

2. FFR 测量分析仪（图 4-1）。

3. 压力导丝（压力传感器）（图 4-2）。

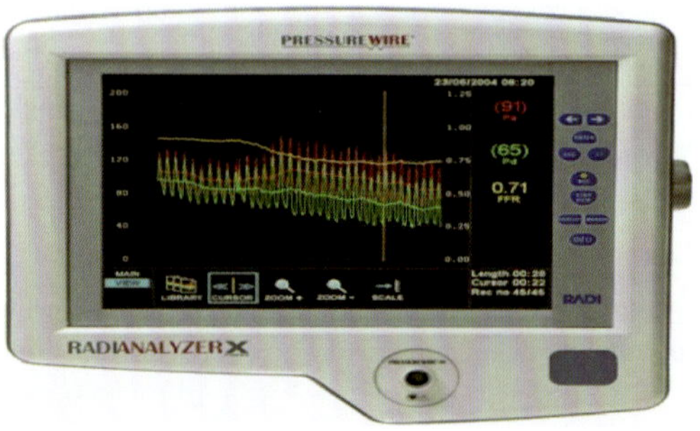

图 4-1　FFR 测量分析仪（Analyzer Xpress）

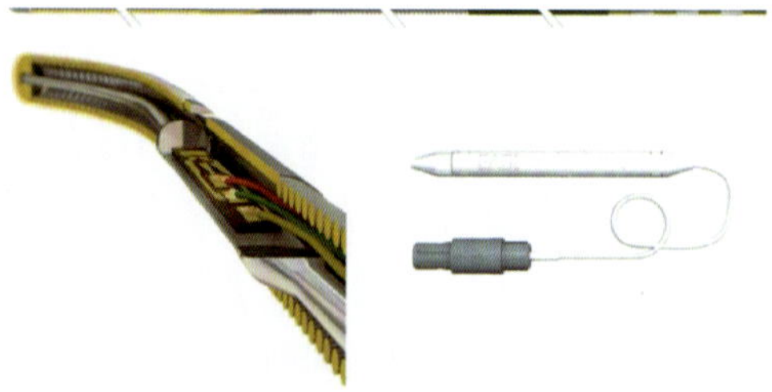

图 4-2　有线压力导丝结构示意图

4. 血管活性药（在本章第 3 节详细介绍）

二、FFR 标准操作流程

1. 系统准备及校零

第一步：连接电源和信号电缆（图 4-3）

（1）连接电源。

（2）连接“AO IN”“AO OUT”“PRESSUREWIRE OUT”信号线缆。

（3）打开电源开关。

（4）输入患者信息，选择“PATIENT”，然后按“ENTER”键（图 4-4）。

按左右箭选择要输入的字母或数字，然后按“ENTER”键，完成后按“DONE”键。

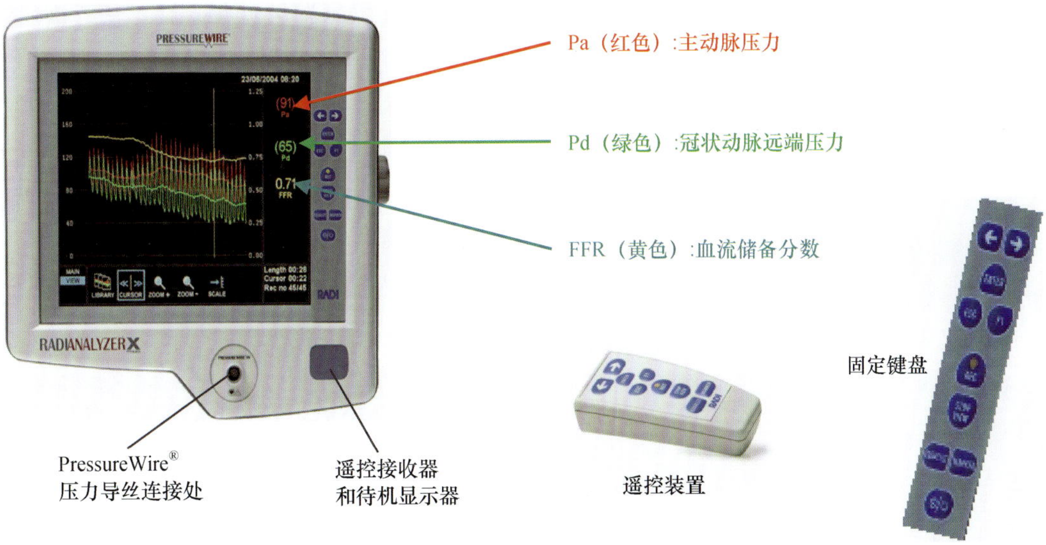

A. 分析仪正面结构示意图

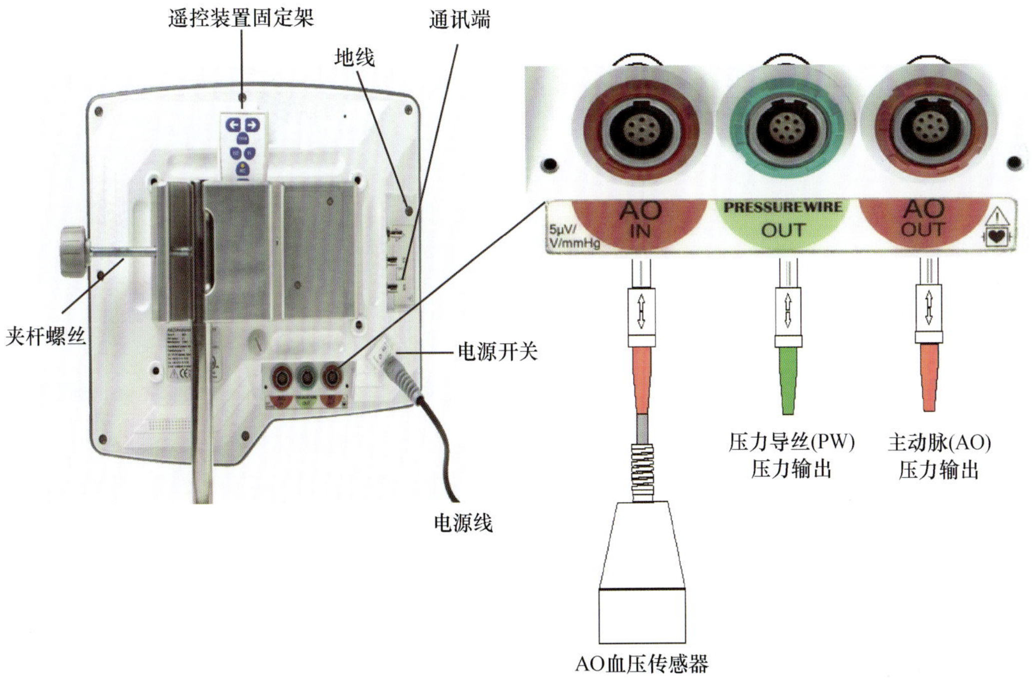

B. 分析仪背面结构示意图

图 4-3　分析仪结构示意图

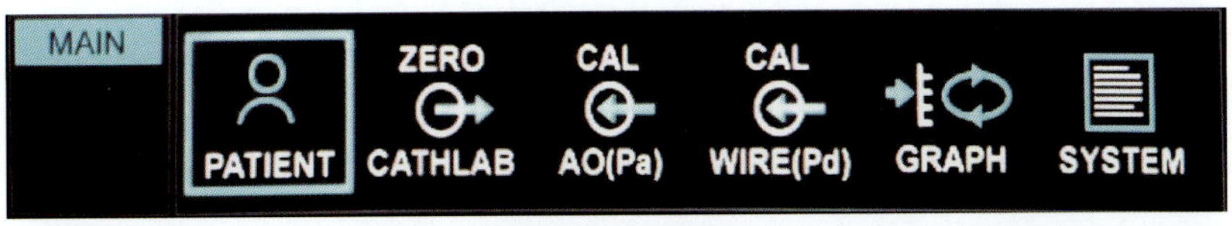

A. 输入患者信息1

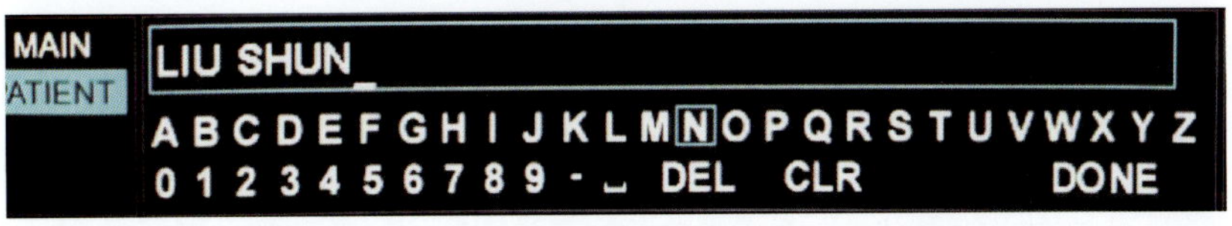

B. 输入患者信息2

图 4-4　输入患者信息

第二步：主动脉压力（Pa）传感器准备及校零

（1）主动脉传感器放置：固定在床旁输液架上，和腋中线平齐；过高或过低都会影响 FFR 值（图 4-5）。

（2）导管室系统校零：压力通道归零。压力传感器和大气连通，管路充满生理盐水，排除气泡后，多导生理仪先校零，然后 FFR 机器主动脉校零（CAL AO），关闭压力传感器，FFR 和多导生理仪都可以显示主动脉压 AO，同时归零多导生理仪和压力传感器。这时 FFR 机器需要先压力传感器校零（ZERO CATHLAB），再 CAL AO。ZERO CATH 过程中，按左右箭头给 200 mmHg 模拟主动脉压，FFR 机器和多导生理仪都会有同波形显示，相差不能超过 ±2 mmHg（图 4-6，4-7）。

（3）主动脉压校零：压力传感器和大气连通，管路充满生理盐水，排除气泡后，多导生理仪先校零，然后 FFR 机器 CAL AO，关闭压力传感器。如主动脉压校零失败：检查压力传感器是否与大气连通（通大气），在多导生理仪校零后，保持传感器和空气连通状态，FFR 机器校零成功后，再把传感器关闭（图 4-8，图 4-9）。

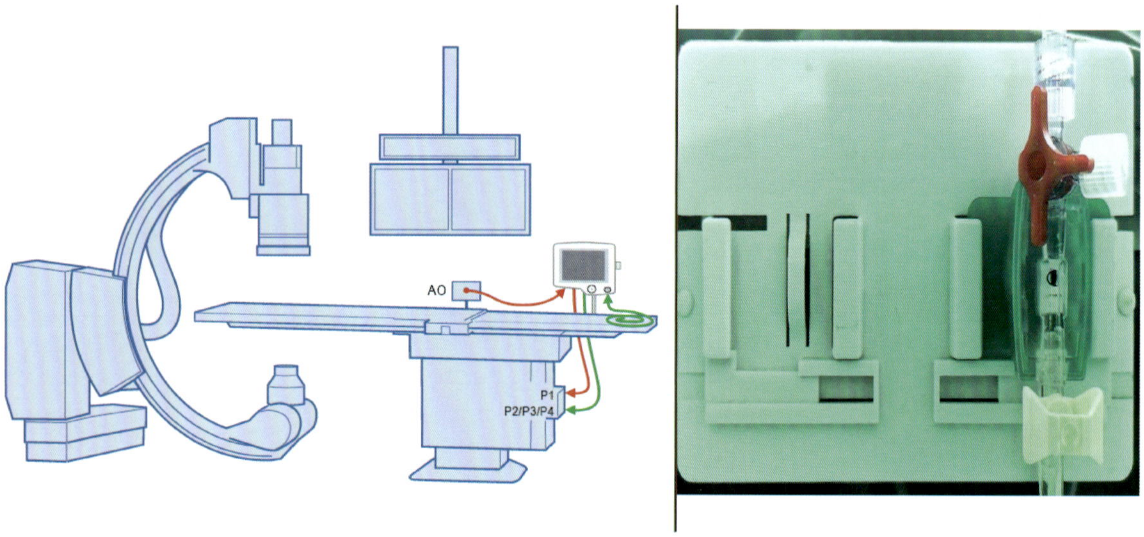

图 4-5 主动脉传感器放置位置示意图

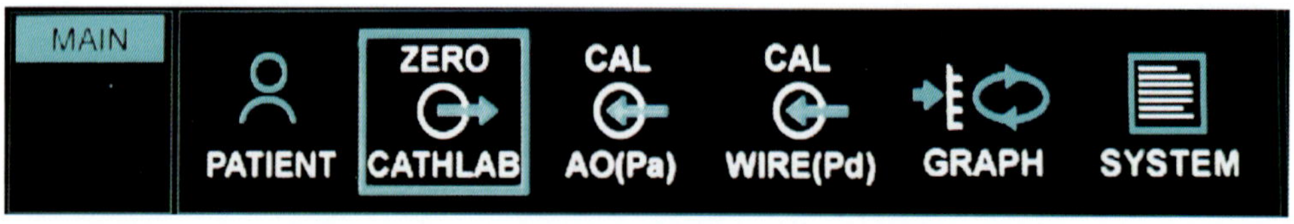

图 4-6 选择“ZERO CATHLAB”，按“ENTER”键

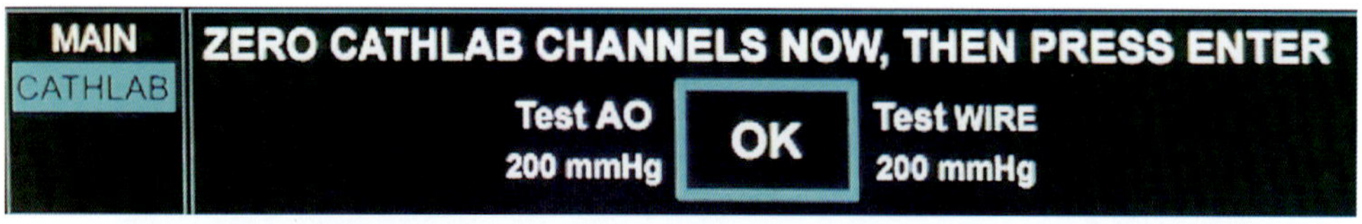

图 4-7 按“ENTER”键（按左右箭头给 200 mmHg 模拟信号，可以测试 AO 和 PW 输出功能）

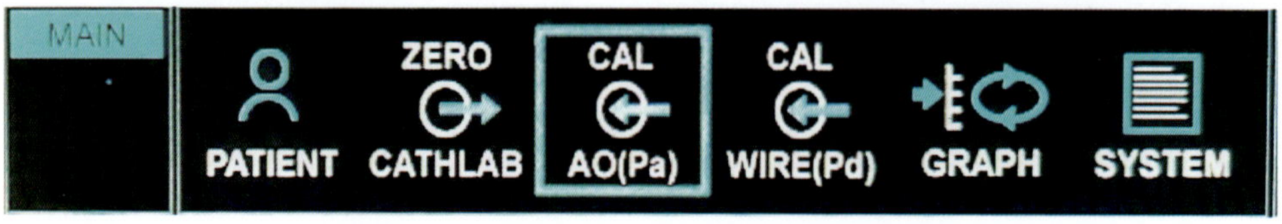

图 4-8 选择“CAL AO”，按“ENTER”键

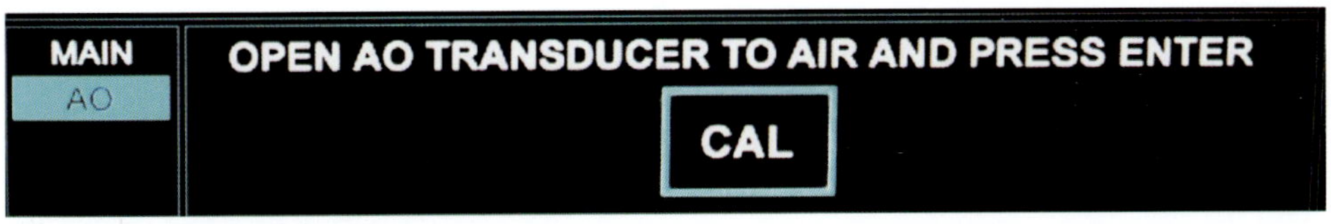
MAIN
AO
OPEN AO TRANSDUCER TO AIR AND PRESS ENTER
CAL

图 4-9　压力传感器和空气连通（通大气），多导生理仪校零，按“ENTER”键，关闭压力传感器

特殊情况：高压注射器（ASCIST CVI 型号）AO 压力校零

压力传感器固定在机器上，无法和手术床同步移动高度使用高压注射器的，如果无法和 FFR 机器直接连接，可以改用手动三联三通，另外连接一个压力传感器，或者通过三通，分别连接两个压力传感器（图 4-10）。

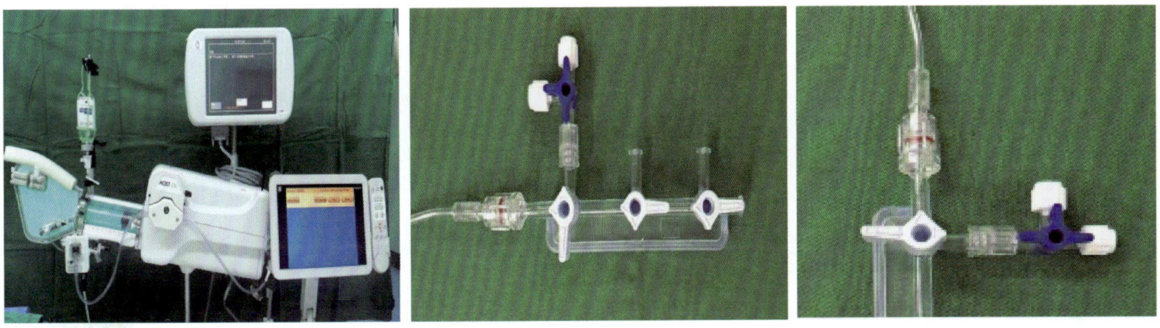

图 4-10　ASCIST CVI 型号高压注射器 AO 压力校零示意图 1

第三步：压力导丝（Pd）的准备及校零

（1）把导丝托盘从消毒袋中取出（不要将导丝从环形外套管中取出），压力导丝水平放置，与腋中线平齐，压力导丝塑料套圈的容积为 25 ml，最好用 50 ml 注射器冲洗（注意排出注射器内的气体），高度与腋中线持平。如图 4-11 中箭头提示，取出套管盖子，把导丝末端连接器与机器前端相连，进行压力导丝校零。

如果误将导丝抽出，或操作过程中需要重新校零，此时可用注射器抽吸生理盐水后，将导丝传感器从注射器头端放入，让压力传感器漂浮在注射器内盐水中，并水平放置，平齐腋中线，开始进行压力导丝校零（CAL PW）。压力传感器放置水平位置会对压力检测结果产生很大影响，因此其压力导丝位置的正确放置是进行 FFR 测量的基础。

校零操作步骤见图 4-12，图 4-13。

（2）压力导丝合理塑形，避免变形，根据靶血管病变特点及解剖结构进行合理塑形。

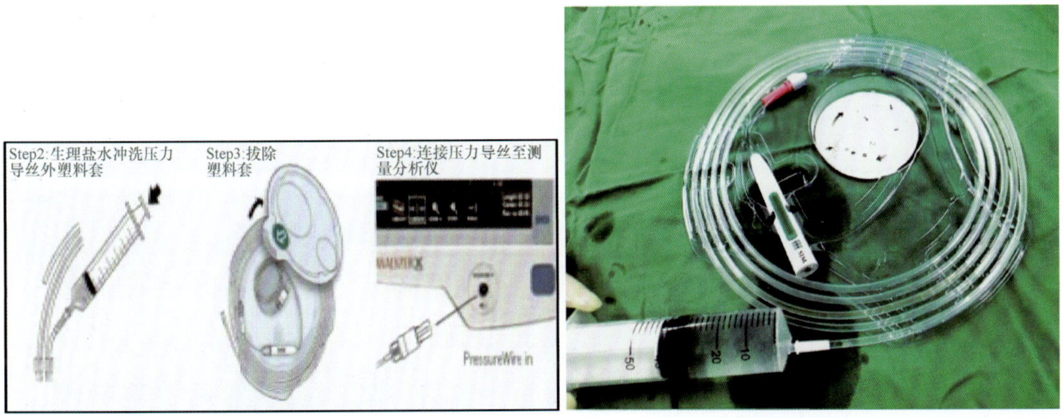

图 4-11　ASCIST CVI 型号高压注射器 AO 压力校零示意图 2

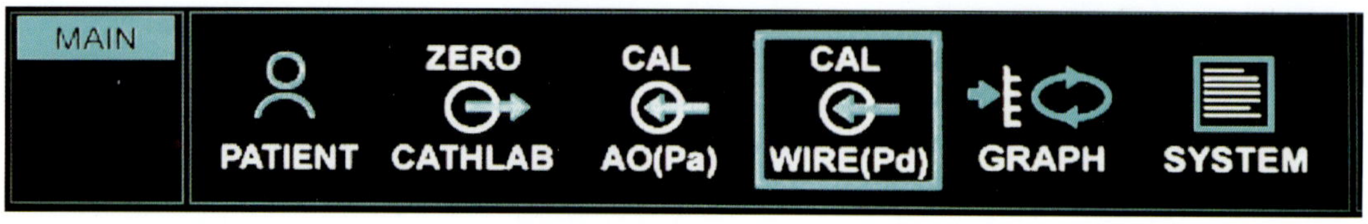

图 4-12 选择“CAL WIRE”，把压力导丝和机器连接

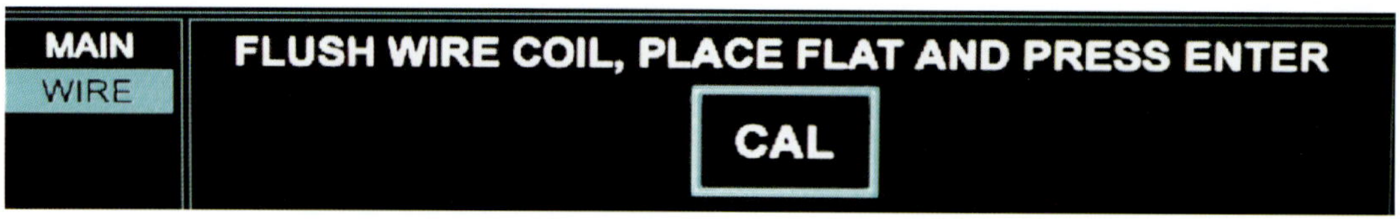
MAIN
WIRE
FLUSH WIRE COIL, PLACE FLAT AND PRESS ENTER
CAL

图 4-13 生理盐水充盈导丝套管，平放，按“ENTER”键

第四步：均衡主动脉压力及压力导丝压力（“Equalize”，EQ）

标准的做法是在指引导管（GC）送至冠状动脉开口后，再将压力导丝送至压力传感器恰好置于 GC 开口位，再将 GC 略移开冠状动脉开口监测校准。对于一些 GC 不易到位、导丝不易固定、左主干开口病变等情况，过度追求在冠状动脉开口校准比较困难，有可能出现 GC 深插冠状动脉或嵌顿，影响校准的准确性。对于此类特殊情况，可以直接在升主动脉进行压力校准，再进行下一步操作。

EQ 过程中注意事项：① EQ 和测量 FFR 时需撤出导引针，拧紧 Y 阀。② EQ 之前再次透视，确认传感器位置是否正确。③确保主动脉压和压力导丝平均压力差在 ±5 mmHg 之内。超过这个范围，调节主动脉压力传感器位置，用肝素盐水冲洗指引导管，拧紧 Y 阀。④按住“Equalize”键 3 s。

EQ 过程中的常见问题：①因压力导丝尾端连接缆线，不易进入目标血管，可以先将压力导丝放入最容易进入的血管 EQ，然后断开尾端，进入目标血管，不再进行 EQ。尽量用扭控器操作。②任何时候断开压力导丝再重新连接缆线前，都务必先用湿纱布擦干净压力导丝尾端 3 个电极，再用干纱布擦干，随后将导丝尾端插到底，并拧紧后进行测量。尾端未插到头，也会有信号，但信号漂移严重，Pd 与 Pa 相差 20 ～ 40 mmHg，需要重新连接，但不要过度用力插。③应在主动脉压力（Pa）与压力导丝压力（Pd）均衡和最大充血状态下进行，故 FFR 测量期间，应撤出导引针，关紧 Y 阀，避免人为降低 Pa，假性高估 FFR 值。导引针没有撤出，会造成主动脉压降低，导致 FFR 数值被高估（图 4-14）。④压力导丝传感器在 LCX 或 RCA 远端低于冠状动脉口，Pd 数值可以高于 Pa，FFR 值可能会大于 1，不超过 1.05 属于正常范围（图

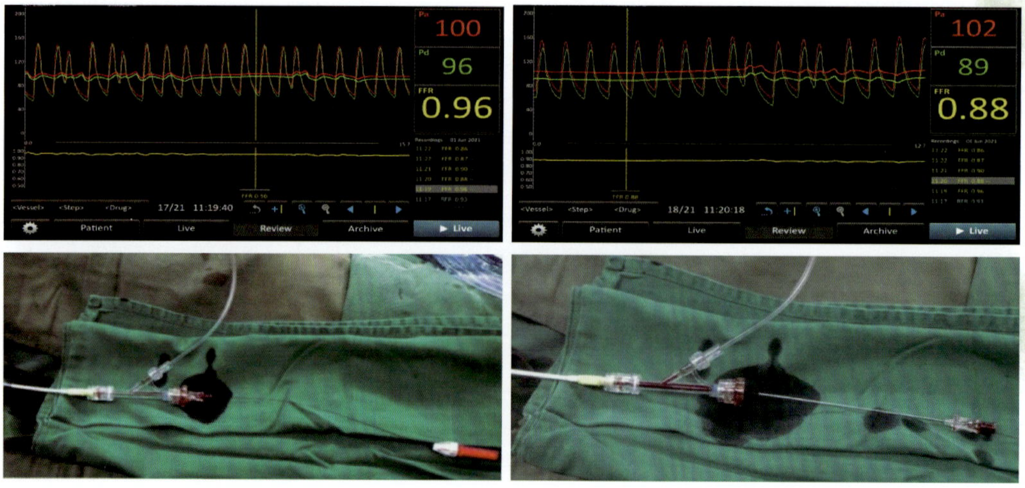

图 4-14 图左上、左下提示导引针未撤出时 FFR 数值被高估，图右上、右下为撤出导引针后正确结果

4-15）。⑤主动脉波形明显低于压力导丝波形：指引导管内有造影剂残留，用生理盐水冲洗即可恢复正常（图 4-16）。

2. 指引导管选择、位置及压力导丝输送到位

（1）指引导管（GC）选择：由于主动脉压力（Pa）是通过 GC 进行测量的，因此 GC 的选择尤为重要，一般来说，5 F 以上的 GC 都可以进行 FFR 的测量，但是尽量选用 6 F 或 7 F 的 GC，内腔越大，测量的 Pa 越准确。如果使用 5 F 的 GC，尽量在 GC 内不要放置 2 根导丝。不推荐使用造影管进行 FFR 测量，造影管腔小，内壁比较粗糙，支撑力逊色于 GC，均可影响 Pa 的数值，并且术中一旦出现状况需要立即介入干预时使用 GC 有利于操作。不能使用带有侧孔的指引导管，侧孔处的压力和导管口压力不相等，压力传感器测得的是侧孔处的压力，导致测量 Pc（经侧孔测得压力）≠ Pa，而且冠状动脉给药时药物会泄漏到主动脉内。一旦指引导管嵌顿或使用了带有侧孔指引

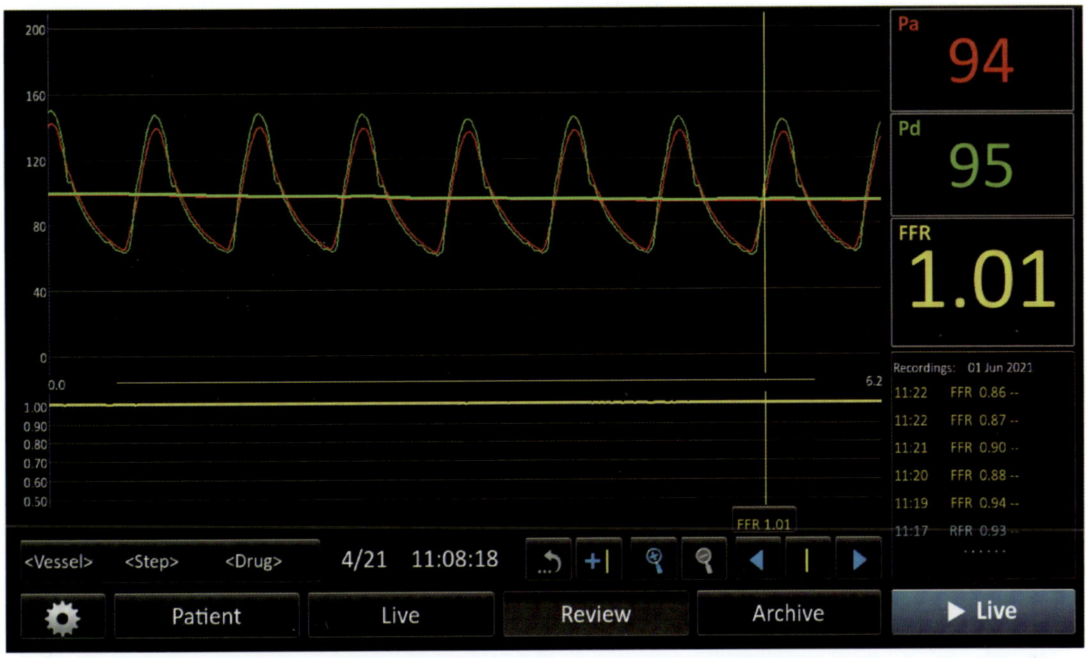

图 4-15　压力导丝传感器在 RCA 远端时，Pd 数值可以高于 Pa，FFR 值 1.01

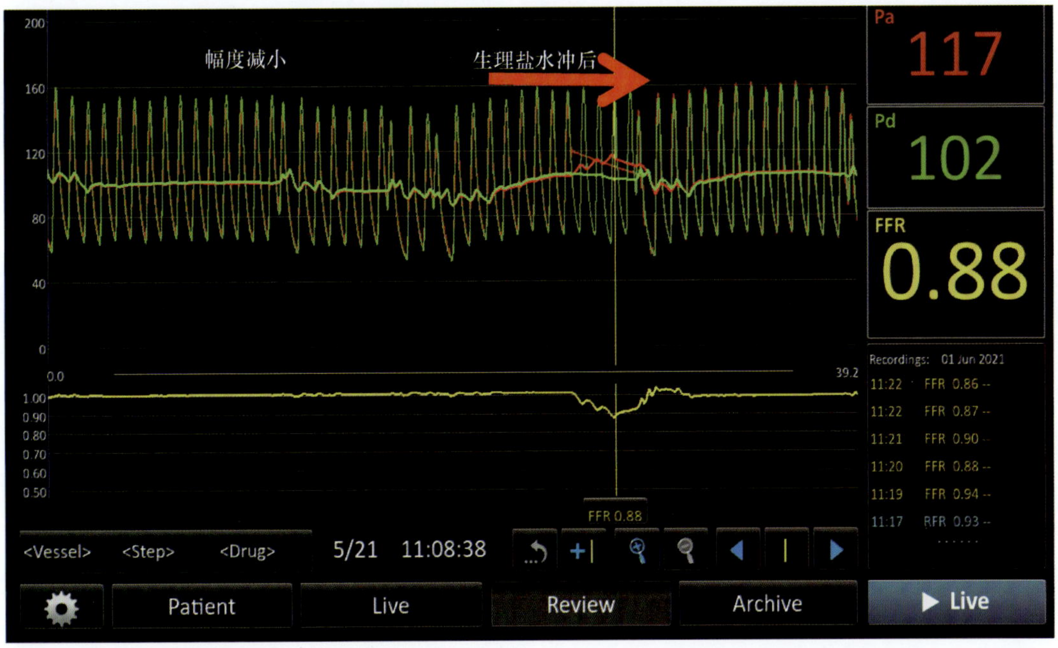

图 4-16　主动脉压波形（振幅）明显低于压力导丝波形：指引导管内有造影剂残留，用生理盐水冲洗即可正常

导管，FFR 值都会被高估。

（2）指引导管的位置：正确操作的前提是指引导管和冠状动脉开口要有很好的同轴性，指引导管应离开冠状动脉开口，如指引导管进入太深，主动脉波形则为嵌顿压波形（图 4-17）。有研究结果显示[3]：指引导管接触冠状动脉开口时 Pa 数值明显降低，FFR 数值会明显偏高，可能造成 0.04 左右的 FFR 偏移，并可能因此造成 19% 的策略改变。在进行 FFR 测量时，也要随时保持 GC 与冠状动脉开口有一定的距离，以保证 Pa 的准确性。特别是在进行压力导丝回撤时，GC 会有深入冠状动脉的倾向，此时要特别注意保持 GC 与冠状动脉开口的距离，一方面为了保证 Pa 测量准确，另一方面避免 GC 造成冠状动脉开口损伤。

（3）压力导丝传感器位置

1）压力导丝传感器应尽可能放到冠状动脉远端，至少越过整体血管的 2/3，或至少超过最远端病变 3 cm（如果病变较远，则至少距离病变远端 3 倍参考血管直径），防止遗漏隐藏病变。避免将压力传感器置于动脉瘤处或使压力传感器位置紧邻狭窄病变远端，此时血液湍流可能导致测得的 Pd 值低于实际水平，而高估病变严重程度（图 4-18）。

2）偶然压力导丝波形收缩压可达到 200 mmHg，而 Pa 舒张压和平均压正常：提示压力导丝传感器贴着血管壁，此时通过移动压力导丝即可解决。

3. 压力波形评估——识别信号漂移和数据漂移

（1）压力信号漂移：图 4-19 左，位于远端的压力导丝波形和主动脉压波形完全一样，有信号漂移。图 4-19 右，位于远端的压力导丝波形呈室性波形，与主动脉波形有区别，是正确的图形。如果有信号漂移，需要重新进行 EQ。

（2）信号漂移的原因：①电器元件发热；②传感器上附有血液；③导丝损坏；④未规范操作等。

（3）随时观察数据是否漂移，以得到准确的 FFR 数值：①手术结束需做校验（Verify）——压力导丝传感器撤到 EQ 位置，Pd 和 Pa 平均压差值在 ±3 mmHg 之内，说明测量准确。②压力导丝传感器放到血管远端后，观察波形，确认压力导丝呈室波波形。③记录结束后，放大波形观察。④回撤压力导丝（Pullback）时压力导丝传感器要到指

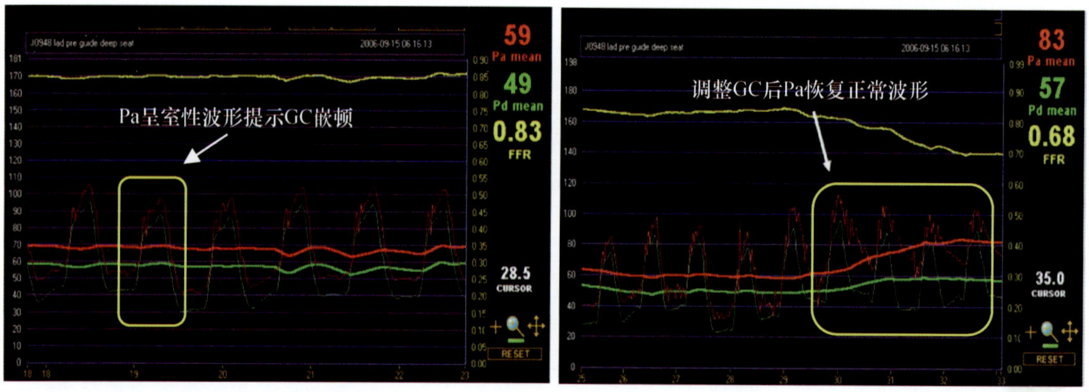

图 4-17 左图：指引导管深插时，导致 FFR 值偏高；右图：撤出指引导管后 FFR 回归真实情况

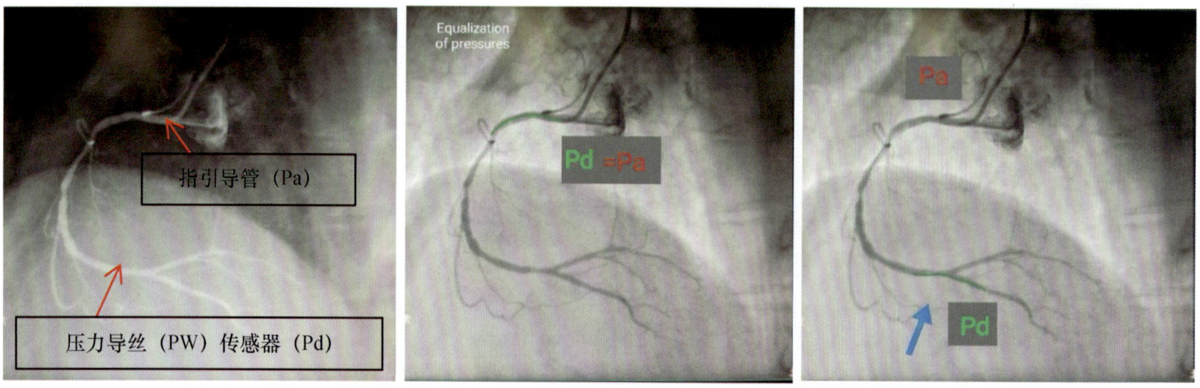

图 4-18 压力导丝传感器的正确位置显示

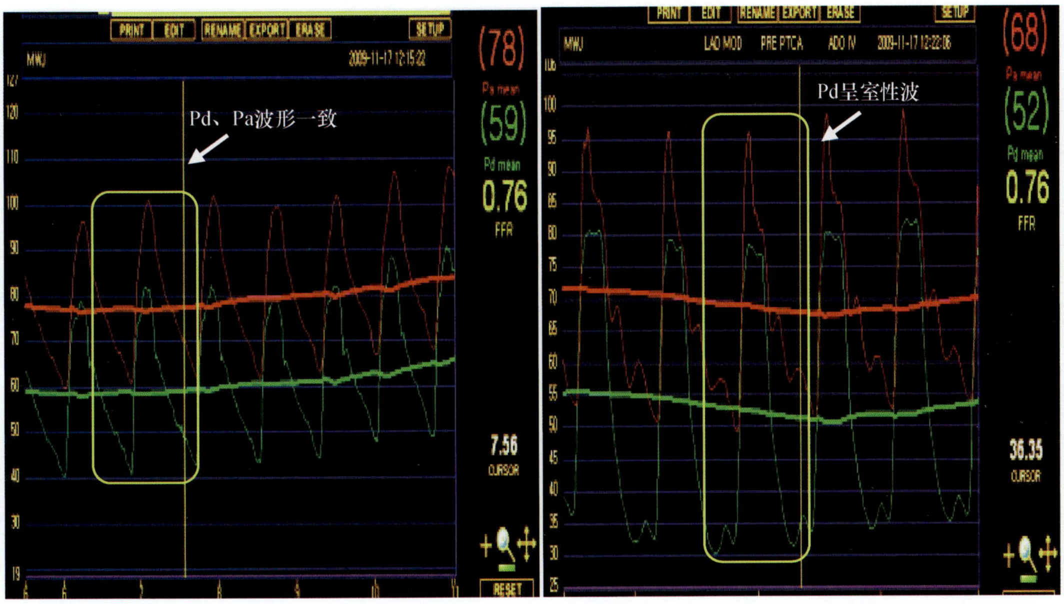

图 4-19　左图：Pd 波形与 Pa 完全相同，说明有信号漂移；右图：重新进行 EQ 后，Pd 呈室性波形，与 Pa 不同，是正确图形

引导管口。⑤如果有数据漂移，重新进行 EQ，仍还有漂移，要对压力导丝重新校零。

4. FFR 数值的正确测量——冠状动脉最大充血状态

（1）测量前先向冠状动脉内注射硝酸甘油有助于减少导丝刺激引起冠状动脉痉挛而低估 FFR 值，用生理盐水冲洗指引导管以清除指引导管内的造影剂以免导致 Pa 偏低而高估 FFR 值。

（2）须在冠状动脉最大充血状态时进行 FFR 值的判断，否则会高估 FFR 值。

（3）最大充血状态的定义、标准及规范操作

1）最大充血状态定义：通过药物诱发冠状动脉微循环充血。

2）判断最大充血的标准：静脉给药后主动脉压力先升后下降，Pa 平均压下降 10% ～ 15%，Pd 压力波形呈“心室化”现象。FFR 开始下降，直到 Pd 平均压（绿线）、Pa 平均压（红线）以及 FFR 数值（黄线）3 条线平行，维持至少 20 s。约 20% 的 FFR 测量病例中 Pd/Pa 最低值位于血压下降期，与“真实”FFR 值（最大充血状态下测得的值）不相符，需要移动光标位置到右侧最大充血平台期，以免高估冠状动脉病变对血流动力学的影响[4-5]（图 4-20，图 4-21）。

3）规范操作：药物、剂量、给药途径：①血

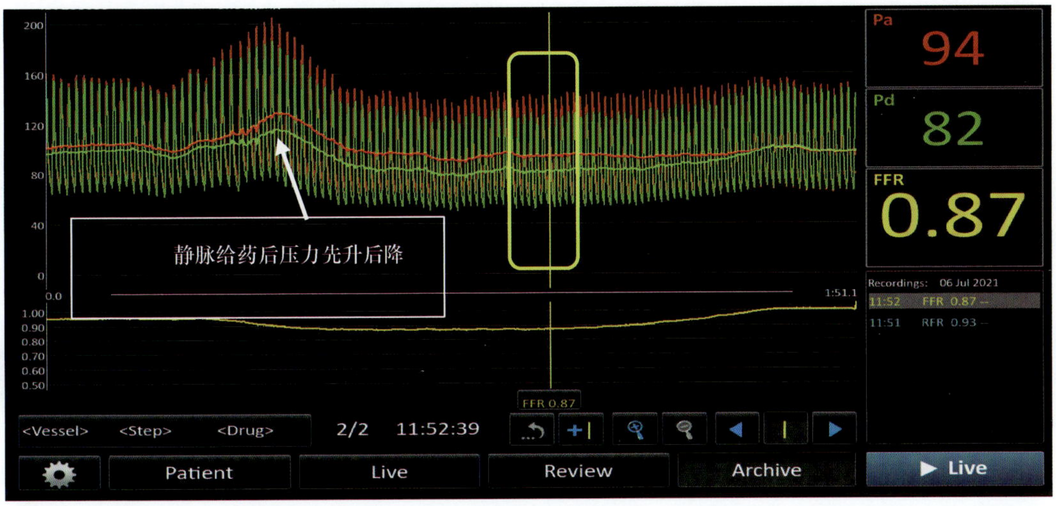

图 4-20　静脉给药达到最大充血状态时的 Pullback 曲线，最大充血状态下三条线平行、稳定（图中黄色区间），维持 20 s 以上，放大见图 4-21

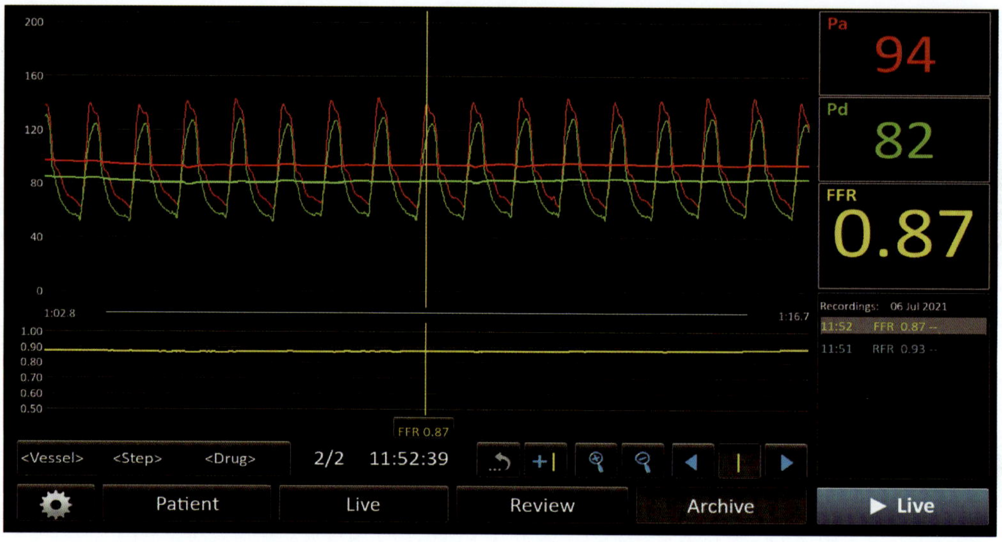

图 4-21 最大充血状态，维持至少 20 s

管扩张剂的选择：目前中国常用药物是三磷酸腺苷（ATP），4 ml ATP（40 mg）＋ 36 ml 生理盐水（NS），配制成 1 mg/ml ATP，泵速＝（8 ～ 10）kg · ml/h。②给药途径：建议用 18G 的针头，从静脉通过高流量输液泵（1000 ml/h）给药。③记录方法：输液泵开始给药即刻开始记录，约 30 ～ 60 s 起效，机器右下角有时间显示，记录时间越长，波形会越密集。记录的 Pa 和 Pd 两条压力曲线应重合（Pa 和 Pd 平均压差值要在 ±3 mmHg 内），若偏差＞ 3 mmHg，则应重复所有步骤，重新进行 EQ，重新测定 FFR。结束时回撤压力导丝传感器位于冠状动脉口部，进行校验（Verify）。④给药注意事项：ATP 代谢速度很快，不能通过提高药物浓度而降低输注速度。如果给药后 30 ～ 60 s 血压没有任何变化，需要检查输液泵设置、静脉通路、药物有效期及配制。给药前要告诉患者可能会出现胸闷或发病时的症状等，以便患者耐受准确的 FFR 数值测定。

（4）诱导冠状动脉最大充血状态是 FFR 测量的一个重要环节，诱导充血不充分可更换给药途径，增大剂量或更换诱导充血药物。不存在“静息 FFR”这个概念，只能称为“静息 Pd/Pa”。有时静息 Pd/Pa 已经达到功能学评估价值，可简便快速完成，无须再给药诱导冠状动脉最大充血状态，有研究显示，静息 Pd/Pa 与 FFR 具有良好的相关性[6]。

5. 回撤压力导丝（Pullback）

（1）适应证：除了特别明确的单处局限病变，建议常规进行“Pullback”，即使是一处病变。

（2）方法：不停药，使冠状动脉处于最大充血状态下，重新开始记录，缓慢回撤压力导丝，全程 15 ～ 20 s。回撤压力导丝时观察屏幕及 Pd 曲线变化，注意压力开始突然上升和消失时压力导丝传感器对应的血管位置［数字减影血管造影（DSA）下进行标记（Mark）］。观察压力导丝平均压（Pd）曲线，压力阶差超过 10 ～ 12 mmHg，提示有缺血意义（这时不要以 FFR 数值变化作为指导。国际通用方法 Pullback 时要看 Pd 平均压跳跃差值，不能只看 FFR 数值）。为准确判定病变位置，将压力导丝传感器再次前送通过病变，确认产生压力阶差的病变位置。最后回撤压力导丝传感器至指引导管口校验（图 4-22）。

（3）“Pullback”时注意事项：“Pullback”时一定要稳定住指引导管，防止回撤压力导丝导致指引导管深插，如果深插，Pa 在回撤过程中会突然下降，Pd/Pa 突然升高。严重嵌顿时 Pa 反搏切迹会消失。

（4）处理完最严重病变后，需重新做“Pullback”，因对血流影响最大的病变会掩盖其他病变。远端病变会掩盖近端病变，近端病变会加重远端病变。

（5）“Pullback”结果解读：①将压力导丝传感器送过最远端病变，首先确定病变血管总 FFR 值。如果冠状动脉处于最大充血状态时 FFR ＞ 0.8，提示所有病变不需要干预，采用药物治疗。②若 FFR ≤ 0.8，再通过“Pullback”，评价每一个病变

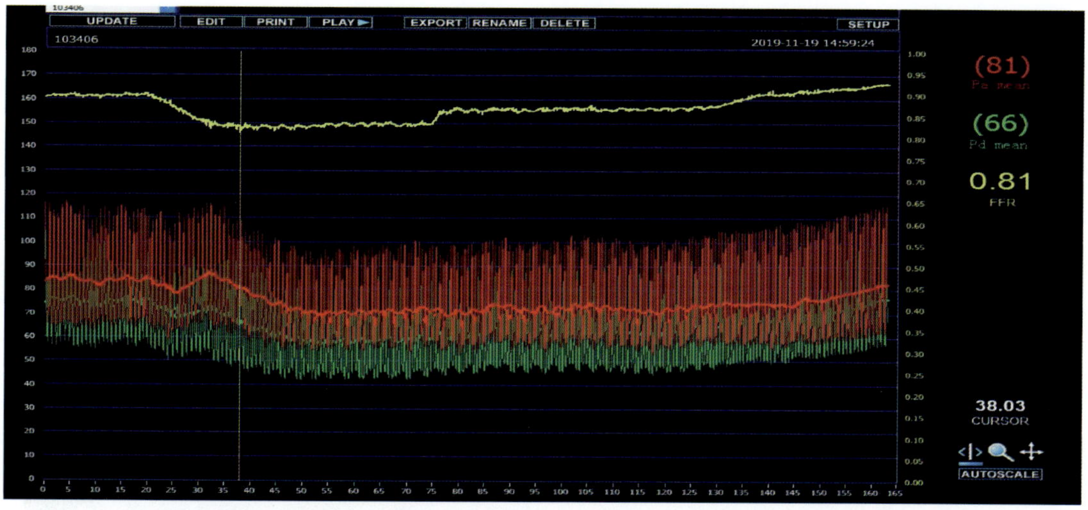

图 4-22　静脉给药达到最大充血状态时回撤压力导丝的压力曲线示意图

与心肌缺血的关系。③在连续压力曲线上某个跨病变压力（Pd）陡峭回升超过 10 ～ 12 mmHg，说明该病变严重限制血流，导致心肌缺血，需要接受 PCI，压力回升越大的病变，对血流影响越严重，建议优先处理，最后重新“Pullback”[7-10]。④如果病变严重程度类似，则先干预远端病变，之后再重复上述过程，直到血管最终 FFR ＞ 0.8。⑤对于弥漫性病变如不存在使血流动力学严重受限的局限性严重狭窄，Pd 压力曲线的特点是呈现持续和逐渐压力回升，局限性病变 Pd 压力特点是突然升高[11]。⑥正确 FFR 值一定是冠状动脉达到稳定最大充血状态下的记录值，而非推注充血药物开始时的记录值。

第 2 节　FFR 正确读图

一、正常波形

1. 无论静息与最大充血状态时的压力波形（图 4-23）

Pa 呈主动脉压波形：降支中间反搏切迹，底部锐利、无顿挫、不成角，前后一致；Pd 呈心室化波形。Pd（绿色）、Pa（红色）平均压力线和 FFR 数值线（黄色）平稳、平直、无波动。

2. 正确识别最大充血稳定状态

最大充血稳定状态时，Pd、Pa 平均压力线平稳、平直、无波动（图 4-24）。当波形呈三角形时，很可能出现信号漂移而影响 FFR 值，需重新进行 EQ。

二、异常波形

（1）压力嵌顿或左心室化波形（切迹消失、压力消失）——回撤导管，离开冠状动脉口。

（2）导管深插对波形的影响——波形衰减，回撤导管。

（3）嵌顿波形——红色波形下端成角；正常波形——红色波下端尖锐，不成角。

（4）压力传感器高度与位置对波形的影响（传感器与心脏同一水平，术中不要移动）（图 4-25）。

（5）波形不稳定，有上有下，形状奇怪，提示指引导管不稳定（图 4-26）。

（6）颠倒或矛盾的压力变化——液体静水压作用（Pa 与 Pd 位置不在同一水平）。

（7）确认光标位置，准确取值（图 4-27）。

（8）信号干扰强，需重新连接（图 4-28）。

三、完整的 FFR 记录过程应具备的内容

（1）起始时压力导丝传感器置于指引导管口

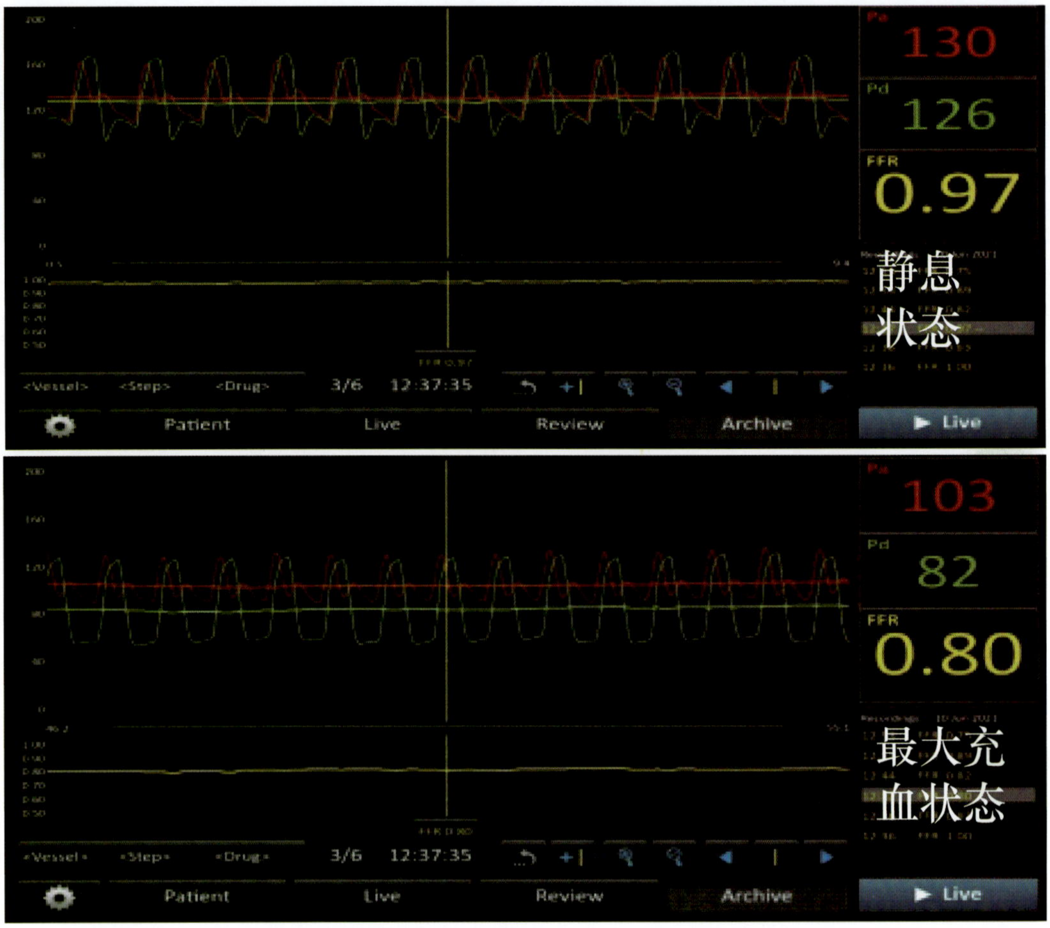

图 4-23　静息和充血状态时 Pa、Pd 压力波形示意图

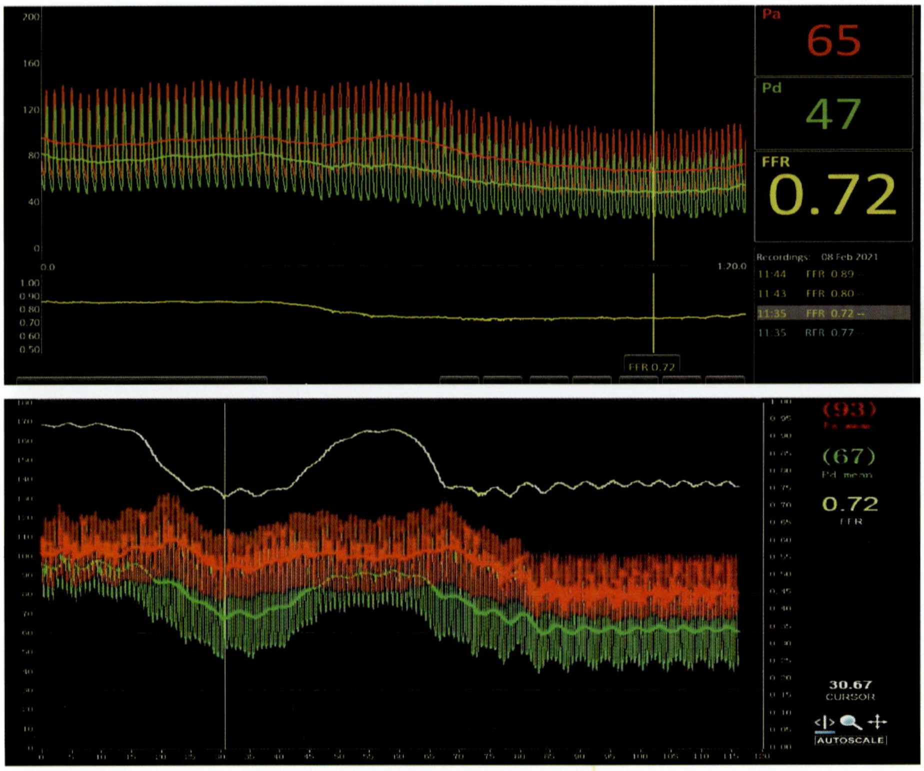

图 4-24　上图：水平的 Pd/Pa 曲线，Pa 平均压和 Pd 平均压曲线是最大血管扩张（充血）稳定状态。下图：波动的 Pd/Pa 曲线，表明没有获得平稳的状态可能不是最佳的最大血管扩张（充血）状态

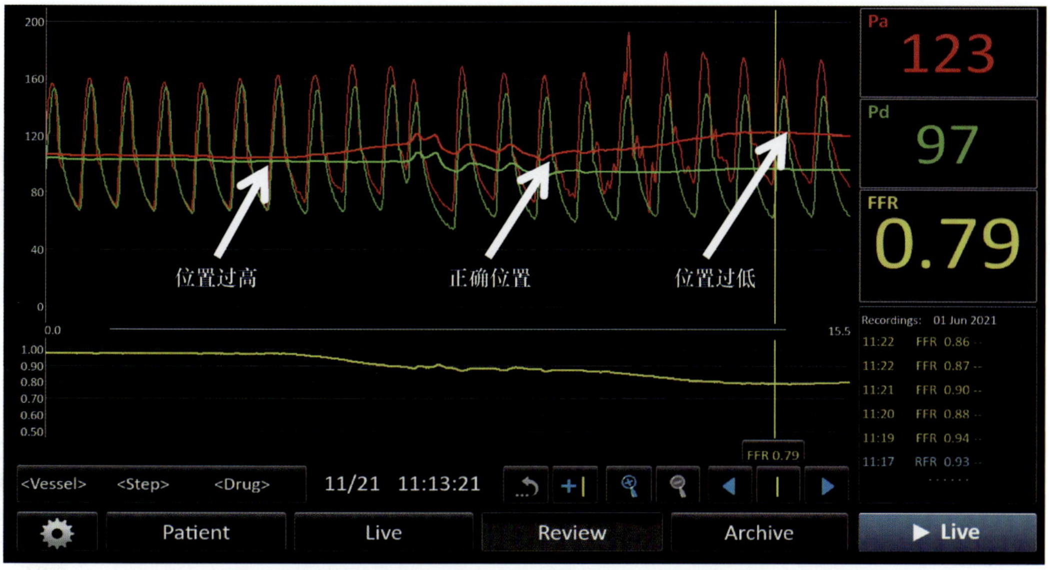

图 4-25　压力传感器高度与位置对波形的影响

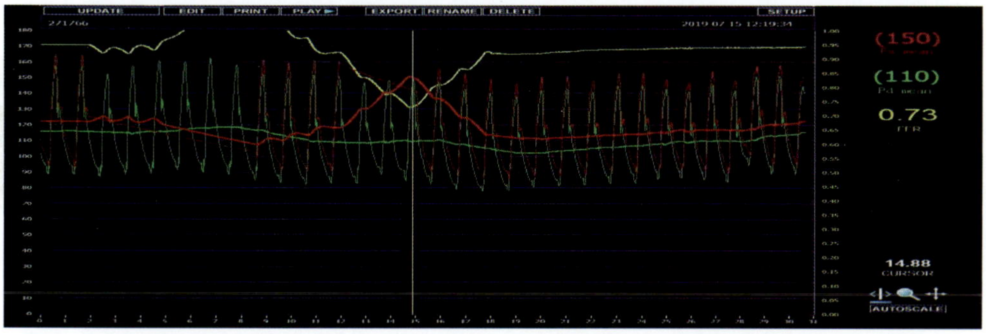

图 4-26　波形不稳定，有上有下，形状奇怪，提示指引导管不稳定

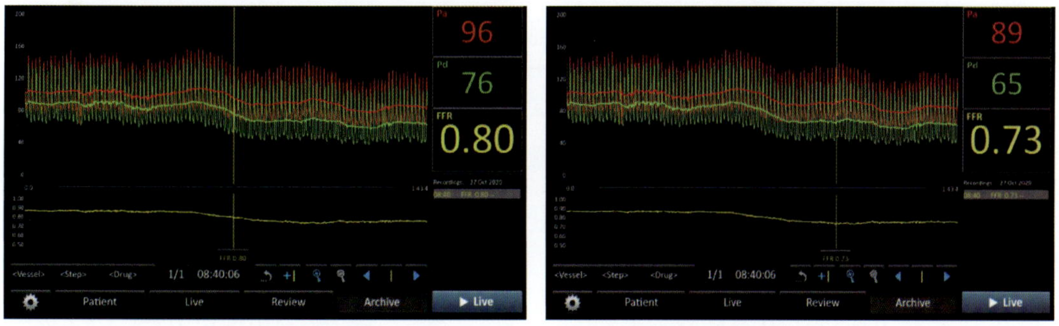

图 4-27　左图：错误的光标位置，右图：正确的光标位置

2～3 mm 位置，此时 Pa 和 Pd 曲线应重合。

（2）压力导丝传感器送至血管或病变远端时得到“基线”描记图。此时 Pd、Pa 通常存在压力阶差，Pd 呈心室化波形，Pa 为非心室化波形。

（3）诱导冠状动脉最大充血状态下进行 FFR 检测，此时 Pa、Pd 两条曲线分离更加明显。

（4）压力导丝回撤过程中，Pd 与 Pa 两条曲线会逐渐或突然重合。

（5）压力导丝回撤至指引导管口时应确定是否存在信号漂移。如不存在信号漂移，则两条曲线应重合且 Pd/Pa ＝ 1（一般不超过 0.02 的漂移是可以接受的，但检测结果接近界值时，即便如此小的信号漂移也可能会对治疗决策产生重要影响）（图 4-29）。

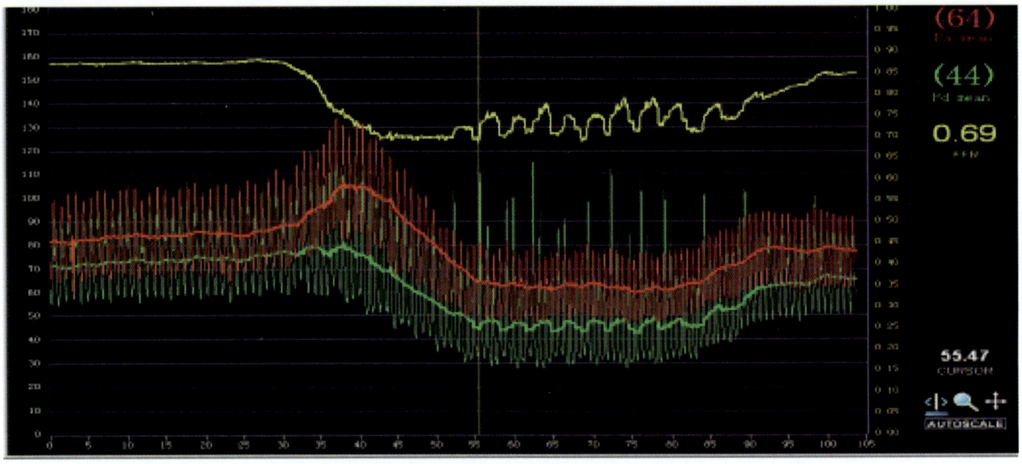

图 4-28 信号干扰，需重新连接

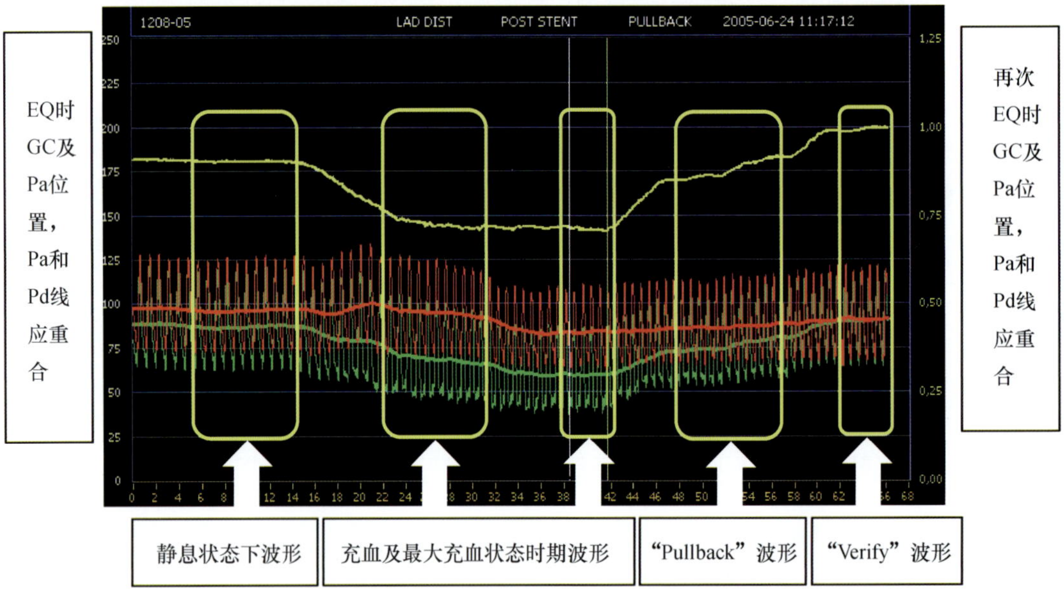

图 4-29 FFR 检测完整波形记录的各时期图形

第 3 节 FFR 测量中血管活性药物的正确使用

FFR 值实际上就是通过压力来反映冠状动脉血流量的改变。实际测量中需要测定出狭窄病变远端压力（Pd）与主动脉压（Pa）两者比值即可。但要获得准确 FFR 值的前提是必须使冠状动脉处于最大充血状态，消除冠状动脉远端微血管阻力对 FFR 值影响。只有充分增加血流量才能最大限度地反映出狭窄病变的血流动力学意义，否则会高估 FFR 值而实际低估病变的严重程度。故只有使冠状动脉处于最大充血状态时，才能准确进行 FFR 测定。

一、诱导充血的血管活性药物

腺苷和 ATP（三磷酸腺苷）是 FFR 测定时常用诱发冠状动脉获得最大充血状态的血管活性药；也有采用多巴酚丁胺、罂粟碱、硝普钠、尼卡地尔、瑞加德松及造影剂诱发的[12]，其中腺苷和 ATP 目前最为常用。腺苷在国外因价格与 ATP 相差无几而使用较多（欧美使用最多），罂粟碱在东南亚一些国家使用，日本全部使用 ATP。对于国内，因 ATP 价格远低于腺苷，且两者使用效果一样，因此更符合中国的实际而选择 ATP。

ATP 在体内代谢成二磷酸腺苷→一磷酸腺苷→腺苷，起效时间较腺苷略长，其效果和副作用与腺苷相同。国内 ATP 有液态和固态两种剂型，建议使用液态的 ATP（20 mg/2 ml 剂型）。不建议使用结晶的三磷酸腺苷辅酶胰岛素，溶解不充分，有出现低血糖的风险。瑞加德松作为选择性 A_{2A} 受体激动剂，是一种新型腺苷类药物，单次静脉内“弹丸式”注射即可达到持续冠状动脉最大充血状态。有研究证实其与静脉滴注腺苷诱导充血效果相似，但不良反应少，更适用于伴哮喘或慢性阻塞性肺疾病的冠心病患者。造影剂诱导冠状动脉充血测得 FFR 数值价值优于静息 Pd/Pa[13]，尤其当静息 Pd/Pa 值接近诊断界值时，可选择造影剂作为诱导冠状动脉充血药物，其可用于哮喘或对腺苷禁忌患者。

二、给药途径

FFR 测量时给药途径通常有两种，静脉输注（intravenous infusion，IV）和冠状动脉内推注（intracoronary bolus injection，IC）。

1. 静脉输注途径

静脉给药最大优点在于能够较为安全充分地诱发冠状动脉充血反应。多项研究显示，静脉滴注腺苷 / ATP 后测得的 FFR 值要低于冠状动脉内推注腺苷 / ATP 后的测定值[14]。静脉给药另一突出优点是能够获得长时间稳定的最大充血反应（steady state hyperemia），便于对弥漫病变或多处串联病变（tandem lesion）进行“Pullback”检查。静脉滴注腺苷 / ATP 后，动脉血压降低 10% ～ 15%，同时也会引起心率增快，相比冠状动脉内给药房室传导阻滞发生率低。因为腺苷 / ATP 是心绞痛形成过程中的递质，静脉滴注腺苷 / ATP 时患者可能会出现胸痛、胸闷和（或）气管痉挛等副作用，停药后症状可迅速消除。术前告知患者消除顾虑。支气管痉挛是腺苷 / ATP 静脉输注后一项严重副作用，故支气管哮喘及慢性阻塞性肺疾病是腺苷 / ATP 的禁忌证。传统经中心静脉滴注腺苷 / ATP 比较麻烦，尤其目前大多数是经桡动脉入路行介入治疗，再次穿刺股静脉更为不便。有研究显示采用肘前静脉给药与股静脉给药测得 FFR 值没有差别[15-16]，但药物达峰时间肘前静脉给药要比股静脉给药慢约 15 s。所以应采用大号静脉留置针（建议 18G 针头），通过高流量输液泵（1000 ml/h）给药。手背静脉不能作为给药途径。另外静脉滴注腺苷 / ATP 药物剂量较大，费用较贵。

2. 冠状动脉内推注途径（以腺苷为例说明）

冠状动脉内推注腺苷也是许多导管室采取的一种方法，具有给药方便、起效迅速、缩短 FFR 测量操作时间，方便不同病变和手术前后的比较，无须额外开通静脉给药通路及给药量小等优点。有研究显示[17]，冠状动脉内推注和静脉滴注测定的 FFR 值具有很好的相关性，但约 8.5% 患者测定的 FFR 值高于静脉滴注给药。10% ～ 15% 患者冠状动脉推注不能诱发冠状动脉最大充血反应。冠状动脉给药易引起严重的房室传导阻滞，尤以右冠状动脉或优势回旋支明显。老年患者或急性心肌缺血者要慎用此方法。冠状动脉内推注腺苷须注意：①冠状动脉内推注腺苷前先于冠状动脉给予硝酸甘油以减轻冠状动脉痉挛对 FFR 值的影响；②不能选用带侧孔的指引导管，保持指引导管与冠状动脉口的同轴性，以保证药物充分给予及主动脉压力准确测定；③ FFR 测量仪默认设置为三个心动周期的平均动脉压，冠状动脉内推注时由于药物作用时间极短，需变更为单个心动周期压力测定以便更准确地捕捉到 FFR 的最低值；④因指引导管给药过程中必须关闭主动脉压力监测，故给药后要迅速开启主动脉压力监测，以免遗漏最大充血反应时压力的记录；⑤对于左主干或右冠状动脉开口病变，指引导管很难准确到位，往往会导致药物无法充分进入冠状动脉内使 FFR 测量失真。冠状动脉内推注腺苷半衰期为 30 ～ 60 s，一般推注腺苷后 10 s 起效，作用持续 5 ～ 10 s。早期冠状动脉给药剂量较低，右冠状动脉 15 ～ 20 μg，左冠状动脉 18 ～ 24 μg，有研究显示此剂量下相当一部分患者 FFR 值会被高估，特别是 FFR 值处于 0.75 ～ 0.8“灰区”时[18-19]。目前推荐剂量为右冠状动脉为 20 ～ 30 μg，左冠状动脉为 30 ～ 60 μg。必要时可再增加一次，最大单次推注剂量可达 150 μg。FFR 测定中如果 FFR 值处于“灰区”时或临床表现以及影像学检查与 FFR 不相符时，可以采取在静脉输注腺苷基础上加用冠状动脉内推注的方法来诱发冠状动脉最大充血反应。即在静脉输注腺苷同时冠状动脉内注射造影剂或小剂量硝酸甘油，如发现狭窄病变远端压力有进一步下降的迹象，也可以加用冠状动脉内推注腺苷以更好地诱发冠状动脉最大充血反应。

三、腺苷 /ATP 的不良反应及禁忌证

1. 不良反应

（1）心律失常（心率增快，ST 段压低，一度、二度、三度房室传导阻滞，心动过缓，窦性停搏）。

（2）低血压（10% ～ 20%，一般血压下降前有短暂升高，可作为药物起效的标志）。

（3）胸部压迫感、呼吸困难、头晕、面红、出汗、恶心、胃肠道不适等反应。

2. 禁忌证

（1）既往有心搏骤停、持续性室性心动过速（SVT）、非致命性心肌梗死病史。

（2）二度、三度房室传导阻滞以及病态窦房结综合征患者（已安装人工起搏器除外）。

（3）有支气管狭窄或痉挛的肺部疾病患者。

（4）对血管活性药超敏反应患者。

（5）血流动力学不稳定患者。

四、不良反应的处理措施

（1）一旦出现不良反应，立即停药，嘱患者咳嗽。

（2）加强生命体征的监测，备好各项抢救措施。

（3）腺苷不良反应使用其受体拮抗剂，如氨茶碱（5 ～ 10 ml 稀释成 20 ml 于 2 min 静脉注入；或 250 mg 稀释成 20 ml 于 5 min 内静脉注入），如氨茶碱不能消除缺血反应可使用硝酸酯类药。

（4）ATP 达到最大冠状动脉充血状态时，一般安全，注意心律、心率、血压变化，一旦出现变化给予相应处理即可。

总之，要明确 FFR 测量的关键是诱发冠状动脉达到最大充血状态，掌握每一种药物特性及每一给药途径的优缺点，根据患者临床及病变特征，并结合术者各自的经验做出合理选择。首先做到对患者无损害的原则，避免不合理给药途径和剂量给患者造成不良后果。

第 4 节　FFR 测量中注意事项

（1）开口病变（右冠状动脉或左主干）操作方法

1）需要静脉给药。

2）指引导管放置在冠状动脉开口。

3）压力导丝通过狭窄病变。

4）指引导管离开冠状动脉开口。

5）回撤压力导丝传感器到狭窄近端，不透光的 3 cm 头端留在狭窄病变处，进行 EQ（如果冠状动脉开口病变严重，可以在主动脉窦内进行 EQ）。

6）指引导管重新进入冠状动脉开口，压力导丝放到血管远端。

7）开始静脉给药；保持导丝位置不变，回撤指引导管离开冠状动脉开口。

8）监测指引导管的波形（防止嵌顿）。

9）进行 FFR 测定。

（2）FFR 操作过程中，每一次测量 FFR 数值时都要撤出导引针，进行 Pd 和 Pa 压力均衡，用生理盐水冲洗指引导管内造影剂，测量 FFR 前于冠状动脉内给予硝酸甘油避免冠状动脉痉挛。

（3）不能用压力导丝作为保护导丝，以免球囊扩张时，损害导丝。

（4）造影管支撑力差，内腔比较涩，压力导丝送入过程中易弹出冠状动脉口，不建议使用造影管进行 FFR 测量。

（5）肌桥：肌桥收缩期压迫冠状动脉，由于冠状动脉供血是在舒张期，所以观察舒张期 FFR 数值比较重要。如果不能判定，可以给予多巴酚丁胺，增加心率及心肌收缩力，同时增加冠状动脉供血及心肌耗氧量，观察舒张期 FFR 数值，如果大于 0.8，则无缺血。

（6）压力导丝内有 3 条电缆线，其钢芯比普通导丝细，操控性比普通导丝差，尽量用扭控器操作。其头端硬度没有进行过测量。

（7）每一个压力导丝和尾端电缆线接头都是一对一调校过的，不能互换使用。

（8）压力导丝重新进入人体内，要进行多支

血管病变测量时无需重新 EQ。

（9）FFR 禁忌证：①二度、三度房室传导阻滞（AVB）；②哮喘；③严重左心室肥厚；④ ST 段抬高型心肌梗死（STEMI）＜ 5 天。

（10）监测系统可以存储 45 个数据（非 45 个患者），每个数据最长可记录 10 min，记录满后再记录时则自动删除第一个数据。

（11）输入患者姓名和（或）病历号后，所有记录均在此名下文件夹内，否则以当天时间排列。

（12）“AO IN” 和 “AO OUT” 可以连接形成环路，进行 AO 校零。要拔出所有连线时应握住与接口连接处，否则会使接头松动。

第 5 节　其他设备 FFR 检测

一、雅培公司 QUANTIEN 检测系统

QUANTIEN™ 是目前雅培公司最新一代 FFR 检测系统。由压力导丝（有线和无线两种压力导丝）、Wi-Box、QUANTIEN™ 主机三部分组成。Wi-Box 面朝下贴在手术床下，QUANTIEN™ 可安装在导管室床旁、墙壁、书桌和移动杆上（如图 4-30），连接使用简单，所有功能可以通过 16∶9 触摸屏实现。无线压力导丝接近 1∶1 扭控性能可以媲美一线 PCI 导丝，具有光滑、省力的球囊及支架输送功能，容易通过迂曲病变，避免血管损伤。1 台 Quantien 主机可以同时支持无线电射程内 4 台手术室 FFR 操作，方便手术转播（图 4-30 至图 4-32）。

二、飞利浦公司（Philips）的 FFR 和 iFR 检测系统

飞利浦公司 Volcano FFR 检测系统采用 Verrata 压力导丝，不仅可以测量 FFR，还可测量瞬时无波形比率（instant wave-free ratio，iFR）。iFR 是一种生理状态下对冠状动脉狭窄病变进行功能学压力评估方法（类似于 Pd/Pa），无需药物诱导冠状动脉最大充血状态，操作简便，在心脏舒张期心肌供血时段，冠状动脉微循环阻力最低，类似药物诱导的充血状态，在数秒内（大约 5 个心动周期）计算心动周期中 5 次心搏中无波形期（wave-free period）的平均压力比值，通过飞利浦同一 FFR 系

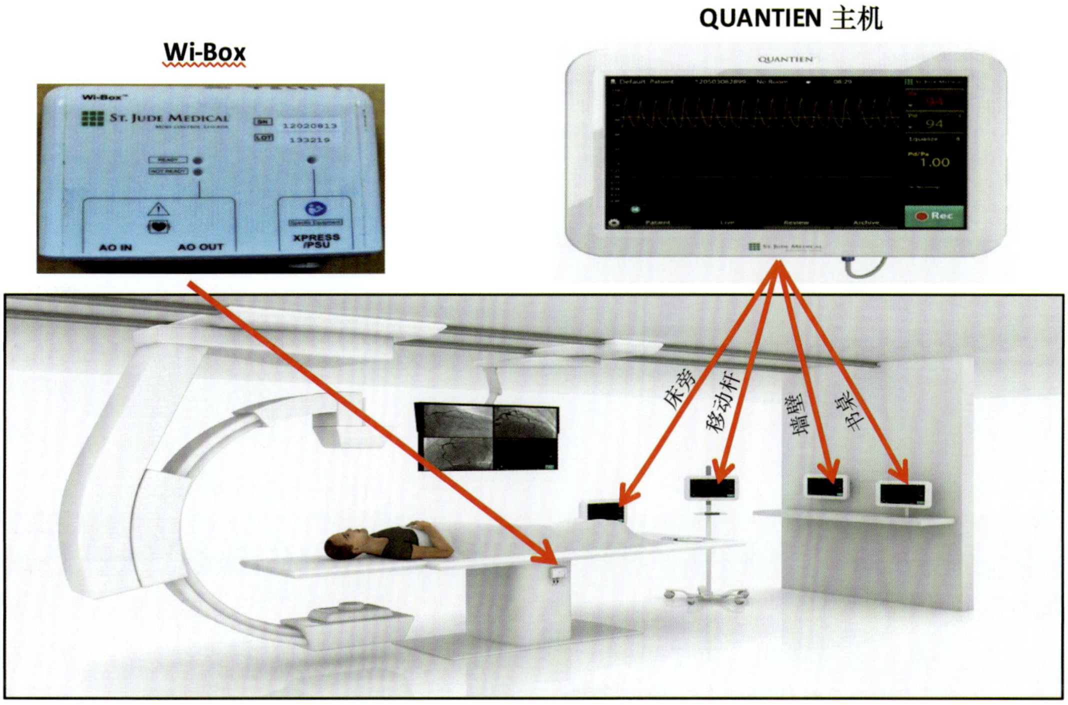

图 4-30　主动脉压力传感器必须与 Wi-Box 直接连接（Pa 校零同 Radi Analyzer Xpress 检测系统），Wi-Box 发射无线主动脉压信号到 QUANTIEN 主机

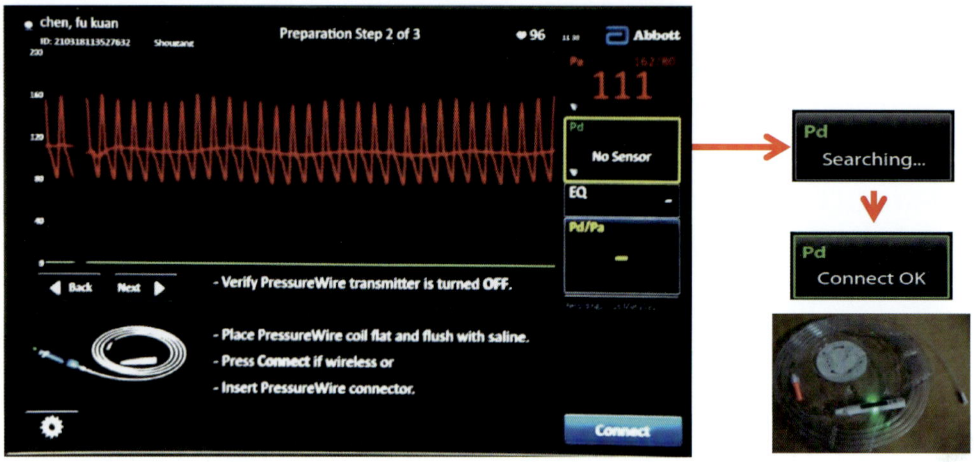

图 4-31　无线压力导丝校零：将压力导丝平放、冲盐水，点击 Pd 下的“Connect”，测量框中会显示“Searching”（正在搜索），此时打开压力导丝发射器，系统搜索到压力导丝连接好后会自动连接并校零（注意：此过程中充满盐水的压力导丝套管应稳定置于腋中线水平面）。如果系统在 1 min 内没有找到压力导丝，那么 Pd 测量框中的消息将变为“No Sensor”（无传感器），需重新检查连接

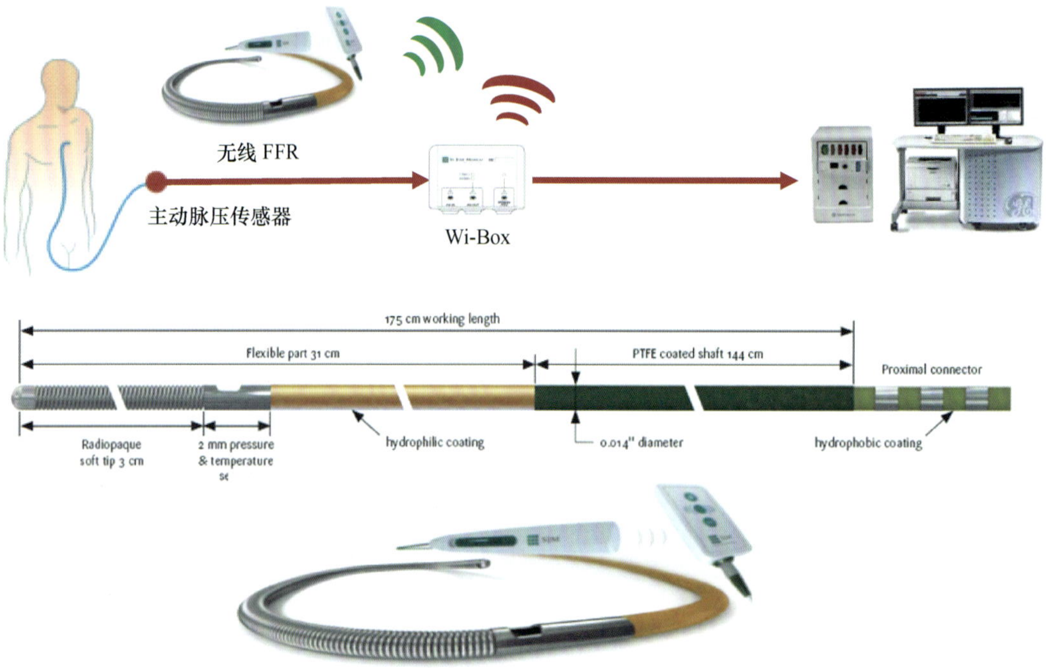

图 4-32　无线压力导丝技术参数及结构示意图［0.014 inch，175 cm，远端 3 cm 弹簧头，可塑性，压力传感器 2 mm 长，远端 28 cm 有亲水涂层，中段 144 cm 聚四氟乙烯（PTFE），近端 3 个电极有疏水涂层，防止信号漂移，可以作为 PCI 工作导丝，无线压力导丝电池可以供电 3 h］

统分析完成。

iFR 的临床价值已被多个研究所证实，采用 iFR 指导治疗，65%～70% 患者将不需要药物诱导冠状动脉充血[20-21]。目前推荐 iFR 值＜0.86 需要做介入治疗，＞0.93 不需要介入治疗，当 iFR 值介于 0.86～0.93“灰区”时，需要进一步 FFR 检测评估[22]。

三、RFR 检测系统

静息全周期比率（resting full-cycle ratio，RFR）无需使用扩血管药物，测量全心动周期血流储备，相关研究显示[23]，大约有 10.9% 的 RFR 结果出现在收缩期，尤其在非左主干病变中较为常见。RFR 在全心动周期中都与 FFR 有较高相关性与一致性。RFR 测量界值为 0.89 时，RFR 与 FFR 相比准确度可达 81.3%。RFR 联合 FFR 与单纯 FFR 测量相比准确度可达 93.9%。可减少 62.2% 的扩血管药物使用，且适合多支病变及不能使用扩血管药物的患者。目前推荐 RFR 值＜ 0.86 需要做介入治疗，＞ 0.93 不需要介入治疗，当 RFR 值介于 0.86 ～ 0.93 “灰区” 时，进一步行 FFR 测量评估。全新升级后 QUANTIEN 检测系统新增了 RFR 测量功能，操作时进行模式转换选择 RFR 模式即可。又新增一键快拍（Snapshots）功能，可以连续记录 5 个心动周期（FFR/RFR）。其测量前的准备与 FFR 测量一致（图 4-33）。

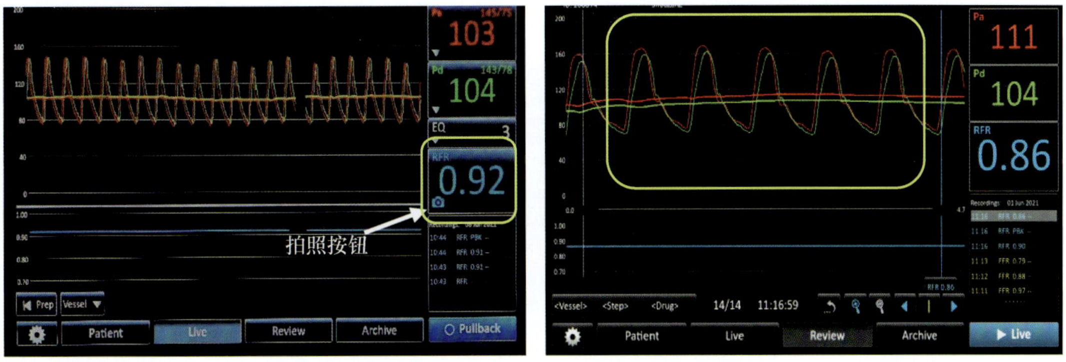

图 4-33　RFR 测量示意图。左图：RFR 模式下记录压力波形，点击拍照后开始测量 RFR 值（见右图）。右图：测量 5 个心动周期的 RFR 值为 0.86

四、ACIST RXi 快速交换型 FFR 检测系统

ACIST RXi 快速交换型 FFR 检测系统是目前唯一的微导管型 FFR 检测系统。包括一个控制台和一根 Navvus FFR 检测微导管。由于采用光学纤维技术，信号漂移发生率更低，能够提供更为准确的检测结果。操作简单，可通过任何 0.014 inch 普通工作导丝直接输送压力微导管进行 FFR 检测[24]。尤其适用于 PCI 术后出现夹层或支架膨胀不良等情况下的 FFR 检测。不仅能检测 Pd、Pa、静息及充血状态下的 Pd/Pa，还可以测定中心静脉压（Pv）。

（王智　梁超）

参考文献

[1] Danad I，Szymonifka J，Twisk JW，et al. Diagnostic performance of cardiac imaging methods to diagnose ischaemia-causing coronary artery disease when directly compared with fractional flow reserve as a reference standard：a meta-analysis. Eur Heart J，2017，38（13）：991-998.

[2] Pijls NHJ，Jan-Willem ES. Functional Measurement of Coronary Stenosis. J Am Coll Cardiol，2012，59（12）：1045-1057.

[3] Pellicano M，Ciccarelli G，Xaplanteris P，et al. DISENGAGE Registry. Circ Cardiovasc Interv，2020，13（11）：e008640.

[4] Echavarria-Pinto M，Petraco R，van de Hoef TP，et al. Fractional flow reserve and minimum Pd/Pa ratio during intravenous adenosine infusion：very similar but not always the same. EuroIntervention，2016，11（9）：1013-1019.

[5] Harle T，Meyer S，Vahldiek F，et al. Difference between automatically detected and steady-state fractional flow reserve. Clin ResCardiol，2016，105（2）：127-134.

[6] Mamas MAI，Horner S，Welch E，et al. Resting Pd/Pa measured wire strongly predicts fractional flow reserve，J Invasive Cardiol，2010，22（6）：260-265.

[7] Pijlis NH，De Bruyne B，Bech GJ，et al. Coronary pressure measurement to assess the hemodynamic significance of serial stenosis within one coronary artery：validation in humans. Circulation，2000，102（19）：2371-2377.

[8] Fearon WF，Yong AS，Lenders G，et al. The impact of downstream coronary stenosis on fractional flow reserve assessment of intermediate left main coronary artery disease：human validation. JACC Cardiovasc Interv，2015，8（3）：398-403.

[9] Yong AS，Daniels D，De Bruyne B，et al. Fractional flow reserve assessment of left main stenosis in the presence of downstream coronary stenosis. Circ Cardiovasc Interv，2013，6（2）：161-165.

[10] Daniels DV，van't Veer M，Pijls NH，et al. The impact of downstream coronary stenosis on fractional flow reserve assessment of intermediate left main disease. JACC

Cardiovasc Interv，2012，5（10）：1021-1025.

［11］De Bruyne B，Hersbach F，Pijls NH，et al. Abnormal epicardial coronary resistance in patients with diffuse atherosclerosis but "Normal" coronary angiography. Circulation，2001，104（20）：2401-2406.

［12］McGeoch RJ，Oldroyd KG. Pharmacological options for inducing maximal hyperaemia during studies of coronary physiology. Catheter Cardiovasc Interv，2008，71（2）：198-204.

［13］Johnson NP，Johnson A，Zimmermann FM，et al. Continuum of vasodilator stress from rest to contrast medium to adenosine hyperemia for fractional flow reserve assessment. JACC Cardiovasc interv，2016，9（8）：757-767.

［14］Wilson RF，Wyche K，Christensen BV，et al. Effects of adenosine on human coronary arterial circulation. Circulation，1990，82（5）：1595-1606.

［15］Scott P，Sirker A，Dworakowski R，et al. Fractional flow reserve in the Transradial Era：Will Hand Vein Adenosine Infusion Suffice? A Comparative Study of the Extent，Rapidity，and Stability of Hyperemia From Hand and Femoral Venous Routes of Adenosine Administration. JAC Cardiovasc Interv，2015，8（4）：527-535.

［16］Seo MK，Koo BK，Kim JH，et al. Comparison of hyperemic efficacy between central and peripheral venous adenosine infusion for fractional flow reserve measurement. Circulation Cardiovasc Interv，2012，5（3）：401-405.

［17］Johnson NP，Johnson DT，Kirkeeide RL，et al. Repeatability of fractional floe reserve despite variations in systemic and coronary hemodynamics. JACC Cardiovasc Interv，2015，8（8）：1018-1027.

［18］De Bruyne B，Pijls NHJ，Barbato E，et al. Intracoronary and intravenous adenosine 50-triphosphate，papaverine，and contrast medium to assess fractional flow reserve in humans. Circulation，2003，107（14）：1877-1883.

［19］Petraco R，Al-Lamee R，Gotberg M，et al. Real-time use of instantaneous wave-free ratio：results of the ADVISE in-practice：an international，multicenter evaluation of instantaneous wave-free ratio in clinical practice. Am Heart J，2014，168（5）：739-748.

［20］Escaned J，Echavarria-Pinto M，Garcia-Garcia HM，et al. Prospective assessment of the diagnostic accuracy of instantaneous wave-free ratio to assess coronary stenosis relevance：results of ADVISE II international，Multicenter Study（Adenosine Vasodilator Independent Stenosis Evaluation II）. JACC Cardiovasc Inter，2015，8（6）：824-833.

［21］Petraco R，Park JJ，Sen S，et al. Hybrid iFR decision-making strategy：implications for enhancing universal adoption of physiology-guided coronary revasularisation. EuroIntervention，2013，8（10）：1157-1165.

［22］Menon M，Jaffe W，Watson T，et al. Assesment of coronary fractional reserve using a monorail pressure catheter：the first-in-human ACCESS-NZ trial. EuroIntervention，2015，11（3）：257-63.

［23］Ohashi H，Takashima H，Ando H，et al. Clinical feasibility of resting full-cycle ratio as a unique non-hyperemic index of invasive functional lesion assessment. Heart Vessels 2020：35（11）：1518-1526.

［24］Diletti R，Van Mieghem NM，Valgimigli M，et al. Rapid exchange ultra-thin microcatheter using fibre-optic sensing technology for measurement of intracoronary fractional flow reserve. EuroIntervention，2015，11（4）：428-432.

第5章 FFR在临界病变中的临床应用及最新进展

冠状动脉粥样硬化导致的冠状动脉狭窄是诱发患者心肌缺血及心脏不良事件的重要原因。与药物治疗相比，冠状动脉介入治疗可有效解除冠状动脉狭窄病变，缓解患者心肌缺血症状，改善预后[1]。冠状动脉造影是目前指导冠状动脉介入治疗的金标准，然而，由于影像学本身的局限性，冠状动脉造影仅能评估冠状动脉狭窄程度，而无法明确狭窄病变可否导致心肌缺血。FAME研究[2]显示，狭窄程度在50%～70%的临界病变，仅有35%的患者存在心肌缺血，而剩余65%的患者不存在心肌缺血症状。因此，应用冠状动脉造影指导冠状动脉临界病变介入治疗不可避免陷入两难的境地：药物保守治疗可能会遗漏存在心肌缺血需要介入治疗的病变，而行介入治疗则可能过度应用于无心肌缺血的临界病变患者。

心肌缺血是冠心病患者心脏不良事件的重要预测因子，对存在心肌缺血的冠心病患者行血运重建能有效改善患者症状和预后[3]，而对明显狭窄但不合并心肌缺血的患者行血运重建并不能有效改善预后。Takashima[4]等报道，冠状动脉病变能否引起心肌缺血症状，不仅与病变的狭窄程度有关，还受狭窄病变的偏心度、迂曲度、不规则性、钙化、是否分叉及长度相关，病变狭窄程度并非心肌缺血的唯一决定因素。FAME研究[2]也显示，狭窄程度在50%～70%的临界病变中，有65%的患者不存在心肌缺血，狭窄程度在71%～90%的病变中，有20%的患者不存在心肌缺血，而狭窄程度在91%～99%的病变中，仍有4%的患者不存在心肌缺血。因此，对于临界病变，仅仅依靠冠状动脉造影无法精准指导PCI治疗。

由此，冠状动脉功能学评估方法应运而生。传统的冠状动脉功能学评估手段为无创的运动负荷试验，但由于运动负荷试验可靠性、可重复性、敏感性及特异性均较低而未能广泛应用。1993年，Nico Pijls等便提出血流储备分数（fractional flow reserve，FFR）的概念。FFR为在应用腺苷等扩血管药物诱发心肌内微循环达到最大充血状态时，狭窄病变远端冠状动脉平均压力与冠状动脉开口主动脉平均压力的比值。FFR的理论基础是在应用扩血管药物使微循环阻力降至最低至可忽略不计时，心肌血流量只受血流灌注压的影响，因此可利用灌注压降低程度反映狭窄病变对血流量的限制。理论上，冠状动脉血流储备分数，不受血流动力学因素（如血压、心率以及心肌收缩力）的影响，安全性高，重复性好。FFR作为冠状动脉功能学评估的重要方法，能有效识别冠状动脉临界病变能否导致心肌缺血[5]，应用FFR指导冠状动脉介入治疗可有效降低心脏不良事件发生率[6-7]，在指导冠状动脉临界病变介入治疗中，具有冠状动脉造影不可比拟的优势。

与冠状动脉造影显示的狭窄程度不同，FFR与心肌缺血有高度的相关性。在无狭窄病变时，FFR理论值为“1”，FFR < 0.75时，提示狭窄病变可诱发心肌缺血，其敏感性高达88%，特异性达100%，准确性达93%；当FFR > 0.8时，冠状动脉狭窄病变导致心肌缺血的可能性较小；当FFR在0.75到0.8之间时，为FFR灰区，此时应综合评估以确定患者是否存在心肌缺血。在FAME研究中，496例患者行FFR测定，未发生严重并发症，并且与冠状动脉造影指导PCI组相比，FFR指导PCI组手术时间无明显统计学差异。血流储备分数测量是在最大充血期间进行的，心率、血压和左心室收缩力等因素的变化不会显著影响血流储备分数，重复性高[8]。Colin Berry 等也证实了在同一根血管多次测量 FFR 具有很高的可重复性。对临界病变，FFR 可为制订治疗策略提供可靠的依据。

DEFER 研究共纳入了 325 例直径狭窄率＞50% 的临界病变患者，根据患者的 FFR 结果进行分组。FFR＜0.75 时进行介入治疗，为对照组，共 144 例患者。有 181 例患者 FFR＞0.75，对这部分患者进行随机分组，其中 91 例患者随机分至延迟介入组，90 例患者分至即刻介入治疗组。15 年随访结果显示，延迟介入组、即刻介入组及对照组之间死亡率无显著统计学差异（33.0% *vs.* 31.1% *vs.* 36.1%，$P=0.79$），但延迟介入组心肌梗死发生率明显低于即刻介入组（2.2% *vs.* 10.0%，$P=0.03$）。因此，FFR＞0.75 的临界病变，介入治疗不能减少心脏不良事件的发生率，FFR 可识别真正需要介入治疗的临界病变患者。

DEFER 研究是在金属裸支架时代进行的，而药物洗脱支架在临界病变中的应用预后要优于金属裸支架[9]。在 DEFER 研究的基础上，Park 等又进行了 DEFER-DES 研究，以除外金属裸支架带来的影响。DEFER-DES 研究入选了 229 例冠状动脉造影显示临界病变的患者，随机分为 FFR 指导介入组（114 人）和常规药物洗脱支架介入组（115 人）。FFR 指导介入组行 FFR 测定，若 FFR＜0.75，则行药物洗脱支架植入术（FFR-DES 组，29 人），若 FFR≥0.75，则延迟介入（FFR-Defer 组，85 人），常规药物洗脱支架介入组（Routine-DES 组）不行 FFR 测定，常规行支架植入术。初级终点事件为心脏不良事件（MACE）发生率。FFR 指导介入组仅有 1/4 的患者 FFR 值＜0.75。2 年随访结果显示，FFR 指导介入组 MACE 发生率与常规药物洗脱支架介入组无显著统计学差异（7.9%±2.5% *vs.* 8.8%±2.7%，$P=0.80$），5 年随访两组间 MACE 发生率仍无统计学差异（11.6%±3.0% *vs.* 14.2%±3.3%，$P=0.55$），但 FFR-DES 组的心脏不良事件发生率明显高于 FFR-Defer 组（7.2%±2.8% *vs.* 24.1%±7.9%；$P=0.01$），表明对于临界病变患者，当 FFR 值＜0.75 时，即使植入药物洗脱支架，心脏不良事件发生率仍高于 FFR 值≥0.75 的患者。因此，对于临界病变患者，FFR 指导介入治疗能减少支架的植入数量，并不总体增加心脏不良事件发生率。

越来越多的研究结果表明，FFR 测定可识别缺血相关病变，优化 PCI 预后，提高临床疗效。2018 年欧洲心脏病学会（ESC）/ 欧洲心脏外科协会（EACTS）心肌血运重建指南[10]，建议对于临界病变，推荐行 FFR 测定以评估患者是否为功能性狭窄病变，以指导介入治疗（ⅠA 类推荐）。与造影指导介入治疗相比，FFR 测定能减少支架植入数量，节省医疗资源。专家共识[11]也指出，对于缺少相关非侵入性检查或非侵入性检查不能明确是否缺血的临界病变，应行 FFR 进一步评估患者是否存在心肌缺血。

（刘斌　李龙波）

参考文献

[1] Fearon WF. Invasive coronary physiology for assessing intermediate lesions. Circulation Cardiovascular Interventions，2015，8：e001942.

[2] Tonino PA，Fearon WF，De Bruyne B，et al. Angiographic versus functional severity of coronary artery stenoses in the FAME study fractional flow reserve versus angiography in multivessel evaluation. Journal of the American College of Cardiology，2010，55：2816-2821.

[3] Kim YH，Ahn JM，Park DW，et al. Impact of ischemia-guided revascularization with myocardial perfusion imaging for patients with multivessel coronary disease. Journal of the American College of Cardiology，2012，60：181-190.

[4] Takashima H，Waseda K，Gosho M，et al. Severity of morphological lesion complexity affects fractional flow reserve in intermediate coronary stenosis. Journal of cardiology，2015，66：239-245.

[5] Pijls NH and Sels JW. Functional measurement of coronary stenosis. Journal of the American College of Cardiology，2012，59：1045-1057.

[6] Xaplanteris P，Fournier S，Pijls NHJ，et al. Five-Year Outcomes with PCI Guided by Fractional Flow Reserve. The New England Journal of Medicine，2018，379：250-259.

[7] van Nunen LX，Zimmermann FM，Tonino PA，et al. Fractional flow reserve versus angiography for guidance of PCI in patients with multivessel coronary artery disease（FAME）：5-year follow-up of a randomised controlled trial. Lancet（London，England），2015，386：1853-1860.

[8] de Bruyne B，Bartunek J，Sys SU，et al. Simultaneous

coronary pressure and flow velocity measurements in humans. Feasibility, reproducibility, and hemodynamic dependence of coronary flow velocity reserve, hyperemic flow versus pressure slope index, and fractional flow reserve. Circulation, 1996, 94: 1842-1849.

[9] Moses JW, Stone GW, Nikolsky E, et al. Drug-eluting stents in the treatment of intermediate lesions: pooled analysis from four randomized trials. Journal of the American College of Cardiology, 2006, 47: 2164-2171.

[10] Neumann FJ, Sousa-Uva M, Ahlsson A, et al. 2018 ESC/EACTS Guidelines on myocardial revascularization. The Task Force on myocardial revascularization of the European Society of Cardiology (ESC) and European Association for Cardio-Thoracic Surgery (EACTS). G Ital Cardiol (Rome), 2019, 20: 1s-61s.

[11] Lotfi A, Jeremias A, Fearon WF, et al. Expert consensus statement on the use of fractional flow reserve, intravascular ultrasound, and optical coherence tomography: a consensus statement of the Society of Cardiovascular Angiography and Interventions. Catheterization and Cardiovascular Interventions, 2014, 83: 509-518.

第6章　FFR 在多支血管病变中的临床应用及最新进展

多支血管病变（MVD）在冠心病患者中非常常见，占所有冠心病患者的 30% ～ 60%[1-2]。冠状动脉病变累及的心外膜下主要血管越多，死亡率就越高[3]。无论是经皮冠状动脉介入治疗（PCI）还是冠状动脉旁路移植术（CABG），由于冠状动脉血运重建手术本身会使围术期并发症和主要不良心血管事件（MACE）增加，因此，针对 MVD 的冠心病患者，准确识别缺血相关罪犯血管、选择合适的血运重建策略显得尤为重要。

一、多支血管病变血运重建策略的选择

近 20 年，许多关于 MVD 患者行 CABG 和 PCI 对比的研究表明，CABG 的近期和远期预后均优于 PCI，而且 CABG 术后 5 ～ 10 年需要再次血运重建的概率要比 PCI 显著降低[4-7]。伦敦帝国学院心肺医学中心的 Patrick W Serruys 教授在著名的 SYNTAX 研究[8]中也指出，对于三支血管病变的冠心病患者实施不同的血运重建策略，相对于 CABG 来说，PCI 的 MACE 发生率更高（7.8% *vs.* 12.4%，$P=0.002$）。因此，美国和欧洲指南均推荐 CABG 是治疗此类患者血运重建术的首选方案[9-10]。在很长一段时间，人们普遍把 CABG 作为三支血管病变患者的首选血运重建治疗方案。此外，国内外指南还把 SYNTAX 评分作为血运重建策略选择的参考依据，推荐 SYNTAX 评分≥ 23 分的三支血管病变的冠心病患者应接受 CABG 治疗[11-12]。

二、多支血管病变缺血相关血管的识别

然而有学者指出，CABG 比 PCI 的远期预后更好、再次血运重建率低，不仅仅是因为采用了不停跳旁路移植（搭桥）技术使脑卒中的风险大大降低，也不仅仅是因为 CABG 能够更彻底地达到完全血运重建的目的，还有一部分原因是 CABG 靶病变的严重程度相对较轻，而 PCI 所处理的狭窄病变则更加严重[13]。

因此，对 MVD 患者而言，不合适的靶病变的选择，临床结局可能并不理想。因为冠状动脉血管狭窄的严重程度以及是否可以引起心肌缺血，与冠心病患者预后密切相关[14]，只有对引起心肌缺血的病变血管进行血运重建，才能够达到有效缓解心绞痛症状，改善患者生活质量的目的。DEFER 研究[15]指出，对于冠状动脉造影提示血管狭窄＞ 50%，经 FFR 检查无血流动力学异常的病变行血运重建治疗并没有获益。因此选择合适的检查手段，对合适的 PCI 靶血管进行评估和选择极其重要。这里所指的合适的 PCI 靶血管，就是与缺血相关的狭窄病变。

三、多支血管病变的功能学检查方法——FFR

在众多评价冠状动脉血管狭窄严重程度的方法中，临床常用的运动平板试验、心肌核素灌注显像等一些传统的非侵入性检查手段在评估单支血管病变的患者中可能有用，但对于多支血管病变的患者，判断缺血相关血管就比较困难[16]。而有创性的检查手段，包括冠状动脉造影、IVUS[17]以及 SYNTAX 评分，由于这些评价方法是都是基于解剖学判断的，因此有其自身固有的局限性[18]。1995 年，Pijls 等发现 FFR 由于可以在冠状动脉造影检查的同时，通过压力导丝对特定病变进行测量，可即刻判断出狭窄病变的功能性严重程度，对

缺血相关病变血管的诊断敏感性为 88%，特异性和阳性预测值均为 100%，准确性达到 93%[19]，之后经过多年的临床实践和经验的积累，FFR 已经成为目前 MVD 血运重建策略参考依据的金标准。

FAME 研究[20]是一项关于 FFR 指导 PCI 治疗 MVD 患者的多中心前瞻性随机对照研究。研究入选了 1005 例 MVD 的患者（至少两支主要血管病变狭窄＞ 50%），将患者随机分为冠状动脉造影指导组（$n = 497$）和 FFR 指导组（$n = 509$）。冠状动脉造影指导组对所有造影提示血管直径狭窄＞ 50% 的病变均植入 DES，而 FFR 指导组仅对 FFR ≤ 0.80 的病变植入 DES。结果显示，FFR 指导组不仅减少了支架的植入数量 [（1.9±1.3）个 *vs.*（2.7±1.2）个，$P < 0.05$]，降低了治疗费用和住院时间，同时也减少了 1 年 MACE 的发生率（13.2% *vs.* 18.4%，$P = 0.02$）、死亡和心肌梗死（7.3% *vs.* 11%，$P = 0.04$）以及 MACE 数量（76 *vs.* 113，$P = 0.02$），2 年的随访结果与 1 年时类似，且 FFR 指导组心肌再梗死发生率降低（6.1% *vs.* 9.7%，$P = 0.03$），而 5 年随访结果进一步展示了 FFR 指导 PCI 的长期安全性[21]。因此，FFR 检查对 MVD 的治疗策略选择有重要意义[22-23]。

FAME 研究组的成员在此基础上，对冠心病不同类型、年龄、性别以及总的花费进一步展开研究。Sels 等[24]对 FAME 研究中不稳定型心绞痛和非 ST 段抬高型心肌梗死（STEMI）患者随访了 2 年，研究发现，FFR 指导 PCI 治疗同样可以降低该人群的 MACE 发生率（$P = 0.92$），并且植入 DES 的数量也有所降低。Lim 等[25]对 FAME 研究中不同年龄段（以 65 岁为分界线）的患者进行了比较，1 年随访发现 MACE 发生率不受年龄影响（$P = 0.92$）。Kim 等[26]进一步对不同性别的患者进行了分析，2 年的随访发现，死亡率、心肌梗死和再次血运重建发生率在两种性别组均有所降低，而且两组没有差异。可见，FFR 指导 PCI 改善临床预后不仅对稳定性冠心病适用，同样也适用于不稳定型心绞痛（UA）和非 ST 段抬高型心肌梗死（NSTEMI）患者，而且不同年龄段、不同性别均无明显差异。FFR 指导 PCI 治疗不仅避免了不必要的支架植入，相应的介入相关并发症也随之减少[27]，平均总的花费也更低（$P < 0.001$）。

四、FFR 指导下多支血管病变的完全血运重建

结合患者实际情况，一旦决定采取 PCI 作为处理 MVD 患者的血运重建策略时，我们不能忽略的是，PCI 相关的不完全血运重建（IR）发生率要比 CABG 高，从而增加了不良事件[28]。以往，术后残余狭窄程度往往采用残余 SYNTAX 评分（rSS），术后 rSS ＞ 8 则认为 IR，预后较差[29]。残余功能性 SYNTAX 评分（rFSS）是将 FFR 引入到 SS 评分中的一种评价方法，Choi 等[30]对比了 rSS、功能性 SS(FSS）和 rFSS 对预后的评价价值，结果显示加入了 FFR 作为参考（FFR ≥ 0.8）的 rFSS 对术后 MACE 预测价值更高。Ahn 等[31]综合分析了 SYNTAX、PRECOMBAT 和 BEST 等研究后认为，PCI 如果能够达到完全血运重建（CR），其远期预后与达到 CR 的 CABG 旗鼓相当。因此当我们面对冠状动脉造影提示的多支血管病变时，不能单纯以造影所见的狭窄程度制订 PCI 策略，而应考虑在 FFR 指导下对功能学有意义的狭窄病变进行选择性的干预，支架植入后再次行 FFR 进行评估，以期达到 CR[32]。

五、FFR 指导下的合并多支血管病变的 STEMI 治疗

近几年，围绕 MVD 的 FFR 相关研究大多数都集中在急性心肌梗死这组高危患者。有研究[33]指出，对于合并 MVD 的 STEMI 患者，在发病 6 天内，由于存在血管内血栓、心肌微循环功能障碍、冠状动脉血管的紧张状态、心肌水肿等病理状态，罪犯血管的 FFR 测定结果可能存在很大变异。因此不推荐在 STEMI 的急性期使用 FFR 评价梗死相关血管临界病变和指导决定治疗策略。

对于造影中发现的 STEMI 患者的非梗死相关血管的临界病变，可考虑在急诊 PCI 时同时测量 FFR 以制订相应介入方案[34]。DANAMI-3-PRIMULTI 研究[35]（前瞻性随机对照研究）也证实，对合并 MVD 的 STEMI 患者，急诊手术中除了干预梗死相关血管外，在 FFR 指导下进行完全血运重建可以改善患者的临床预后。值得注意的是，该研究中所提到的完全血运重建并不是在急诊

PCI同时完成的，而是在出院前择期进行的。而Smits等[36]在纳入的885名合并多支血管病变的STEMI患者中，所有FFR指导下对非梗死相关血管的支架植入术，都是在首次急诊PCI手术时同时完成的，结果显示FFR指导下对STEMI患者行急诊完全血运重建，复合心血管事件风险和再次血运重建率均有明显下降，术后1年和3年的总花费也明显减少[37]。

然而对于多支血管病变的STEMI患者，冠状动脉造影指导下的完全血运重建和FFR指导下的完全血运重建孰优孰劣，尚不得而知。Puymirat等[38]计划纳入1170名此类患者进行相关研究，该研究的主要终点包括全因死亡、非致命性心肌梗死和1年后导致紧急血运重建的非计划住院。次要终点包括个体不良事件、成本效益、生活质量以及30天、6个月和3年的结果，其研究结果值得期待。

（陈秋雄　张睿智）

参考文献

[1] Mabin TA，Holmes DR Jr，Smith HC，et al. Follow-up clinical results in patients undergoing percutaneous transluminal coronary angioplasty. Circulation，1985，71：754-760.
[2] Corpus RA，House JA，Marso SP，et al. Multivessel percutaneous coronary intervention in patients with multivessel disease and acute myocardial infarction. Am Heart J，2004，148：493-500.
[3] Min JK，Shaw LJ，Devereux RB，et al. Prognostic value of multidetector coronary computed tomographic angiography for prediction of all-cause mortality. J Am Coll Cardiol，2007，50：1161-1170.
[4] Bypass Angioplasty Revascularization Investigation（BARI）Investigators. Comparison of coronary bypass surgery with angioplasty in patients with multivessel disease. N Engl J Med，1996，335：217-225.
[5] BARI Investigators. The final 10-year follow-up results from the BARI randomized trial. J Am Coll Cardiol，2007，49：1600-1606.
[6] Serruys PW，Unger F，Sousa JE，et al. Comparison of coronary-artery bypass surgery and stenting for the treatment of multivessel disease. N Engl J Med，2001，344：1117-1124.
[7] Park SJ，Ahn JM，Kim YH，et al. Trial of everolimus-eluting stents or bypass surgery for coronary disease. N Engl J Med，2015，372：1204-1212.
[8] Serruys PW，Morice MC，Kappetein AP，et al. Percutaneous coronary intervention versus coronary-artery bypass grafting for severe coronary artery disease. N Engl J Med，2009，360：961-972.
[9] Levine GN，Bates ER，Blankenship JC，et al. 2011 ACCF/AHA/SCAI guideline for percutaneous coronary intervention. A report of the American College of Cardiology Foundation/American Heart Association Task Force on Practice Guidelines and the Society for Cardiovascular Angiography and Interventions. J Am Coll Cardiol，2011，58：e44-e122.
[10] Windecker S，Kolh P. 2014 ESC/EACTS guidelines on myocardial revascularization：the task force on myocardial revascularization of the European Society of Cardiology（ESC）and the European Association for Cardio-Thoracic Surgery（EACTS）developed with the special contribution of the European Association of Percutaneous Cardiovascular Interventions（EAPCI）. Eur Heart J，2014，35：2541-2619.
[11] Franz-Josef Neumann，Miguel Sousa-Uva. 2018 ESC/EACTS Guidelines on myocardial revascularization. Eur Heart J，2019，40（2）：87-165.
[12] 中华医学会心血管病学分会介入心脏病学组，中国医师协会心血管内科医师分会血栓防治专业委员会，中华心血管病杂志编辑委员会．中国经皮冠状动脉介入治疗指南（2016）．中华心血管病杂志，2016，44（5）：382-400.
[13] Gersh BJ，Frye RL. Methods of coronary revascularization：things may not be as they seem. N Engl J Med，2005，352：2235-2237.
[14] Metz LD，Beattie M，Hom R，et al. The prognostic value of normal exercise myocardial perfusion imaging and exercise echocardiography：a meta-analysis. J Am Con Cardiol，2007，49：227-237.
[15] Pijls NH，van Schaardenburgh P，Manoharan G，et al. Percutaneous coronary intervention of functionally nonsignificant stenosis：5-year follow-up of the DEFER Study. J Am Coll Cardiol，2007，49：2105-11.
[16] Lima RS，Watson DD，Goode AR，et al. Incremental value of combined perfusion and function over perfusion alone by gated SPECT myocardial perfusion imaging for detection of sever three-vessel coronary artery disease. J Am Coll Cardiol，2003，42：64-70.
[17] Cho YK，Nam CW，Han JK，et al. Usefulness of combined intravascular ultrasound parameters to predict functional significance of coronary artery stenosis and determinants of mismatch. EuroIntervention，2015，11：163-170.
[18] Topol EJ，Nissen SE. Our preoccupation with coronary luminology. The dissociation between clinical and angiographic findings in ischemic heart disease. Circulation，1995，92：2333-2342.
[19] Pijls NH，De Bruyne B，Peels K，et al. Measurement of fractional flow reserve to assess the functional severity

of coronary artery stenoses. N EngJ Med，1996，334：1703-1708.

[20] Tonino PA，De Bruyne B，Pijls NH，et al. Fractional flow reserve versus angiography for guiding percutaneous coronary intervention. N Engl J Med，2009，360（3）：213-224.

[21] van Nunen LX，Zimmermann FM，Tonino PA，et al. Fractional flow reserve versus angiography for guidance of PCI in patients with multivessel coronary artery disease（FAME）：5-year follow-up of a randomised controlled trial. Lancet，2015，386（10006）：1853-1860.

[22] Tonino PA，Fearon WF，De Bruyne B，et al. Angiographic versus functional severity of coronary artery stenoses in the FAME study fractional flow reserve versus angiography in multivessel evaluation. J Am coll cardiol，2010，55（25）：2816-2821.

[23] Fearon WF，Bomschein B，Tonino PA，et al. Economic evaluation of fractional flow reserve guided percutaneous coronary intervention in patients with multivessel disease. Circulation，2010，122（24）：2545-2550.

[24] sels JW，Tonino PA，Siebert U，et al. Fractional flow reserve in unstable angina and non-ST-segment elevation myocardial infarction experience from the FAME（fractional flow reserve versus angiography for multivessel evaluation）study. JACC Cardiovasc Interv，2011，4：1183-1189.

[25] Lim HS，Tonino PA，De Bruyne B，et al. The impact of age on fractional flow reserve-guided percutaneous coronary intervention：a FAME（Fractional Flow Reserve versus Angiography for Multivessel Evaluation）trial substudy. Int J Cardiol，2014，177：66-70.

[26] Kim HS，Tonino PA，De Bruyne B，et al. The impact of sex differences on fractional now reserve-guided percutaneous coronary intervention：a FAME（Fractional Flow Reserve Versus Angiography for Multivessel Evaluation）substudy. JACC Cardiovasc Interv，2012，5：1037-1042.

[27] Feamn WF，Bomschein B，Tonino PA，et al. Fractional Flow Reserve Versus Angiography for Multivessel Evaluation（FAME）study Investigators. Economic evaluation of fractional flow reserve-guided percutaneous coronary intervention in patients with multivessel disease. Circulation，2010，122（24）：2545-2550.

[28] Yun-Kyeong C，Chang-Wook N. Percutaneous coronary intervention in patients with multi-vessel coronary artery disease：a focus on physiology. Korean J Intern Med，2018，33：851-859.

[29] Farooq V，Serruys PW，Bourantas CV，et al. Quantification of incomplete revascularization and its association with five-year mortality in the synergy between percutaneous coronary intervention with taxus and cardiac surgery（SYNTAX）trial validation of the residual SYNTAX score. Circulation，2013，128：141-151.

[30] Choi KH，Lee JM，Koo B-K，et al. TCT-333 Prognostic implication of functional incomplete revascularization and residual functional SYNTAX score in patients with coronary artery disease. J Am Coll Cardiol，2017，70（18 Suppl）：B137.

[31] Ahn JM，Park DW，Lee CW，et al. Comparison of Stenting Versus Bypass Surgery According to the Completeness of Revascularization in Severe Coronary Artery Disease：Patient-Level Pooled Analysis of the SYNTAX，PRECOMBAT，and BEST Trials. JACC Cardiovasc Interv，2017，10（14）：1415-1424.

[32] Kobayashi Y，Nam CW，Tonino PA，et al. The prognostic value of residual coronary stenoses after functionally complete revascularization. J Am Coll Cardiol，2016，67：1701-1711.

[33] Hennigan B，Layland J，Fearon WF，et al. Fractional flow reserve and the index of microvascular resistance in patients with acute coronary syndromes. EuroIntervention，2014，10：55-63.

[34] 冠状动脉血流储备分数临床应用专家共识专家组．冠状动脉血流储备分数临床应用专家共识．中华心血管病杂志，2016，44（4）：292-297.

[35] Thomas E，Henning K，Steffen H，et al. Complete revascularisation versus treatment of the culprit lesion only in patients with ST-segment elevation myocardial infarction and multivessel disease（DANAMI-3—PRIMULTI）：an open-label，randomised controlled trial. Lancet，2015，386（9994）：665-671.

[36] Pieter C S，Mohamed AW，Franz JN，et al. Fractional Flow Reserve-Guided Multivessel Angioplasty in Myocardial Infarction. N Engl J Med，2017，376（13）：1234-1244.

[37] Pieter CS，Pietro LL，Mohamed AW，et al. Fractional flow reserve-guided multivessel angioplasty in myocardial infarction：three-year follow-up with cost benefit analysis of the Compare-Acute trial. EuroIntervention，2020，16：225-232.

[38] Etienne P，Tabassome S，Bernard D，et al. Rationale and design of the Flow Evaluation to Guide Revascularization in Multivessel ST-Elevation Myocardial Infarction（FLOWER-MI）trial. Am Heart J，2020，222：1-7.

第 7 章　FFR 在弥漫性和串联性病变中的临床应用及最新进展

冠状动脉粥样硬化通常是弥漫性的，在同一条心外膜血管发生两处以上狭窄并不少见。当血管造影无法明确单个狭窄病变对血流量影像的严重程度时，客观的量化狭窄的功能学检查 FFR 有助于指导介入治疗。计算 FFR 的一个必要前提是获得最大经狭窄血流量。当仅存在一个孤立性狭窄时，药物诱导的微血管扩张可使之达到特定病变的最大经狭窄血流量，FFR 可准确反映心外膜血管狭窄在多大程度上限制了血流量。在血管串联病变的情况下，狭窄间流体动力学相互作用会改变狭窄的相对严重程度，使每个狭窄的 FFR 测定变得复杂。在最大充血状态下，通过串联病变中某个特定狭窄的血流量不仅受该病变几何形态影响，同时受到同一心外膜血管近端和远端其他狭窄病变的影响。最大经狭窄血流量不是针对某一特定狭窄，而是反映同一血管所有狭窄病变对整体血流动力学的影响。对于串联病变或弥漫病变，FFR 用于判断连续狭窄产生的整体血流动力学改变仍然有效，但是同一心外膜血管出现第二个狭窄时，即使在微血管舒张期间，通过第一个狭窄的血流量也没有达到真正意义上的最大量，同时远端狭窄会导致药物作用下的流量增加不是均匀地通过血管传输的。因此，在串联病变之间放置压力导丝测量单个狭窄导致的血流动力学改变可能存在误差。测量到的近端狭窄后压力可能比实际情况高，导致近端狭窄的严重程度被低估。

我们不能简单地将 Pd/Pa 应用于串联病变的每个狭窄来确定单个狭窄的严重程度。为了减少狭窄间的相互影响，研究者推导出更为复杂的校正公式，需要使用球囊扩张其中一处血管病变以测量冠状动脉远端平均压（Pw）。一项动物研究发现，在同一血管两个串联病变中，每个狭窄的 FFR 可以通过最大充血状态下 Pa、两狭窄间的压力（Pm）、Pd 和 Pw 等参数进行预测[1]。该方法在随后的临床研究中也得到了验证。研究纳入冠状动脉血管两个串联病变的冠心病患者 32 例，在介入治疗前、第一个及第二个病变介入治疗后分别检测 FFR。公式预测 FFR 值与病变介入治疗后真实 FFR 值比较有密切相关性（$r = 0.92$）[2]。但测量 Pw 可能导致血管损伤，特别是在病变严重程度不确定的情况下，该方法难以应用于临床。另一个更易于临床实践的方法是在最大充血状态下从血管远端到近端逐渐回撤压力导丝，评估产生最大压力阶差的狭窄病变。这种方法可以粗略估计每个狭窄的严重程度，帮助临床医生决定哪个病变可能导致最大的压力损失。韩国一项研究纳入 131 例冠心病患者，均为同一血管有多个狭窄病变（共 141 根血管，298 个病变）。在 FFR ＜ 0.8 的目标血管中，首先选择在压力阶差最大的狭窄病变处植入支架，然后再次检测 FFR 决定是否处理其他狭窄病变。根据首次支架植入后 FFR 结果分为两组（FFR ≥ 0.8 *vs*. FFR ＜ 0.8），研究终点为主要不良心血管事件，包括心源性死亡、靶血管相关心肌梗死、靶血管再次血运重建。受试者平均随访时间（501±311）天，只有 1 例靶血管再次血运重建。研究表明，在冠状动脉串联病变中，FFR 导丝回撤压力阶差指导冠状动脉介入治疗安全有效，能够减少不必要的介入治疗[3]。

冠状动脉弥漫性病变在 FFR 检查中表现为压力导丝回撤时连续、渐进的压力衰减，没有明显的局部压力跃增。冠状动脉弥漫性病变与死亡率增高相关，即便是弥漫性中度狭窄病变[4]。弥漫性病变可能不适合冠状动脉介入治疗。欧洲一项研究纳入 74 例冠心病弥漫性病变患者，纳入标准为靶血管病变长度超过 30 mm，且 FFR ＜ 0.8。支架植入后立即行 FFR 检查，术后即刻 FFR ＞ 0.95 的患者占 12.2%，16.2% 的患者术后 FFR 0.91 ～ 0.95，10.8% 的患者术后 FFR ≤ 0.8。随访 9 个月，造影再狭窄率 4.7%，生理学再狭窄率 15.1%。研究表明，即便使用长支架（＞ 30 mm）或超长支架（＞ 50 mm）介入治疗冠状动脉弥漫性病变，仍只有较少的患者能够在支架植入术后获得最佳的冠状动脉生理学指标[5]。另一项研究纳入 574 例冠状动脉植入支架的冠心病患者，术后即刻行 FFR 检查，其中 17.8% 的靶血管术后 FFR ≤ 0.8，进一步优化 PCI 后仍有 9.5% 的靶血管缺血。提出弥漫性病变是预测 PCI 术后缺血的独立危险因素（OR 3.54，95% CI 1.80 ～ 6.94）[6]。

（陶剑虹　李刚）

参考文献

［1］De Bruyne B，Pijls NH，Heyndrickx GR，et al. Pressure-derived fractional flow reserve to assess serial epicardial stenoses：theoretical basis and animal validation. Circulation，2000，101（15）：1840-1847.

［2］Pijls NH，De Bruyne B，Bech GJ，et al. Coronary pressure measurement to assess the hemodynamic significance of serial stenoses within one coronary artery：validation in humans. Circulation，2000，102（19）：2371-2377.

［3］Kim HL，Koo BK，Nam CW，et al. Clinical and physiological outcomes of fractional flow reserve-guided percutaneous coronary intervention in patients with serial stenoses within one coronary artery. JACC Cardiovasc Interv，2012，5（10）：1013-1018.

［4］Gould KL，Johnson NP. Physiologic severity of diffuse coronary artery disease：hidden high risk. Circulation，2015，131（1）：4-6.

［5］Baranauskas A，Peace A，Kibarskis A，et al. FFR result post PCI is suboptimal in long diffuse coronary artery disease. Euro Intervention，2016，12（12）：1473-1480.

［6］Agarwal SK，Kasula S，Almomani A，et al. Clinical and angiographic predictors of persistently ischemic fractional flow reserve after percutaneous revascularization. Am Heart J，2017，184：10-16.

第 8 章　FFR 在急性冠脉综合征（ACS）中的临床应用及最新进展

冠状动脉造影（coronary artery angiography，CAG）是冠心病诊断和治疗决策的重要参考标准，视病变狭窄程度和血管受累情况选择血运重建，包括经皮冠状动脉介入治疗（PCI）和冠状动脉旁路移植术（CABG），或者选择药物治疗。然而 CAG 只是二维的形态学评价，并不能在功能上明确狭窄血管是否造成真正的心肌缺血。自 1993 年 Pijls 等首次提出血流储备分数（fractional flow reserve，FFR）这一概念，直接从功能上评估病变的生理意义，经过长期的研究与临床验证，FFR 已经获得临床的认可，成为冠状动脉狭窄功能性评价的重要手段。

从最初的 DEFER 研究证实依据 FFR 结果指导的临床延迟 PCI 干预病变策略安全可行，到 FAME 研究探索 FFR 从功能性评价识别出哪些病变真正需要 PCI 来完成血运重建，再到 FAME Ⅱ 研究表明在慢性冠脉综合征群体中 FFR 指导 PCI 结合药物治疗的临床转归优于单纯药物治疗，逐步夯实了 FFR 的临床地位。但其应用于急性冠脉综合征（acute coronary syndrome，ACS）患者的研究较少，仍具争议。

一、FFR 与 STEMI

FFR 的准确性取决于应用腺苷后冠状动脉能够达到的最大充血程度，而 ACS 患者微循环的短暂损伤可以降低充血程度；同时远端栓塞、炎症、组织水肿和血管收缩等诸多情况都有可能限制罪犯血管的最大充血流量，进而导致病变严重程度的低估，得出假阴性的 FFR 结果；另外 FFR 值只能体现血管生理学的缺血程度，并不能解释所有形态学变化，不稳定斑块的解剖或炎症特征可能导致反复出现缺血事件，并为血运重建决策提供信息，因此目前并不推荐使用 FFR 来指导 STEMI 患者罪犯血管血运重建的策略。

但上述因素主要影响靶血管病变的血流动力学，对非靶血管病变的影响则相对较小。在一项纳入 101 例患者的多中心研究中，Ntalianis 等[1]证实，在患者发病当时和随访 35 天时，在 STEMI 患者非罪犯血管（$n=75$）和 NSTEMI 患者（$n=26$）中测量 FFR 的结果重复性良好。急性冠脉综合征的部分患者存在多支血管病变，同单支病变的患者相比，再发缺血事件的风险更高。单纯处理罪犯血管还是选择完全血运重建，一直是关注的热点。早期的研究表明，同时对 STEMI 患者非罪犯血管（梗死相关动脉）进行血运重建预示着更糟糕的结果[2-3]，而 PRAMI 和 CVLPRIT 研究首次证实 STEMI 患者选择完全血运重建有更多获益[4-5]，后来 COMPARE-ACUTE[6]和 COMPLETE[7]研究的结果同样支持应用 FFR 对 STEMI 患者的非罪犯血管进行评价。COMPARE-ACUTE 研究从 8 个国家 24 个中心纳入 885 例急性心肌梗死合并多支血管病变且接受急诊 PCI 治疗的患者，按 1∶2 随机分配至应用 FFR 指导多支血管病变完全血运重建组（$n=295$）和仅处理梗死相关动脉组（$n=590$），研究主要终点为包括全因死亡、心肌梗死、血运重建、卒中在内的复合终点。随访至 24 个月，完全血运重建组主要不良心脑血管事件（MACCE）发生率更低，为 12.2%，而仅处理梗死相关动脉组为 26.8%（RR 0.46，95%CI 0.33 ～ 0.64，$P<0.001$）；其中再次血运重建率在完全血运重建组为 9.5%，而在仅处理梗死相关动脉组为 22.7%（RR 0.42，95%CI 0.29 ～ 0.61，$P<0.001$）。两组全因死亡和

心源性死亡并无差别。从该研究可以看出，与仅处理梗死相关动脉相比，急性期在 FFR 指导下行完全血运重建可显著降低 MACCE 发生率，且该趋势持续至随访 2 年。

COMPLETE 研究纳入来自 31 个国家、140 个中心共 4041 名 STEMI 患者。1∶1 随机分配接受 FFR 指导的完全血运重建或仅干预罪犯血管。两组均接受指南指导下的药物治疗。主要复合终点是心血管死亡或急性心肌梗死。完全血运重建组的主要复合首要终点发生率（2.7%）比仅干预罪犯血管组（3.7%）下降 25%（HR 0.74，95%CI 0.60 ～ 0.91，*P* = 0.004），但两组的心血管死亡率（2.9% *vs*. 3.2%，*P* = 0.68）及全因死亡率（4.8% *vs*. 5.2%，*P* = 0.51）无明显差异。

从上述研究来看，FFR 指导 STEMI 患者的非罪犯血管的血运重建确实改变了患者的预后，主要得益于减少再发心肌梗死和后续的血运重建。而且 COMPARE-ACUTE 研究卫生经济学分析显示，虽然 FFR 指导 STEMI 完全血运重建短期内会增加患者医疗花费，但总体来看可降低约 1/3 的医疗费用。

二、FFR 与 NSTE-ACS

心电图、超声心动图等无创检查对于评断 NSTE-ACS 患者的罪犯血管具有指导价值，但是很多情况下并无明显改变。FFR 的应用可以帮助确定罪犯血管，同时可以指导非罪犯血管的血运重建。

与 STEMI 患者相比，NSTEMI 患者较少出现短暂微血管功能障碍[8]。Layland 等研究表明阻力储备比率，一种测量患者罪犯血管中微循环血管舒张能力和微血管阻力指数的指标，在 NSTEMI 与稳定性冠心病患者中没有区别，但明显低于 STEMI 患者[9]。这些数据显示在 NSTEMI 患者的罪犯血管中测量 FFR 是可靠的，但仍需要进一步的研究以评价 NSTEMI 患者罪犯血管 FFR 的安全性和有效性。

2011 年发表于 JACC 杂志的一项研究[10]，共纳入来自 FAME 研究的 1005 例冠状动脉多支血管病变患者，其中 328 例为不稳定型心绞痛（UA）/非 ST 段抬高型心肌梗死（NSTEMI）患者，其中造影组 178 例，FFR 组 150 例；677 例为稳定型心绞痛（SA）患者，其中造影组 318 例，FFR 组 359 例。随访 2 年，UA/NSTEMI 患者中，MACE 事件 FFR 组较造影组绝对风险降低 5.1%，相对风险降低 19%，SA 患者绝对风险降低 3.7%，相对风险降低 18%，两组间没有统计学差异。该研究提示，在 UA/NSTEMI 患者中 FFR 指导介入治疗的获益和安全性与 SA 患者一样，FFR 指导 UA/NSTEMI 多支病变的介入治疗可带来长期获益。

FAMOUS-NSTEMI[11]研究比较了 FFR 与冠状动脉造影指导的 NSTEMI 患者的预后和成本效益分析，显示 NSTEMI 患者中进行 FFR 检查安全可行；FFR 组患者接受药物治疗、介入治疗和外科旁路移植（搭桥）的比例分别为 23%、71% 和 6%，而冠状动脉造影组的相应比例则为 13%、80% 和 7%，同冠状动脉造影组相比，FFR 组患者显著减少冠状动脉血运重建，并且可以降低再住院率和减少再发心肌梗死。据此 2020 年欧洲心脏病学会的 NSTE-ACS 指南做出更新，推荐接受首次 PCI 的 NSTE-ACS 患者可对非罪犯血管行 FFR 指导的血运重建（Ⅱ b 类推荐）。

三、FFR 的切点如何界定

血流储备分数最初用≤ 0.75 来作为确定缺血的切点。为了更好地识别血流动力学上具有重要意义的狭窄，临床研究中使用了≤ 0.80 的切点来指导血运重建的策略，但这以降低特异性为代价[12-13]。根据临床实践中 FFR 阈值的不同，存在一个介于 0.75 到 0.80 之间的灰色区域，在这个灰色区域中，临床决策应该参考其他因素，如患者症状、缺血心肌的范围或其他检查结果[14]。虽然临床试验以严格的二分法解释 FFR 值高于或低于 0.80[14]，但最近的证据支持将 FFR 解释为一个风险连续体，较低的值代表更严重的缺血和较高的临床事件率，以及从血运重建中获得更大的益处[15-16]。即使患者 FFR 值不存在血流动力学意义，那些低正常值（0.81 ～ 0.85）的患者，与那些接近正常 FFR 的患者相比，不良事件发生的可能性更高。那么由于炎症反应状态、血流动力学等方面存在差异，是否需要一个不同的 FFR 值切点用于指导 ACS 患者非罪犯血管的处理，而并非沿用 0.75 ～ 0.80，这可能需要更多的基础试验和临床数据来解答。

四、FFR 相关新进展

1. 基于 OCT 形态学预测 FFR

冠状动脉腔内影像和功能学检查从不同角度评价冠状动脉病变，ACS 患者罪犯血管、罪犯病变的形态学特点同样是影响治疗策略的重要因素。最近一项研究[17]则通过光学相干断层成像（OCT）来估测 FFR，探索冠状动脉病变形态学和功能学评价的统一。研究共纳入 125 例患者，对左前降支病变进行 OCT 检查和 FFR 数据分析。根据病变总数，训练组和测试组按 5∶1 分割。训练组使用 36 个特征，包括 16 个临床和病变特征及 20 个 OCT 特征，建立机器学习的 FFR 模型。机器学习的 FFR 值与实际 FFR 值有良好的相关性（$r = 0.853$，$P < 0.001$）。FFR 值< 0.8时，测试组机器学习的 FFR 值的敏感度、特异性、阳性预测值、阴性预测值、准确率分别为 100%、92.9%、87.5%、100% 和 95.2%。该方法可以通过一种有创手术同时获取形态学特点和功能学信息，增加病变评价的准确度，优化冠状动脉病变的治疗，同时节省时间和成本。

2. 瞬时无波形比值（instantaneous wave-free ratio，iFR）

随着 FFR 循证证据的积累，开始出现以 FFR 基础衍生的冠状动脉功能学评价方法，iFR 就是其中之一。心脏舒张期内存在一段"无波形期"，此时冠状动脉静息状态微循环阻力最低且相对稳定，类似于扩血管药物诱发的最大充血状态，因此可用跨病变压力差反映病变是否影响血流。iFR 定义为无波形期狭窄病变远端平均冠状动脉压力与主动脉压的比值。当 iFR$\leqslant 0.89$时表明狭窄病变可影响血流，需进行干预。DEFINE-FLAIR 研究证实 iFR 指导介入治疗手术时间比 FFR 指导治疗组明显缩短，但 MACE 发生率与 FFR 指导治疗组相似，表明 iFR 与 FFR 同样安全有效[18]。iFR 的优势在于不需要使用腺苷等扩血管药物，操作时间更短，经济花费更少，进一步简化利用功能学检测狭窄病变的方法，提高功能学评价在介入手术中的使用。

3. 定量冠状动脉造影 FFR（quantitative coronary angiography FFR，QFR）与计算机断层摄影术冠状动脉血管成像（CT-FFR）

是基于冠状动脉造影的 FFR（FFR_{CA}），其利用冠状动脉造影图像，通过计算机软件计算 FFR 值，进而省去压力导丝和冠状动脉内操作。FAVOR Ⅱ China[19]研究证实 QFR 的准确率高达 93.3%。与 QFR 相似，应用冠状动脉 CT 图像，也可计算出 FFR，即基于 CT 血管成像的 FFR（FFR_{CT}）。QFR 和 FFR_{CT} 同样不需要应用扩血管药物获得最大充血状态，降低操作所带来的手术风险，较 FFR 有独特的优势。但目前相关研究较少，尚需更多的临床研究来验证。

随着证据的积累，FFR 的适应证逐渐拓展，已有临床指南对急性冠脉综合征中特定临床情景 FFR 的推荐级别做出更新，今后 FFR 及其衍生技术会更好地协助临床决策，FFR 在 ACS 中的应用前景是明朗的；但是也应看到目前的局限所在，对于怀疑发生过冠状动脉事件但 FFR 阴性的病变，建议行血管内超声、光学相干断层成像等腔内影像技术评估斑块性质和病变的形态学特点。期待更多关于 FFR 的大样本、多中心随机对照研究，为 FFR 在 ACS 患者介入治疗中的应用价值提供佐证。

（杨清　梁春坡）

参考文献

[1] Ntalianis A，Sels JW，Davidavicius G，et al. Fractional flow reserve for the assessment of nonculprit coronary artery stenoses in patients with acute myocardial infarction. JACC Cardiovascular Interventions，2010，3：1274-1281.

[2] Cavender MA，Milford-Beland S，Roe MT，et al. Prevalence，predictors，and in-hospital outcomes of non-infarct artery intervention during primary percutaneous coronary intervention for ST-segment elevation myocardial infarction（from the National Cardiovascular Data Registry）. The American Journal of Cardiology，2009，104：507-513.

[3] Bainey KR，Mehta SR，Lai T，et al. Complete vs culprit-only revascularization for patients with multivessel disease undergoing primary percutaneous coronary intervention for ST-segment elevation myocardial infarction：a systematic review and meta-analysis. American Heart Journal，2014，167：1-14.e2.

[4] Wald DS，Morris JK，Wald NJ，et al. Randomized trial of preventive angioplasty in myocardial infarction. The New England Journal of Medicine，2013，369：1115-1123.

[5] Gershlick AH, Khan JN, Kelly DJ, et al. Randomized trial of complete versus lesion-only revascularization in patients undergoing primary percutaneous coronary intervention for STEMI and multivessel disease: the CvLPRIT trial. Journal of the American College of Cardiology, 2015, 65: 963-972.
[6] Smits PC, Assaf A, Richardt G, et al. Design and rationale of the COMPARE-ACUTE trial: Fractional flow reserve-guided primary multivessel percutaneous coronary intervention to improve guideline indexed actual standard of care for treatment of ST-elevation myocardial infarction in patients with multivessel coronary disease. American Heart Journal, 2017, 186: 21-28.
[7] Wood DA, Cairns JA, Wang J, et al. Timing of Staged Nonculprit Artery Revascularization in Patients With ST-Segment Elevation Myocardial Infarction: COMPLETE Trial. Journal of the American College of Cardiology, 2019, 74: 2713-2723.
[8] Fearon WF, De Bruyne B and Pijls NHJ. Fractional Flow Reserve in Acute Coronary Syndromes. Journal of the American College of Cardiology, 2016, 68: 1192-1194.
[9] Layland J, Carrick D, McEntegart M, et al. Vasodilatory capacity of the coronary microcirculation is preserved in selected patients with non-ST-segment-elevation myocardial infarction. Circulation Cardiovascular Interventions, 2013, 6: 231-236.
[10] Nam CW, Mangiacapra F, Entjes R, et al. Functional SYNTAX score for risk assessment in multivessel coronary artery disease. Journal of the American College of Cardiology, 2011, 58: 1211-1218.
[11] Nam J, Briggs A, Layland J, et al. Fractional flow reserve (FFR) versus angiography in guiding management to optimise outcomes in non-ST segment elevation myocardial infarction (FAMOUS-NSTEMI) developmental trial: cost-effectiveness using a mixed trial- and model-based methods. Cost Effectiveness and Resource Allocation: C/E, 2015, 13: 19.
[12] Tonino PA, De Bruyne B, Pijls NH, et al. Fractional flow reserve versus angiography for guiding percutaneous coronary intervention. The New England Journal of Medicine, 2009, 360: 213-224.
[13] De Bruyne B, Pijls NH, Kalesan B, et al. Fractional flow reserve-guided PCI versus medical therapy in stable coronary disease. The New England Journal of Medicine, 2012, 367: 991-1001.
[14] 1Ihdayhid AR, Yong A, Harper R, et al. A Practical Guide for Fractional Flow Reserve Guided Revascularisation. Heart, Lung & Circulation, 2018, 27: 406-419.
[15] Johnson NP, Jeremias A, Zimmermann FM, et al. Continuum of Vasodilator Stress From Rest to Contrast Medium to Adenosine Hyperemia for Fractional Flow Reserve Assessment. JACC Cardiovascular Interventions, 2016, 9: 757-767.
[16] Barbato E, Toth GG, Johnson NP, et al. A Prospective Natural History Study of Coronary Atherosclerosis Using Fractional Flow Reserve. Journal of the American College of Cardiology, 2016, 68: 2247-2255.
[17] Cha JJ, Son TD, Ha J, et al. Optical coherence tomography-based machine learning for predicting fractional flow reserve in intermediate coronary stenosis: a feasibility study. Scientific Reports, 2020, 10: 20421.
[18] Berry C, McClure JD, Oldroyd KG. Meta-Analysis of Death and Myocardial Infarction in the DEFINE-FLAIR and iFR-SWEDEHEART Trials. Circulation, 2017, 136: 2389-2391.
[19] Ding D, Yang J, Westra J, et al. Accuracy of 3-dimensional and 2-dimensional quantitative coronary angiography for predicting physiological significance of coronary stenosis: a FAVOR Ⅱ substudy. Cardiovascular Diagnosis and Therapy, 2019, 9: 481-491.

第 9 章　FFR 在左主干病变中的临床应用及最新进展

左主干（left main coronary artery）病变是指冠状动脉造影（CAG）下左主干狭窄程度大于 50% 的病变，而左主干等同病变是指 CASS 试验定义的左前降支近端（第一间隔支近端）以及回旋支近端（第一钝缘支近端）狭窄程度大于 70% 的病变。左主干病变又可分为有保护和无保护的左主干病变。而左主干的病变介入治疗中存在的术中风险、术后住院风险及长期效果问题，使左主干病变是选择 CABG 还是 PCI 仍充满着争议。

目前指南上对左主干病变（狭窄＞ 50%）患者，仍推荐用 CABG 以改善生存率。在对左主干病变患者行血运重建决策时，须考虑冠状动脉病变的严重性。左主干病变伴远端血流低于 TIMI 3 级者，PCI 较 CABG 更迅速和安全。对某些稳定的无保护左主干病变患者，解剖上 PCI 低风险，但预后上中等或重度不佳（例如 SYNTAX 评分＜ 33 分、左主干远端分叉病变），或者存在 CABG 高风险的临床情况（例如中重度慢性阻塞性肺疾病、卒中或以往心脏手术史、STS 评分预测手术死亡率＞ 2%）的患者，PCI 是合理的。左主干病变、SYNTAX 评分＞ 33 分、合并 PCI 的不利解剖因素的 SCAD 患者，优先推荐 CABG。

目前冠状动脉造影（CAG）及血管内超声（IVUS）被认为是诊断冠心病的“金标准”，但它们只能对狭窄程度进行影像学评价，且左主干病变造影还存在着①左主干弥漫病变使整个左主干管径减小；②左主干过短，难以对比正常血管段参考直径，造成判断误差；③由于左主干迂曲、成角或血管重叠引起的“假性狭窄”现象等，也正是这些因素的存在使得冠状动脉造影无法准确反映左主干病变严重程度，且狭窄到底对血流产生了多大影响也不得而知[1-3]。

FFR 即存在狭窄病变时，血管的最大血流量比上假设不存在狭窄病变时所能获得的最大血流量。如果在冠状动脉狭窄处植入支架使 FFR 从 0.50 提高到 0.95，意味着把血管的最大血流量提高到正常的最大血流量的 95%。当 FFR 小于 0.75，心肌缺血的特异度为 100%，积极给予 PCI 进行血运重建是合理的；当 FFR 大于 0.80 时，给予最佳的药物治疗是合理的。其自 1993 年问世以来，经过长时间的临床探索，比如在这期间发表的 DEFER、FAME、FAME Ⅱ、FAMOUS、PRIMULTY 及 COMPARE-ACUTE 等重要研究结果，将 FFR 的适应证从稳定型心绞痛扩展到不稳定型心绞痛、非 ST 段抬高型心肌梗死（NSTEMI）、ST 段抬高型心肌梗死（STEMI）非罪犯血管，从临界病变扩展到多支血管病变、弥漫病变、分叉病变、左主干病变等。目前，FFR 在稳定性冠心病中应用的证据等级最高，《中国经皮冠状动脉介入治疗指南（2016）》和《2014 欧洲心脏病学会 / 欧洲心胸外科协会心肌血运重建指南》推荐等级均为Ⅰ，A。《2011 美国心脏病学会基金会 / 美国心脏协会 / 美国心血管造影和介入联合会经皮冠状动脉介入治疗指南》推荐等级为Ⅱa，A。现已成为冠状动脉狭窄功能性评价的公认指标[4-9]。

而左主干的病变影响重大，一旦闭塞后果非常严重，而造影仅能在二维层面评价左主干病变血管狭窄，非侵入性的检查对左主干的病变作用有限，不能真正反映狭窄与功能的关系。FFR 真正的意义在于告诉我们这个病变是否需要 PCI，其具有的操作简便性及高可重复性，已使其成为了冠状动脉狭窄功能性的金标准。众多研究证实 FFR 亦可安全地评价左主干狭窄，对 FFR ＞ 0.75 的左主干狭窄不做手术是安全的。亦说明了其对于左主干病变血运重建的决策有重要指导意义。现 ESC 指南建议：对于未经无创功能试验检查的患者，造影显示狭窄程度在 50% ～ 90% 的，建议进行 FFR 检查，根据检查结果决定是否进行 PCI 或者 CABG，无论患者是单支血管病变、多支血管病变、左主干病变还是左前降支近端病变。但 FFR 也具有一定的局限性，比如对于弥漫性病变及开口病变，其可能存在不准确，且在心肌梗死的急性期，FFR 对于判断罪犯病变不可靠也不适用。故 FFR 合并 IVUS 和（或）OCT 也将成为最终趋势。但就目前而言，FFR 对于左主干病变的处理仍具有非常重要的意义。

（陈魁　刘鑫）

参考文献

[1] Lindstaedt M，Yazar A，Germing A，et al. Clinical outcome in patients with intermediate or equivocal left main coronary artery disease after deferral of surgical revascularization on the basis of fractional flow reserve measurements. Am Heart J，2006，152（1）：156.e1-9.

[2] Kocaman S.A，Sahinarslan A，Arslan U，et al. The delta fractional flow reserve can predict lesion severity and long-term prognosis. Atherosclerosis，2009，203：178-184.

[3] Hamilos M，Muller O，Cuisset T，et al. Long-term clinical outcome after fractional flow reserve-guided treatment in patients with angiographically equivocal left main coronary artery stenosis. Circulation，2009，120（15）：1505-1512.

[4] 龚艳君，胡灏，蒋捷，等. 临界病变造影指导与血流储备分数指导的冠状动脉介入治疗策略比较. 北京大学学报（医学版），2014，46（6）：844-847.

[5] De Rosa S，Polimeni A，Sabatino J，et al. Long-term outcomes of coronary artery bypass grafting versus stent-PCI for unprotected left main disease：a meta-analysis. BMC Cardiovasc Disord，2017，17（1）：240.

[6] 沈迎，张瑞岩，沈卫峰. 稳定性冠心病血运重建策略进展——2018 中国稳定性冠心病诊断与治疗指南解读. 心脑血管病防治，2019，19（02）：107-111.

[7] Boukhris M，Mansour S. Time to Consider Fractional Flow Reserve-Guided Percutaneous Coronary Intervention for Distal Left Main Bifurcation. JACC Cardiovasc Interv，2019，12（16）：1625.

[8] Boukhris M，Mansour S. Time to Consider Fractional Flow Reserve-Guided Percutaneous Coronary Intervention for Distal Left Main Bifurcation. JACC Cardiovasc Interv，2019，12（16）：1625.

[9]《中国冠状动脉血流储备分数测定技术临床路径专家共识》专家组. 中国冠状动脉血流储备分数测定技术临床路径专家共识［J］. 中国介入心脏病学杂志，2019，27（3）：121-133.

第 10 章　FFR 指导下药物涂层球囊（DCB）的应用

尽管药物洗脱支架（DES）已经成为冠状动脉介入治疗领域的主流，但是晚期、极晚期支架内血栓仍旧是不可忽视的问题。药物涂层球囊（DCB）的优势在于既保留了 DES 抗再狭窄的优势，又最大限度降低了其远期安全风险。现如今，冠状动脉造影和功能学评价是指导 DCB 成功治疗狭窄的主要方式。然而单纯冠状动脉造影存在无法评估病变功能学意义的局限。血流储备分数（FFR）为一项评估冠状动脉生理功能的技术，是狭窄冠状动脉所供应心肌的实际最大可获得血流与理论最大可获得血流的比值，是评估心外膜冠状动脉狭窄血流动力学意义的一项客观测量方法。同时，有证据表明，相对于单纯冠状动脉造影，FFR 指导下冠状动脉介入治疗能改善患者预后[1]。

药物涂层球囊（DCB）顺利释放后通过局部抗增殖药物的作用而抑制再狭窄。但是对 DCB 使用后急性血管闭塞的顾虑限制了其在冠状动脉原位病变中的应用。在单纯球囊扩张年代，Bech 等的研究提示球囊扩张术后残余管腔狭窄 ≤ 35% 并且 FFR 值 ≥ 0.90 的患者 2 年后随访结果满意[2]。而最近一项研究提示在经球囊预处理后 FFR 值 ≥ 0.75 的情况下，DCB 的使用安全且有效，并不增加急性血管闭塞的风险[3]。

一、共识推荐

DCB 国际共识专家组认为球囊扩张后冠状动脉造影下无影响血流动力学的夹层同时残余狭窄 ≤ 30% 即为可接受的病变预处理结果[4]。相对而言如球囊扩张后残余狭窄 > 30%，或出现 C 型及以上夹层则需补救性植入支架。Shin 等的研究证明顺利球囊扩张后（前向血流 TIMI 3 级）联合 FFR ≥ 0.75 的情况下应用药物涂层球囊是安全和有效的，且并不增加急性血管闭塞的风险，同时再狭窄率相对较低。值得注意的是，Shin 等在研究中发现，当以球囊预处理后 FFR 值 0.75 作为切点值来定义功能学是否满意时，冠状动脉造影结果和功能学评价之间存在很高的不一致性[1]。如图 10-1 所示，研究中不匹配比例达 68.7%（残余狭窄 ≥ 30% 且球囊预处理后 FFR 值 ≥ 0.75），而反向不匹配比例达 7.1%（残余狭窄 < 30% 且球囊预处理后 FFR 值 < 0.75）。对于冠状动脉造影与功能学评估不一致的病变（FFR 值 ≥ 0.75，残余狭窄 > 30%），如果仅在冠状动脉造影指导下完成手术，则按照国际共识专家组推荐此类病变应当被植入 DES。已经有研究提示对于球囊预处理后 FFR 值 ≥ 0.75 的病变，DCB 组中期、远期随访结果同 DES 组相当[1, 3, 5]。因此 FFR 指导的 DCB 治疗能够安全地减少造影与功能学评价不一致人群中非必要性支架植入数量。对于造影与功能学评价反向不匹配的人群，由于其残余狭窄 ≤ 30%，国际 DCB 共识专家组推荐 DCB 治疗而非 DES。

共识中推荐经顺利球囊预处理后仅当合并重度夹层（C 型及以上夹层）时需植入 DES，否则（对于图 10-1 中反向不匹配组，残余狭窄 ≤ 30%，FFR 值 < 0.75）可使用 DCB 治疗[1]。既往研究证实，相对于药物保守治疗，FFR 指导下 PCI 能减少有功能学意义的狭窄病变（FFR 值 < 0.75）紧急血运重建的需要[6]。因此，反向不匹配组病变（残余狭窄 ≤ 30%，FFR 值 < 0.75）的患者存在较高的远期临床事件风险，而对于这部分患者进行 DES 治疗更为合适。综上所述，相对于单纯冠状动脉造影指导治疗，FFR 指导下进行 DCB 治疗更

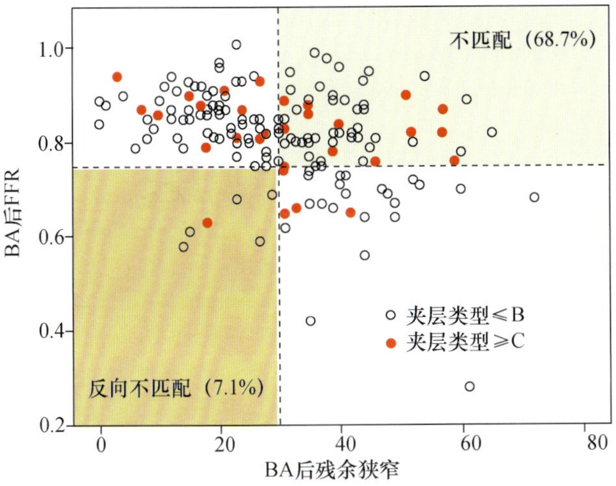

图 10-1　球囊扩张（BA）后 FFR 值与残余狭窄之间的关系

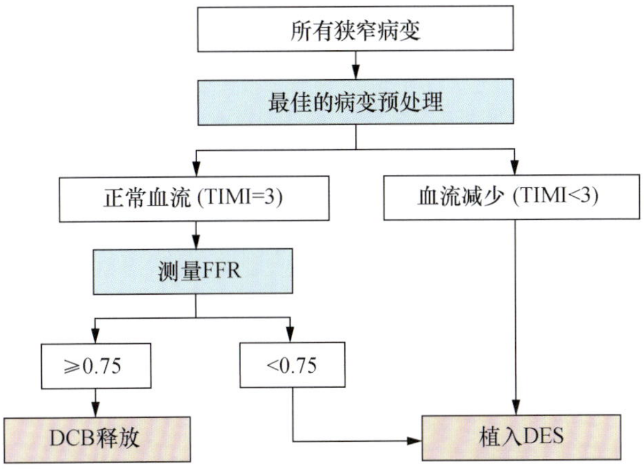

图 10-2　FFR 指导 DCB 使用的策略

有优势。近期亚太 DCB 专家共识建议应用冠状动脉造影标准和功能学标准指导 DCB 治疗大的冠状动脉原位病变[7]。

二、FFR 如何指导 DCB 使用

图 10-2 总结 FFR 指导冠状动脉原位病变的治疗策略。典型病例见图 10-3。成功使用 DCB 的第一步是使用预扩球囊、非顺应性球囊或者斑块旋切、冠状动脉旋磨等技术以期达到理想的病变预处理效果。通常选用与病变血管管径比为 0.8 ～ 1.0 的球囊，同时以高于命名压释放。对于 STEMI 患者，根据需要可进行血栓抽吸。病变预处理后可应用 DCB 治疗的影像学标准为前向血流 TIMI 3 级，功能学标准为 FFR ≥ 0.75。以 FFR 指导 DCB 使用时，在预处理后 FFR ≥ 0.75 的情况下使用 DCB 是安全的[3, 5]。以功能学标准指导 DCB 的使用意在提供一个更为安全的策略。因为功能学变化正是来自解剖学变化（包括：夹层及夹层严重程度，残余狭窄）的综合体现。之前的研究中显示，在 167 处冠状动脉病变中对比影像学指导和 FFR 指导下 DCB 的使用，其中影像学评价与功能学评价不匹配比例达到了 68.7%（57/83），而反向不匹配比例达 7.1%（6/84）[1]。该研究中如果坚持影像学指导策略则有 57.5%（96/157）的病变需植入 DES，而使用 FFR 指导策略则仅 19.2%（32/167）的病变需植入 DES；DES 使用率降低 66.7% 的情况下并没有增加安全性风险。在反向不匹配组中如采取

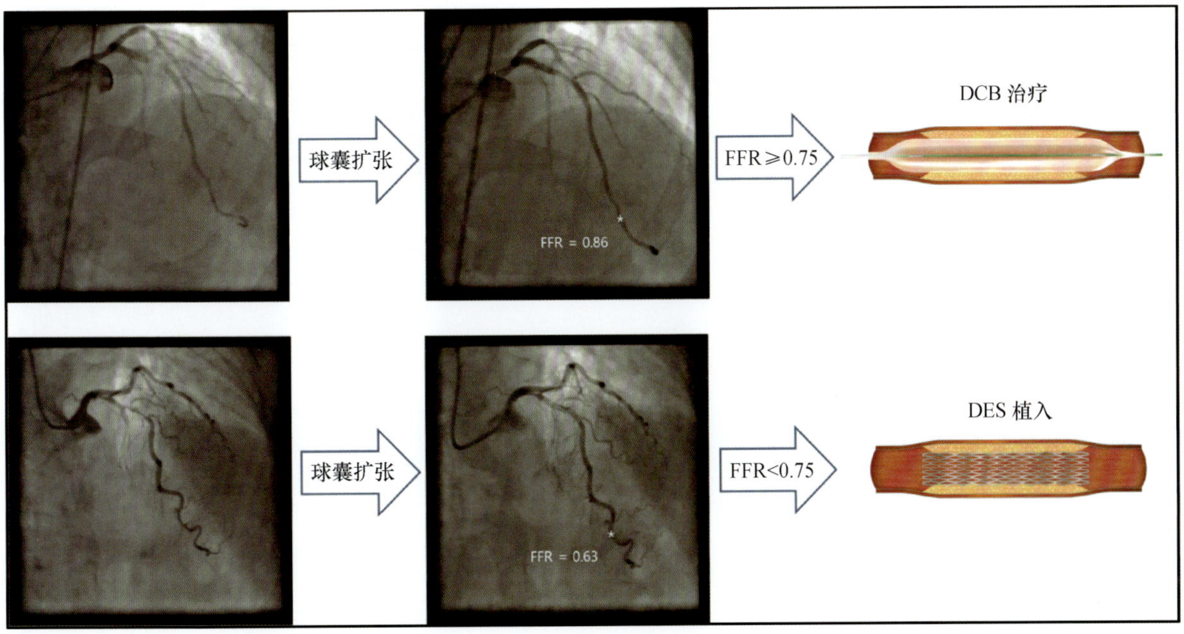

图 10-3　FFR 指导 DCB 应用的典型病例

影像学指导标准，当残余狭窄≤30% 时，可使用 DCB，但若按照 FFR 指导标准，当 FFR < 0.75 时需植入 DES；因此单纯使用影像学指导会增加未来不良事件风险，而 FFR 指导或可改善长期预后。

同单纯影像学评估狭窄程度相比，应用 FFR 评估血流功能状态是评估病变预处理结果的理想方式。尽管并非所有冠状动脉病变都需要使用 FFR 评估，但如果该病变下游冠状动脉供血面积大，比如左前降支近段，则应该使用 FFR 进一步评估。功能学评估认为在病变预处理后如果前向血流恢复充分则可适用 DCB，如前向血流恢复不充分则需要植入 DES。

（Shin，梁超　林晖　翻译）

参考文献

[1] Chung JH，Lee KE，Her AY，et al. Comparison of fractional flow reserve and angiographic characteristics after balloon angioplasty in de novo coronary lesions. The International Journal of Cardiovascular Imaging，2019，35（11）：1945-1954.

[2] Bech GJ，Pijls NH，De Bruyne B，et al. Usefulness of fractional flow reserve to predict clinical outcome after balloon angioplasty. Circulation，1999，99（7）：883-888.

[3] Her AY，Shin ES，Lee JM，et al. Paclitaxel-coated balloon treatment for functionally nonsignificant residual coronary lesions after balloon angioplasty. The International Journal of Cardiovascular Imaging，2018，34（9）：1339-1347.

[4] Jeger RV，Eccleshall S，Wan Ahmad WA，et al. Drug-Coated Balloons for Coronary Artery Disease：Third Report of the International DCB Consensus Group. JACC Cardiovascular Interventions，2020，13（12）：1391-1402.

[5] Shin ES，Ann SH，Balbir SG，et al. Fractional flow reserve-guided paclitaxel-coated balloon treatment for de novo coronary lesions. Catheterization and Cardiovascular Interventions，2016，88（2）：193-200.

[6] De Bruyne B，Pijls NH，Kalesan B，et al. Fractional flow reserve-guided PCI versus medical therapy in stable coronary disease. N Engl J Med，2012，367（11）：991-1001.

[7] Her AY，Shin ES，Bang LH，et al. Drug-coated balloon treatment in coronary artery disease：Recommendations from an Asia-Pacific Consensus Group. Cardiology J，2021，28（1）：136-149.

第 11 章 冠状动脉支架内再狭窄病变（ISR）的 FFR 评估

与冠状动脉金属裸支架相比，药物洗脱支架明显降低了支架内再狭窄（ISR）的发生率，改善了冠状动脉粥样硬化性心脏病患者的预后[1]，但是当前，药物洗脱支架广泛应用在冠状动脉小血管、长病变、分叉病变和糖尿病患者中，不可避免地增加了 ISR 的发病率[2]。虽然近年来，药物洗脱球囊是治疗 ISR 的重要选择，但是 ISR 的评估和治疗仍是临床上的巨大挑战[3]。

冠状动脉血流储备分数（fractional flow reserve，FFR）可以准确地评价冠状动脉病变与心肌缺血的关系，是冠状动脉病变功能学评价的“金标准”。在冠状动脉原位病变中，FFR 指导的 PCI 能改善患者预后、节约医疗费用、减少支架植入数量[4]。并且，和标准的药物治疗相比，FFR 指导的 PCI 能减少稳定性冠心病的急性血运重建[5]。

单纯造影评估 ISR 病变，容易低估或高估病变的严重程度。Yamashita 等[6]比较了 42 例紫杉醇支架植入后临界 ISR 病变（狭窄程度 40.6%±11.2%）患者和 42 例原位临界病变（狭窄程度 40.6%±9.0%）患者，在最小管腔内径无差异的情况下（紫杉醇支架植入后 ISR 病变组 2.79 mm±0.59 mm *vs.* 原位病变组 2.81 mm±0.63 mm，$P = 0.864$），两组的 FFR 有明显的统计学差异（紫杉醇支架植入后 ISR 病变组 0.86±0.07 *vs.* 原位病变组 0.79±0.10，$P = 0.002$），42 例紫杉醇支架植入后 ISR 病变，仅有 4 例 FFR < 0.75，该研究提示对于 ISR 病变，单纯造影评估进行 PCI 需要谨慎，避免低估或高估病变的严重程度，导致过度治疗或治疗不足。

FFR 是否能有效评估 ISR 病变，指导 ISR 病变的 PCI 策略，是一个很重要的临床问题。理论上，和评估原位冠状动脉病变一样，FFR 评估 ISR 病变的功能学是安全可行的。Nam 入选了 49 例植入药物洗脱支架后 ISR（50 处病变）的患者，FFR < 0.80 的病变行介入治疗（$n = 30$，其中 17 处病变接受了 PTCA，13 处病变接受了再次药物洗脱支架植入）。FFR 阴性的 ISR 病变有更大的最小管腔内径、较小的狭窄程度和较短的病变长度。50 处 ISR 病变中，FFR 值和狭窄程度成明显的负相关（$r = -0.61$，$P < 0.001$），但在弥漫性 ISR 病变中（$n = 15$），FFR 值和 ISR 狭窄程度负相关性不明显（$r = -0.56$，$P = 0.12$）。在 41 处狭窄小于 70% 的 ISR 病变中，仅有 49% 的病变 FFR 是阴性的。预测 ISR 病变 FFR < 0.80 的狭窄程度是 57%（灵敏度 76%，特异度 75%）。研究提示冠状动脉造影评估 ISR 存在不确定性，特别是弥漫的 ISR 病变，更需要 FFR 评估确定是否存在功能学意义的缺血。49 例患者 12 个月临床随访 MACE（死亡、心肌梗死、靶血管再次血运重建和支架内血栓的复合终点）发生率 18.0%（FFR < 0.80 组 23.3%；FFR ≥ 0.80 组 10.0%），FFR 指导的 ISR 治疗策略安全可行[7]。

所以，尽管 FFR 评估指导 ISR 治疗策略的研究较少，但现有的认识提示我们，对于 ISR 病变，单纯造影检查仍有很大的不确定性，采用 FFR 评估制订介入策略是安全有效的手段，同时也期待有更多针对该问题的研究出现，为临床实践提供更多的指导。

（王正忠　延荣强）

参考文献

[1] Kuntz RE，Baim DS. Defining coronary restenosis.

Newer clinical and angiographic paradigms. Circulation, 1993, 88: 1310-1323.

[2] Win HK, Caldera AE, Maresh K, et al. Clinical outcomes and stent thrombosis following off-label use of drug-eluting stents. JAMA, 2007, 297: 2001-2009.

[3] Goel SS, Dilip Gajulapalli R, Athappan G, et al. Management of drug eluting stent in-stent restenosis: a systematic review and meta-analysis. Catheter Cardiovasc Interv, 2016, 87: 1080-1091.

[4] Tonino PA, De Bruyne B, Pijls NH, et al. Fractional flow reserve versus angiography for guiding percutaneous coronary intervention. N Engl J Med, 2009, 360 (3): 213-224.

[5] De Bruyne B, Pijls NH, Kalesan B, et al. Fractional flow reserve-guided PCI versus medical therapy in stable coronary disease. N Engl J Med, 2012, 367: 991-1001.

[6] Yamashita J, Tanaka N, Fujita H, et al. Usefulness of Functional Assessment in the Treatment of Patients With Moderate Angiographic Paclitaxel-Eluting Stent Restenosis. Circ J, 2013, 77: 1180-1185.

[7] Nam CW, Rha SW, Koo BK, et al. Usefulness of coronary pressure measurement for functional evaluation of drug-eluting stent restenosis. Am J Cardiol, 2011, 107: 1783-1786.

第 12 章　冠状动脉血流储备（CFR）及其衍生指标的临床应用

当心肌供血不能满足心肌耗氧的需要时，就会导致心脏缺血事件的发生。冠状动脉血流储备用来描述在静息血流的基础上，心肌耗氧增加后，冠状动脉可以供应给心脏的额外血流量，反映了冠状动脉应对耗氧的调节能力，决定耗氧增加时是否发生心肌缺血事件。多个临床试验证实即使心外膜冠状动脉有中重度狭窄病变，现实中不一定发生心肌缺血事件，功能学血运重建比解剖学血运重建更有意义。冠状动脉血流量和冠状动脉灌注压相关，如果忽略冠状动脉微血管阻力，FFR 通过计算狭窄病变导致血流量的下降，占无狭窄病变时冠状动脉血流量的比例，间接反映冠状动脉血流储备有无受损，已被多个国家的冠心病治疗指南推荐用于决定是否需要进一步血运重建的依据。因为冠状动脉血流量的下降不一定导致心肌缺血事件的发生，而且冠状动脉微血管病变临床也不少见，能否单纯根据 FFR 值，作为缺血“二元论”的判断指标，值得商榷。

第 1 节　FFR 的局限性

一、冠状动脉血流的调节和储备能力

冠状动脉循环包括主要起运输传导作用的心外膜冠状动脉血管（直径＞ 400 μm）、起阻力调节作用的小动脉（100 ～ 400 μm）和微动脉（＜ 100 μm），以及起冠状动脉营养交换作用的毛细动脉（＜ 10 μm）。心外膜冠状动脉的直径主要受冠状动脉血流的影响，小动脉的直径对冠状动脉灌注压和血流的变化敏感，而微动脉则对组织代谢产物敏感。冠状动脉可通过自我调节和代谢调节，使冠状动脉血流在一定水平维持平衡，满足心肌耗氧的需要[1-2]。

正常情况下，冠状动脉有一定的血流储备能力，可满足心肌耗氧增加的需求，如运动时，冠状动脉血流较静息状态下的血流增加 3 ～ 4 倍[3]。心外膜冠状动脉出现狭窄病变时，灌注压下降，冠状动脉可通过自我调节，减少微血管阻力来增加冠状动脉血流量，以抵消狭窄病变诱发的血流量下降，维持静息状态下的血流，运动时冠状动脉血流会减少，早期冠状动脉阻力血管的代偿舒张储备能满足心肌耗氧增加的需要，不会发生心肌缺血。随着冠状动脉病变的加重，如果冠状动脉阻力血管的代偿舒张储备不能满足运动时心肌耗氧增加的需求，则临床上表现为劳累性心绞痛。冠状动脉病变继续加重，静息血流就会受影响。体外实验证实，当心外膜冠状动脉直径狭窄超过 50%，最大冠状动脉血流减弱，若狭窄超过 85%，静息状态下的冠状动脉血流受影响[4-6]。

目前有多种手段直接或间接评价冠状动脉血流的改变，如直接观察冠状动脉内血流变化的冠状动脉血流储备（coronary flow reserve，CFR），间接反映血流变化的 FFR，直接观察心肌血流量的心肌灌注成像（myocardial perfusion imaging，MPI）。尽管这些手段都可以用来指导冠心病的诊疗，但 FFR“脱颖而出”。近十余年的临床实践发现，单纯依靠 FFR 值，指导冠状动脉血运重建，有时会出现“误判”或“漏判”。

二、FFR 评价冠状动脉血流的局限性

FFR 原理：假设中心静脉压为 0，微循环阻力忽略不计，冠状动脉压力和冠状动脉血流就成比例相关。FFR 通过测量冠状动脉压力变化，计算狭窄冠状动脉支配区域心肌的血流量和理论上同一冠状动脉无狭窄时可获得的最大血流量的比值，反映心肌血流量（myocardial blood flow，MBF）的变化。实际上冠状动脉压力和流量之间为增量-线性关系，因不能通过零压力截距，故这种关系不成比例。冠状动脉最大扩张时，压力-流量关系在同一患者和不同患者间不是固定的，心率、左心室充盈压和心肌肥厚等影响零压力截距，而且冠状动脉直径可以随着灌注压的改变而变化，导致冠状动脉微循环的阻力发生变化，影响压力-流量曲线的斜度。多种因素导致实际的压力-流量曲线，和 FFR 理论中假设的压力-流量曲线不同，影响 FFR 的准确性[7-9]。

狭窄病变导致的压力阶差，不仅与狭窄有关，还取决于通过冠状动脉病变时血流速度的改变。血流通过狭窄病变时，产生黏滞摩擦力，因血流加速导致涡流的形成，血流在通过狭窄病变处成倍加速，导致病变远端压力下降，FFR 值下降，高估病变的功能学意义[9]。舒张功能不全导致中心静脉压升高，也会影响 FFR 的准确性。

FFR 理论假设冠状动脉在药物的作用下，能达到最大充血状态，所以忽略微血管阻力。但当存在微血管疾病或冠状动脉没有达到最大充血时，就不能忽略微血管阻力。如果微血管阻力增加，冠状动脉血流下降，导致冠状动脉远端压力升高，就会低估病变的功能学意义，FFR 值出现假阴性；相反，微血管阻力下降，冠状动脉流速加快，尽管通过狭窄的血流是正常的，但远端冠状动脉压力下降，则会高估病变的功能学意义，FFR 值可能出现假阳性[10-11]。

若同一血管出现弥漫病变和多处狭窄病变，远端病变会降低近端病变的压力梯度，使近端病变的 FFR 值升高，低估生理学意义。相反，由于近端病变的存在，远端的压力更低，虽可以通过回撤（Pullback）来推断一系列病变对总压力下降的相对贡献，如果不测量冠状动脉楔压，则无法确定单个病变的真正贡献[12-14]。

现实中 FFR 值下降不等同于狭窄实际诱导的冠状动脉血流减少，通过病变的血流正常，FFR 值也可能异常，FFR 异常，不代表通过病变的血流异常。FAME Ⅱ 研究[15]显示，即使 FFR < 0.8，心绞痛的发生率与 FFR ≥ 0.8 相比，亦无明显差别，能否满足心肌氧耗的需要才是心肌有无缺血的关键绝对因素。FFR 只是识别狭窄诱导的血流损伤，即使血流有损伤，也许能满足心肌耗氧增加的需要，所以用 FFR 评估心肌缺血有一定的不确定性。

因为 FFR 值的不准确性和评价结果的不确定性，所以 FFR 作为“二元论”的缺血评判指标“名不副实”。评估冠状动脉病变的功能学意义，需要联合 FFR 和其他客观性指标。

第 2 节　CFR 及其衍生指标

一、CFR 及其衍生指标的临床意义

CFR 反映了心肌耗氧增加时冠状动脉的调节能力，定义为最大充血状态下冠状动脉血流量和静息状态下冠状动脉血流量的比值，在排除冠状动脉对扩血管药物无反应后，假如 CFR 等于 1，意味着冠状动脉没有血流储备能力，扩张冠状动脉无法增加 MBF。CFR 代表由心外膜冠状动脉血管和冠状动脉阻力血管组成的整个冠状动脉循环的血流储备能力，其衍生指标包括：基线狭窄阻力指数（baseline stenosis resistance，BSR），充血状态下狭窄阻力指数（hyperemic stenosis resistance，HSR），充血状态下的微血管阻力（hyperemic microvascular resistance，HMR）和微循环阻力指数（index of microcirculatory resistance，IMR）。BSR、HSR 和 HMR 通过多普勒法测量，IMR 通过热稀释法测量。

HSR 定义为充血状态下主动脉和心外膜冠状动脉病变远端的压力阶差（Pa-Pd）与充血状态下平

均峰值多普勒速度（average peak Doppler velocity，APV）的比值，用于评估心外膜病变的功能学意义。FFR 只考虑最大充血状态下冠状动脉远端压力比值和主动脉压的比值，没有考虑未达到最大充血状态、血流通过狭窄病变血流速度的改变、微血管阻力等因素，影响血流速度导致冠状动脉远端的压力改变。HSR 排除了血流速度的影响，相比于 CFR 和 FFR，可以更有效地预测心外膜冠状动脉病变功能受损的严重程度，研究也证实其与单光子发射计算机断层成像（SPECT）诊断的灌注性缺损的符合率更高[16-18]。

BSR 定义为静息状态下（Pa-Pd）与静息状态下 APV 比值，用于评估心外膜病变的功能学意义，它避免了药物的副作用和血管能否达到最大充血状态的影响。研究证实 BSR 不受血压、心率等因素干扰，虽和 HSR 数值不同，但诊断能力等同于 HSR。对所有病变功能学意义的诊断，相当于 FFR，优于 iFR，对于 FFR 值介于 0.6 ～ 0.9 范围内的病变，判断价值优于 FFR[17-18]。

HMR 定义为充血状态下病变远端的压力（Pd）与充血状态下 APV 比值，用于评估冠状动脉微血管阻力。研究证实 HMR 的变异性，影响 CFR 和 FFR 的结果的不一致[11]，CFR 和 HMR 联合评估有助于理解冠状动脉微血管病变的病理机制[19]。

IMR 定义为充血状态下病变远端的压力（Pd）和平均传输时间（mean transit time，Tmn）的乘积，用于评估冠状动脉微血管阻力[20]。对于急性 ST 段抬高型心肌梗死再灌注治疗后，IMR 可独立预测微血管阻塞、梗死面积和不良预后[21]。

理论上讲，CFR 正常或下降，BSR/HSR/FFR 正常，HMR/IMR 异常，考虑冠状动脉微血管病变，不需要血运重建。BSR/HSR/FFR 下降，HMR/IMR 正常，若 CFR 下降，提示心外膜冠状动脉病变，冠状动脉血运重建可以改善心肌缺血；若 CFR 正常，则提示心外膜病变，但不需要冠状动脉血运重建。若 CFR 下降，BSR/HSR/FFR 异常，HMR/IMR 异常，同时合并心外膜病变和微血管病变，血运重建不能完全改善心肌缺血。

从定义上看，FFR 只是间接评价心外膜冠状动脉血流改变，CFR 及衍生指标可以直接评价整个冠状动脉血流、心外膜冠状动脉血流和微循环阻力的改变，CFR 比 FFR 更有临床意义，但目前指南推荐 FFR 指导的功能学血运重建，CFR 的循证历程可以为此“答疑解惑”。

二、CFR 的循证历程

1974 年，Gould 等[6]证实冠状动脉狭窄的程度与冠状动脉血流量直接相关，在最大冠状动脉血流（或充血）期间，血流减少的幅度和临床上关系密切，首次提出冠状动脉血流储备概念。1992 年 Doucette 等[22]用 0.018 inch 冠状动脉内多普勒导丝，估算冠状动脉内血流速度，启动多普勒法测量 CFR 的临床研究。1993 年，Nico[7]和 Bernard[23]才提出 FFR 的概念，因方法简单，重复性高，后继研究“层出不穷”。2000 年，DEBATE Ⅱ研究[24]指出单纯依赖 CFR 指导的冠状动脉血运重建，与根据造影结果指导的冠状动脉血运重建，患者的预后无明显差别。DEBATE Ⅱ研究假设球囊扩张后残余狭窄＜ 35% 和 CFR ＞ 2.5 为单纯球囊扩张后的理想结果，不需要支架，如果有一项未满足，就需植入支架，比较单纯球囊扩张和支架植入术后 1 年随访期间的无心血管事件生存率，发现没有区别，该试验影响了 CFR 的发展。2001 年，Meuwissen 等[11]证实 HMR 可判断是否合并微血管病变。Bruyne 等[25]用改良的冠状动脉内压力导丝（尖端有压力和温度感受器）同时测量 CFR 和 FFR，热稀释法测量 CFR 在临床推广。同年确定 FFR 临床地位的重大研究之一 DEFER 试验[26]发表，单独使用 FFR，就能很好地指导临床实践，临床关注“焦点”集中于 FFR 上。2002 年，Pijls 等[27]证实，热稀释法测量的 CFR 值和多普勒测量的 CFR 值绝对数值差异在 17%±14%，热稀释法高估 CFR 值，因同时测量 FFR 和 CFR，有助于对微血管病的评估。Meuwisssen 等[16]证实 HSR 可以更有效地预测冠状动脉病变的功能学意义。2003 年，Fearon 等[28]证实 IMR 可定量评价冠状动脉微循环，操作简便。2004 年，改良的冠状动脉内多普勒导丝上市，可同时测量冠状动脉内压力和血流速度，Siebes 等[29]证实结合 HSR 和 HMR 可更好地指导血运重建治疗。2005 年，Kaufmann 等[30]采用容积血流计算 CFR，证实和 PET-CFR 结果明显相关。2006 年，Ng 等[20]证实 IMR 评估微循环阻力，重复性高，同时测量 FFR 和 IMR，可对冠状动脉生理学进行全面和具体的评估。2010 年，FAME 研究[31]发表，再次证实 FFR 的重要性。2011 年，Hoef 等[17]证实 BSR 结合 HSR，可以更好地判断病变的功能学意义。当 CFR 还在“纠缠”设备改良和“纠结”衍生指标时，首个指南[32]推荐 FFR 指导的功能学血运重建，由此，简单、方便、重复性高的 FFR“拔得头筹”。

循证历程不难发现，CFR 和 FFR，早期“齐头并进”，中期 FFR“一枝独秀”，目前 CFR“蓄势待发”，研究证实 CFR 及其衍生指标对病变的功能学判断和心肌梗死患者预后的预测，优于 FFR，但操作时间延长、操作难度和医疗费用的增加限制了 CFR 的临床使用。充分了解，才能熟练运用，目前测量 CFR 包括非侵入法和侵入法，尤其是非侵入法，作为判断有无心肌灌注缺损的“金”标准，可以减少侵入性操作的概率，验证 FFR、CFR 及其衍生指标的准确性。

三、非侵入法 CFR

MBF 取决于冠状动脉血流量，非侵入法通过计算充血状态和静息下绝对或相对 MBF 的比值定义 CFR，常用手段包括正电子发射计算机断层成像（positron emission tomography，PET）、单光子发射计算机断层成像（single photon emission tomography，SPECT）、心脏核磁（cardiac magnetic resonance，CMR）等。

PET 是目前评价 CFR 最可靠的非侵入性方法[33-34]，可通过一次性注射放射性药物获得动态心肌灌注显像和示踪剂随时间在血液和心肌之间交换的时间-活性曲线，由自动图像分析工具纠正和分析，计算心肌摄取示踪剂的量和占动脉血中总量的比例，定性灌注缺损区域，定量总的灌注缺损、心肌不同部位绝对 MBF 和总绝对 MBF。PET-CFR 可通过识别跨心肌灌注梯度大致区分心内膜或心外膜病变，空间分辨稍差。需要直线加速器，成本高、技术复杂，只能在大的医学临床中心开展。常用示踪剂包括铷 ^{82}、^{13}氮-氨、^{15}氧-水和近年发现 ^{17}F-Flurpiridaz，^{15}氧-水 PET 是目前定量 MBF 和测量 CFR 的金标准，^{17}F-Flurpiridaz 具有理想示踪剂的重要特征，尚需积累临床经验。

STECT 基于微球法，是目前应用最广泛的非侵入方法[34-35]。通过记录静息及充血状态下的心肌放射活性，获得示踪剂时间-活性曲线，因散射、衰减和部分容积效应等导致的低分辨率，得不到动脉计数和组织计数的绝对定量，但可通过计算组织计数和动脉计数的比值，相对定量心肌对示踪剂的摄取。因为评估的是示踪剂从检查到充血状态保留的增量和 MBF 速度之间的关系，而不是绝对的示踪剂的保留量和冠状动脉血流的关系，且示踪剂摄取-流量关系的斜率不是直线关系，虽可以定性灌注缺损区域，定量总灌注缺损，但空间分辨率差，经常低估冠状动脉多支病变的缺血程度，难以识别轻微缺血和因“均衡性”缺血出现假阴性，受图像质量和有限诊断信息的影响，有一定的局限性。最近研发的心脏专用相机和碲锌镉（CZT）固态探测器，可提供高分辨率 MPI 和动态成像，能够像 PET 一样获得 MBF 和 CFR，提高了诊断准确性，增加了 SPECT 的应用前景。

用 CMR 定量心肌灌注[33，36]的标准方法尚未建立，使用相控阵表面线圈采集所有图像，使用稳态自由进动序列，在 4、3、2 室和相邻短轴视图中获取电影图像，利用费米函数进行约束反褶积分析，计算校正的绝对 MBF。CMR 理论上可以同时对心脏的解剖、功能和结构进行无创性评估，而无需电离辐射，空间分辨率高，可区别不同心肌部位的灌注缺损和心内膜及心外膜的缺血。随着设备、软件的进展和经验的积累，需要进一步验证 CMR-CFR 的实用性和有效性。

非侵入法 CFR，所需设备昂贵、操作复杂、检查费用高，且不能和冠状动脉造影同步进行，只能定位缺损灌注区域，不能确定斑块的易损性，尤其是单支多处病变对靶病变的识别，故而目前多用于临床研究。

四、侵入法 CFR

侵入法 CFR 包括多普勒法和热稀释法，前者通过血流依赖性指标观察血流变化计算 CFR，后者通过压力依赖性指标观察血流变化计算 CFR。

1. 多普勒法测量 CFR 的原理[16，29-30]

假设冠状动脉循环血管直径相对固定，冠状动脉血流速度就和冠状动脉血流量密切相关。因冠状动脉内多普勒导丝估算的血流速度，与体外心外膜超声探头测定的绝对血流速度一致，通过冠状动脉内多普勒导丝测量静息及充血状态下 APV，就可以来估算冠状动脉血流量的改变，以充血状态下的 APV 和静息状态下的 APV 的比值计算冠状动脉血流速度储备（coronary flow velocity reserve，CFVR），反映 CFR。有研究指出冠状动脉血管直径并非固定不变，同时测量血管横截面积与血流速度估算的冠状动脉容积血流，相比于 APV，更能反映冠状动脉血流量的变化，CFR 等于充血状态下容积血流和静息状态下容积血流的比值。新型冠状动脉内多普勒导丝尖端同时有压力和多普勒探头，可同时测量 CFR、HSR、BSR、HMR 和 FFR，分别评估心外膜冠状动脉病变、微循环和整个冠状动脉循环的生理改变，全方位对冠状动脉病变进行功能学检查。CFR（多普勒法）的评估需要获得最佳流速信号，对图像质量要求高。

2. 热稀释法测量 CFR 的原理[26]

假设冠状动脉循环血管的直径相对固定，根据热稀释定律，血流量等于容积 / 平均传输时间（mean transit time，Tmn）。通过尖端有压力和温度感受器的冠状动脉内压力导丝，以 3 ml 室温生理盐水冲洗冠状动脉后获取热稀释曲线，导出血液从近端温敏感受器到远端感受器的 Tmn，估算充血状态下血流量和静息状态下血流量，静息状态下的 Tmn 和充血状态下 Tmn 的比值就是 CFR。CFR（热稀释法）操作简单，可以同时测量 CFR、FFR 和 IMR。

侵入法 CFR 可和冠状动脉造影同步进行，同时评价心外膜病变和微血管病变，证实相比于热稀释法，CFR（多普勒法）与 ^{15} 氧-水 PET-CFR 相关性好[37-38]，但学习曲线长。热稀释法简单、方便、重复性好，已被广泛应用于临床。但延长了操作时间，有关测量结果的准确性和指导治疗策略的有效性，需要更多临床试验进一步证明。

第 3 节　CFR 及其衍生指标和 FFR 联合应用

一、制订治疗策略

尽管 FFR 指导的功能学血运重建证据充分，但测量结果的不准确和不确定性，可能出现误差或使临床医师处于“尴尬”境地，尤其在处理多支病变时。FAME Ⅱ研究提示，即使 FFR ≤ 0.8，只有 30% 的患者需要在 1 年内进行血运重建，14.6% 的 FFR ＞ 0.8 的患者反复发作心绞痛，9% 的患者在 2 年随访期间发生心血管事件。FFR 值介于 0.75 ～ 0.80，指南建议结合病变的解剖学特点和临床特征综合判断决定治疗策略。现实中，FFR 联用 CFR 及其衍生指标，可综合判断冠状动脉生理学，制订更佳的治疗策略。

PET-CFR 是目前评价冠状动脉血流储备的金标准，既往研究[39-40]证实 CFR 是心血管死亡和心力衰竭入院的独立指标，CFR ＜ 1.5，1.4 年的随访期间心脏性死亡的风险增加 6 倍。CFR ＞ 2.0 则正常，3 年发生 MACE 的发生率小，CFR 下降且未行血运重建者的 MACE 发生率升高。

van de Hoef 等[41]选取 157 例行延迟冠状动脉血运重建的冠状动脉中度狭窄患者，同时评估 CFR 和 FFR，平均随访 11.7 年。结果发现：① 31%（定义 FFR ＜ 0.75 为干预界值）和 37%（定义 FFR ≤ 0.80 为干预界值）的患者，CFR 和 FFR 结果不一致。② FFR 正常，CFR 异常，患者 10 年内 MACE 发生率增加。③只要 CFR 正常，若以 FFR ＜ 0.75 为干预界值，无论 FFR 是否异常，3 年内 MACE 发生率一致；若以 FFR ≤ 0.80 为干预界值，无论 FFR 是否异常，10 年内 MACE 发生率一致。④基线微血管阻力和 HMR 导致 CFR 和 FFR 结果不一致。CFR 异常，无论 FFR 是否异常，延迟冠状动脉血运重建增加 MACE 风险，联合 CFR 和 FFR，可以更好地对冠心病患者进行危险分层。

Lee 等[42]选择了 313 例冠状动脉造影示中度狭窄（目测狭窄 40% ～ 70%）病变，结合 FFR、CFR 和 IMR，FFR 正常者采取延迟血运重建策略，随访 658 天，观察 MACE 发生率。结果发现：① CFR 下降，若 IMR 升高（冠状动脉储备下降，微循环异常），行血运重建的概率高；若 IMR 正常（冠状动脉储备下降，微循环正常），多见于老年人，心率增快者，心率影响了 CFR 值，以药物保守治疗。② CFR 正常，IMR 升高（冠状动脉储备正常，微循环阻力异常），多见于肥胖、SYNTEX 评分低和非多支血管病变患者，静息冠状动脉血流慢，不影响预后，以药物保守治疗。

综上试验结果：① FFR 正常，若 CFR 正常，延迟血运重建治疗；若 CFR 异常，尤其是 IMR 升高，进一步血运重建可能获益。② FFR 异常，若 CFR 异常，血运重建明显获益；或 CFR 正常，血运重建能否获益，期待正在进行的多中心随机对照的 DEFINE-FLOW[43] 试验的结果。

多因素影响冠状动脉病变是否需要血运重建的判断，如果能确认 FFR 的准确性，就不需要额外方法。如果 FFR 结果和临床不符，FFR 联合 CFR 及其衍生指标，取长补短，全面评价冠状动脉生理功能，可以更好地制订治疗策略。

二、CFR 和 FFR 结果不匹配的临床意义

2012 年，Johns 等[44] 汇总了同时有 FFR 和 CFR（1500 例 PET-CFR ＋ 438 例侵入性 CFR）临床资料的病例进行荟萃分析，结果发现 CFR 和 FFR 结果不匹配者占 30% ～ 40%，局限病变和弥漫病变两个极端情况，易出现 CFR 和 FFR 结果不匹配，弥漫狭窄为主的病变多见 FFR 下降但 CFR 正常，局限狭窄为主病变多见 FFR 正常但 CFR 异常，它反映了弥漫性病变、局灶性狭窄和微血管病变共存和相互影响血流动力学，不是方法学的错误和测量工具的失效。

2014 年，van de Hoef 等[45] 研究证实基础和充血状态下微血管阻力的差异导致 CFR 和 FFR 的不一致。FFR ≤ 0.8，CFR ＞ 2.0，静息微血管阻力正常，充血状态下微血管阻力下降，冠状动脉阻力血管舒张储备正常。FFR ＞ 0.8，CFR ＜ 2.0，静息微血管阻力较低，充血状态下微血管阻力相对较高，冠状动脉阻力血管舒张储备受损。临床试验还证实，成功解除心外膜病变的狭窄后，微血管阻力下降，如果没有改善，患者预后差。

FFR 和 CFR 结果不匹配，与病变的解剖学特征和微血管阻力有关，是正常的冠状动脉病理生理现象。微血管阻力的不确定性，影响了 FFR 作为功能学血运重建评判指标的准确性。FFR 异常，CFR 正常，冠状动脉血流量减少但能满足心肌氧耗需要，不会发生心肌缺血，PCI 不能改善预后。CFR 异常，FFR 正常，可能系微血管病变导致远端冠状动脉压升高，病变两端压力阶差不明显，导致的 FFR 假阴性。FFR 和 CFR 结果不匹配，导致了单纯依靠 FFR 指导的冠状动脉功能学血运重建的不适宜概率，增加“误判”或“漏判”的概率。

三、判断血运重建的疗效

PCI 术后 FFR 值可判断血运重建的即刻疗效，多种原因导致术后 FFR 未恢复正常，联用 CFR 及其衍生指标，有助于明确部分原因。

Niida 等[46] 入选 177 例 FFR ＜ 0.75 和 119 例 FFR 介于 0.75 ～ 0.80 之间的患者行冠状动脉血运重建治疗，观察术前术后 Tmn、CFR 和 IMR 的变化。术前术后 Tmn 的差值增大表示血流改善，CFR 差值增加说明冠状动脉血流储备增加，IMR 差值增加表示微循环改善。结果发现 FFR ＜ 0.64 或 FFR ＜ 0.75 且 IMR ＞ 16.8，血运重建后可以明显改善 Tmn 和 CFR。FFR 介于 0.75 ～ 0.80 之间，血运重建导致 36.1% 的患者充血后 Tmn 时间延长，只有 IMR ＞ 16.3 时，血运重建后才可以改善 Tmn 和 CFR。多变量分析证实，术前 IMR 可以预测血运重建能否改善冠状动脉血流。结合 FFR 和 CFR 及其衍生指标，有助于判断血运重建的即刻疗效，尤其是术前 IMR 有助于预判血运重建能否改善冠状动脉血流。

2019 年 Nishi 等[47] 探讨了 PCI 术后即刻 IMR 对稳定性冠心病的预后价值，572 例稳定性冠心病患者随访 4 年，147 例 PCI 术前 IMR 异常，59 例术后仍异常，88 例术后正常；299 例 PCI 术前 IMR 正常，50 例术后异常。术前 IMR 升高和术后 IMR 升高线性相关，与 MACE 风险升高相关。围术期心肌梗死的发生率，与术后 IMR 升高相关，与术前 IMR 无关。术后 FFR 低，心脏死亡和靶血管再血管化概率显著升高，术后 CFR 异常，全因死亡、非靶血管再血管化率更高。多变量分析发现，PCI 术后 IMR 升高是 MACE 的独立预测因子，微血管功能影响血运重建的临床疗效。

FFR结合IMR，可以观察血运重建的疗效：①术前IMR高，术后IMR正常，若术后FFR恢复正常，说明微循环阻力影响FFR异常，血运重建不一定获益；若术后FFR仍异常，可能是支架的问题，应进行IVUS或OCT进一步明确。②术前IMR高，术后IMR高，若术后FFR恢复正常，则为合并微血管病或微栓塞；若术后FFR异常，则为微血管病或冠状动脉远端血管微栓塞或支架的问题，需要进行OCT或IVUS进一步明确。③术前IMR正常，术后IMR升高，若术后FFR恢复正常，微栓塞的可能性大，若术后FFR仍异常，提示支架问题合并微栓塞，应进行OCT和IVUS进一步明确。

多因素影响血运重建的疗效，联合应用、综合判断，才能明确具体原因。FFR联用CFR及其衍生指标，可以判断血运重建的即刻疗效，其对于预后的影响，需待大规模前瞻性随机临床试验进一步明确。

四、CFR及其衍生指标的局限性

FFR结合CFR及其衍生指标，联合判断冠状动脉病变的功能学意义的价值，逐渐引起重视，但也有局限性。

关于CFR及其衍生指标的界值[39，48-49]，有的尚无明确规定，一般认为SPECT-CFR的正常值为2.0～2.5，侵入性CFR≥2.0，IMR、HMR和HSR界值没有明确规定，一般用第75百分位数作为界值，超过界值被认为异常。不同试验、不同疾病，界值各不相同，需要进一步验证。

静息状态下多普勒血流速度的测量易受血流动力学（如血压、心率、左心功能等）的影响，影响了CFR的准确性。CFR（热稀释法）测量需要快速注射室温生理盐水，可能影响血流值，特别是在静息情况下。通过静脉注射腺苷获得最大充血，腺苷导致血压下降影响冠状动脉血流，影响CFR的准确性，但IMR操作简单、方便、重复性高，被大型医学中心采用，联合FFR可更好地指导功能学血运重建，积累了较多的临床经验。

CFR（多普勒法）具有潜在的优势，但技术上更有挑战性，要求精确的信号采集和高质量的图像，需要较长的学习曲线，目前大多数导管室无法常规开展工作。

目前尚缺乏前瞻性大规模随机临床试验，证实CFR及其衍生指标在制订临床治疗策略中的指导作用，有待设备仪器的进步、使用经验的积累和临床数据的完善，进一步明确其临床指导意义。

（*颜东　卢彦娜*）

参考文献

[1] Chilian WM. Coronary microcirculation in health and disease. Summary of an NHLBI workshop. Circulation，1997，95：522-528.

[2] Camici PG，Crea F. Coronary microvascular dysfunction. N Engl J Med，2007，356：830-840.

[3] Klocke FJ. Coronary blood flow in man. Prog Cardiovasc Dis，1976，19：117-166.

[4] Tiefenbacher CP，Chilian WM. Heterogeneity of coronary vasomotion. Basic Res Cardiol，1998，93（6）：446-454.

[5] de Marchi SF，Gloekler S，Rimoldi SF，et al. Microvascular response to metabolic and pressure challenge in the human coronary circulation. Am J Physiol Heart Circ Physiol，2011，301（2）：H434-441.

[6] Gould KL，Lipscomb K，Hamilton GW，et al. Physiologic basis for assessing critical coronary stenosis. Instantaneous flow response and regional distribution during coronary hyperemia as measures of coronary flow reserve. Am J Cardiol，1974，33：87-94.

[7] Pijls NH，van Son JA，Kirkeeide RL，et al. Experimental basis of determining maximum coronary，myocardial，and collateral blood flow by pressure measurements for assessing functional stenosis severity before and after percutaneous transluminal coronary angioplasty. Circulation，1993，87（4）：1354-1367.

[8] Pijls NH，Van Gelder B，Van der Voort P，et al. Fractional flow reserve. A useful index to evaluate the influence of an epicardial coronary stenosis on myocardial blood flow. Circulation，1995，92（11）：3183-3193.

[9] van de Hoef TP，Meuwissen M，Escaned J，et al. Fractional flow reserve as a surrogate for inducible myocardial ischaemia. Nat Rev Cardiol，2013，10（8）：439-452.

[10] Siebes M，Chamuleau SA，Meuwissen M，et al. Influence of hemodynamic conditions on fractional flow reserve：parametric analysis of underlying model. Am J Physiol Heart Circ Physiol，2002，283：H1462-H1470.

[11] Meuwissen M，Chamuleau SAJ，Siebes M，et al. Role of variability in microvascular resistance on fractional flow reserve and coronary blood flow velocity reserve in intermediate coronary lesions. Circulation，2001，103：184-187.

[12] Jeremias A，Kirtane AJ，Stone GW. A Test in Context：Fractional Flow Reserve：Accuracy，Prognostic

Implications, and Limitations. J Am Coll Cardiol, 2017, 69: 2748-2758.

[13] Valérie ES, Wijntjens GW, Murai T, et al. Assessing the Haemodynamic Impact of Coronary Artery Stenoses: Intracoronary Flow Versus Pressure Measurements. European Cardiology, 2018, 13 (1): 46.

[14] Plein S, Motwani M. Fractional flow reserve as the reference standard for myocardial perfusion studies: fool's gold? Eur Hear J Cardiovasc Imaging, 2013, 14: 1211-1213.

[15] De Bruyne B, Pijls NHJ, Kalesan B, et al. Fractional flow reserve-guided PCI versus medical therapy in stable coronary disease. N Engl J Med, 2012, 367: 991-1001.

[16] Martijn M, Maria S, Steven C, et al. Hyperemic stenosis resistance index for evaluation of functional coronary lesion severity. Circulation, 2002, 106 (4): 441-446.

[17] van de H, Froukje N, Peter D. et al. Diagnostic Accuracy of Combined Intracoronary Pressure and Flow Velocity Information During Baseline Conditions: Adenosine-Free Assessment of Functional Coronary Lesion Severity. Circ Cardiovasc Interv, 2012, 5: 508-514.

[18] Tim PH, Ricardo P, Martijn A. van Lavieren. Basal stenosis resistance index derived from simultaneous pressure and flow velocity measurements. Euro Intervention, 2016, 12: e199-e207.

[19] Yamanaga K, Tsujita K, Komura N, et al. Physiological basis of discordance between coronary flow velocity reserve and hyperemic microvascular resistance for evaluating coronary microvascular dysfunction in patients without atherosclerotic obstruction. International Journal of Cardiology, 2015, 201: 535-537.

[20] Ng MK, Yeung AC, Fearon WF. Invasive assessment of the coronary microcirculation: Superior reproducibility and less hemodynamic dependence of index of microcirculatory resistance compared with coronary flow reserve. Circulation, 2006, 113: 2054-2061.

[21] Maznyczka A M, Oldroyd K G, Mccartney P, et al. The Potential Use of the Index of Microcirculatory Resistance to Guide Stratification of Patients for Adjunctive Therapy in Acute Myocardial Infarction. Cardiovasc Interv, 2019, 12 (10): 951-966.

[22] Doucette JW, Corl PD, Payne HM, et al. Validation of a Doppler guide wire for intravascular measurement of coronary artery flow velocity. Circulation, 1992, 85: 1899-1911.

[23] De Bruyne B, Paulus WJ, Vantrimpont PJ, et al. Transstenotic coronary pressure gradient measurement in humans: In vitro and in vivo evaluation of a new pressure monitoring angioplasty guide wire. J Am Coll Cardiol, 1993, 22: 119-126.

[24] Serruys PW, de Bruyne B, Carlier S. et al. Randomized comparison of primary stenting and provisional balloon angioplasty guided by flow velocity measurement. Doppler Endpoints Balloon Angioplasty Trial Europe (DEBATE) Ⅱ Study Group. Circulation, 2000, 102: 2930-2937.

[25] Bruyne B, Pijls NH, Smith L, et al. Coronary thermodilution to assess flow reserve: Experimental validation. Circulation, 2001, 104: 2003-2006.

[26] Bech GJ, De Bruyne B, Pijls NH, et al. Fractional flow reserve to determine the appropriateness of angioplasty in moderate coronary stenosis: A randomized trial. Circulation, 2001, 103: 2928-2934.

[27] Pijls NH, De Bruyne B, Smith L, et al. Coronary thermodilution to assess flow reserve: Validation in humans. Circulation, 2002, 105: 2482-2486.

[28] Fearon WF, Balsam LB, Farouque HM, et al. Novel index for invasively assessing the coronary microcirculation. Circulation, 2003, 107: 3129-3132.

[29] Maria S, Bart-Jan V, Martijn M, et al. Single-Wire Pressure and Flow Velocity Measurement to Quantify Coronary Stenosis Hemodynamics and Effects of Percutaneous Interventions. Circulation, 2004, 109: 756-762.

[30] Kaufmann PA, Namdar M, Matthew F, et al. Novel doppler assessment of intracoronary volumetric flow reserve: Validation against PET in patients with or without flow-dependent vasodilation. J Nucl Med, 2005, 46: 1272-1277.

[31] Pim ALT, William FF, Bernard DB, et al. Angiographic Versus Functional Severity of Coronary Artery Stenoses in the FAME Study. J Am Coll Cardiol, 2010, 55: 2816-2821.

[32] Levine GN, Bates ER, Blankenship JC, et al. 2011 ACCF/AHA/SCAI Guideline for Percutaneous Coronary Intervention: executive summary: a report of the American College of Cardiology Foundation/American Heart Association Task Force on Practice Guidlines and Society for Cardiovascular Angiography and Intervention. Circulation, 2011, 124: 2574-2609.

[33] Manish M, Mahsaw M, Anuj G, et al. Reasons and implications of agreements and disagreements between coronary flow reserve, fractional flow reserve, and myocardial perfusion imaging. J Nucl Cardiol, 2015, 25 (1): 104-119.

[34] Johnson N P, Gould K L. How Do PET Myocardial Blood Flow Reserve and FFR Differ? Curr Cardiol Rep, 2020, 22 (4): 20.

[35] Baucknehit M, Piva R, Ferrarazzo G, et al. Non-invasive measurement of coronary flow reserve: Uniqueness of radionuclide methods and alternative techniques. Q J nucl Med Mol imaging, 2016, 60: 324-337.

[36] Hamaya R, Fukuda T, Sugano A, et al. Impact of Regional Functional Ischemia on Global Coronary Flow

Reserve in Patients With Stable Coronary Artery Disease. J Cardiol，2019，73（4）：263-270.

[37] Everaars H，De Waard G A，Driessen R S，et al. Doppler Flow Velocity and Thermodilution to Assess Coronary Flow Reserve. J Am Coll Cardiol Intv，2018，11：2044-2054.

[38] Rupert PW，Guus A. Doppler Versus Thermodilution-Derived Coronary Microvascular Resistance to Predict Coronary Microvascular Dysfunction in Patients With Acute Myocardial Infarction or Stable Angina Pectoris. Am J Cardiol，2018，121：1-8.

[39] Murthy VL，Naya M，Foster CR，et al. Improved cardiac risk assessment with noninvasive measures of coronary flow reserve. Circulation，2011，124：2215-2224.

[40] Herzog BA，Husmann L，Valenta I，et al. Long-term prognostic value of 13N-ammonia myocardial perfusion positron emission tomography added value of coronary flow reserve. J Am Coll Cardiol，2009，54：150-156.

[41] Van De Hoef TP，Martijn AL，Peter D，et al. Physiological Basis and Long-Term Clinical Outcome of Discordance Between Fractional Flow Reserve and Coronary Flow Velocity Reserve in Coronary Stenoses of Intermediate Severity. Circ Cardiovasc Interv，2014，7：301-311.

[42] Lee JM，Jung JH，Hwang D，et al. Coronary Flow Reserve and Microcirculatory Resistance in Patients With Intermediate Coronary Stenosis. J Am Coll Cardiol，2016，67：1158-1169.

[43] Stegehuis VE，Wijntjens GWM，van de Hoef TP，et al. Distal Evaluation of Functional performance with Intravascular sensors to assess the Narrowing Effect-Combined pressure and Doppler Flow velocity measurements（DEFINE-FLOW）trial：Rationale and trial design. Am Heart J，2020，222：139-146.

[44] Johnson N P，Kirkeeide R L，Gould K L. et al. Is Discordance of Coronary Flow Reserve and Fractional Flow Reserve Due to Methodology or Clinically Relevant Coronary Pathophysiology? JACC：Cardiovascular Imaging，2012，5（2）：193-202.

[45] van de Hoef TP，Meuwissen M，Damman P. et al. Long-term outcome of discordance between fractional flow reserve and coronary flow velocity reserve after deferral of percutaneous coronary intervention using the clinically adopted 0.80 FFR cut-off. European Heart Journal，2013，34（12）：716-716.

[46] Niida T，Murai T，Yonetsu T，et al. Coronary physiological assessment combining fractional flow reserve and index of microcirculatory resistance in patients undergoing elective percutaneous coronary intervention with grey zone fractional flow reserve. Cathet Cardiovasc Intervent，2018，15，92（6）：1077-1087.

[47] Takeshi N，Tadashi M，Giovanni C，et al. Prognostic Value of Coronary Microvascular Function Measured Immediately After Percutaneous Coronary Intervention in Stable Coronary Artery Disease An International Multicenter Study. Circ Cardiovasc Interv，2019，12：e007889.

[48] Clarke J R D，Kennedy R，Lau F D，et al. Invasive Evaluation of the Microvasculature in Acute Myocardial Infarction：Coronary Flow Reserve versus the Index of Microcirculatory Resistance. J Clin Med，2019，9（1）：86.

[49] Rupert PW，Guus AW，Kalpa DS，et al. Doppler Versus Thermodilution-Derived Coronary Microvascular Resistance to Predict Coronary Microvascular Dysfunction in Patients With Acute Myocardial Infarction or Stable Angina Pectoris. Am J Cardiol，2018，121：1-8.

第 13 章　无创 FFR 的应用及相关进展

基于导丝的血流储备分数（fractional flow reserve，FFR）需要专业设备、手术时间长、存在冠状动脉夹层风险、操作中使用诱导充血的药物可能会诱发不适症状或心律失常，另外导丝价格昂贵。由于这些原因，基于导丝的 FFR 实用性、推广性差，目前在国内的使用比例小于 1%。相对于有创 FFR，新近几年研发的基于 CT 血管成像的 FFR（CT-derived fractional flow reserve，FFR_{CT}）及基于冠状动脉造影的 FFR（coronary angiography-derived fractional flow reserve，FFR_{CA}），不需要使用压力导丝，不需要使用诱导充血的药物，克服了 FFR 的大部分弊端，所以也被称为无创 FFR。

一、基于 CT 血管成像的 FFR

冠状动脉 CT 血管成像（coronary CT angiography，CCTA）是诊断冠心病常用的影像学检查方法，它可以清晰地显示冠状动脉解剖结构，但 CCTA 只能反映冠状动脉的狭窄程度，而不能评价狭窄病变是否具有功能学意义。基于 CCTA 的血流储备分数（fractional flow reserve based on CT imaging，FFR_{CT}）评估方法正成为评价冠状动脉病变功能学意义、判断病变是否导致心肌缺血的一种新型无创技术。FFR_{CT} 检查不需要改变原有 CCTA 的图像采集方案，不需要使用药物辅助，也不增加放射线剂量[1]，已受到心内科及影像科医师的广泛关注。

（一）FFR_{CT} 的原理

在静息状态下以 CCTA 的影像数据为基础，模拟冠状动脉最大充血状态，后按传统方法重建冠状动脉树与心室肌结构的三维模型，并以此来计算冠状动脉血流及压力情况。其中血流通过纳维-斯托克斯方程变换被模拟为牛顿流体，通过在模型上整合血管壁的弹性、模拟冠状动脉的自身调节和血流量、腺苷介导下冠状动脉的最大充血状态，将多种因素相互整合从而计算出各支血管的 FFR 结果[2]。

（二）FFR_{CT} 的相关研究

目前研发 FFR_{CT} 分析软件的主要有 HeartFlow 公司、西门子公司、佳能公司、博动医学影像科技（上海）有限公司、苏州润心科技有限公司等。其中 HeartFlow 公司相关研究最多。

1. 使用 HeartFlow FFR_{CT} 软件进行的部分研究

（1）DISCOVER-FLOW 研究（diagnosis of ischemia-causing stenoses obtained via noninvasive fractional flow reserve study）[3] 是一项多中心、前瞻性的评价 FFR_{CT} 准确性的研究。该研究将 FFR_{CT} 与有创的 FFR 进行比较，共纳入了来自 3 个国家、4 个中心的 103 例怀疑或已知有冠心病的患者，共评估了 159 支冠状动脉血管。以有创 FFR ≤ 0.80 为金标准，结果显示：在血管水平，FFR_{CT} 诊断的准确性为 84.3%，敏感性为 87.9%，特异性为 82.2%，阳性预测值为 73.9%，阴性预测值为 92.2%；FFR_{CT} 诊断缺血性狭窄病变的受试者工作特征（receiver operating characteristic，ROC）曲线下面积（area under curve，AUC）为 0.90。在患者层面上，FFR_{CT} 诊断缺血病变的准确性为 87.4%，敏感性为 92.6%，特异性为 81.6%，阳性预测值为 84.7%，阴性预测值为 90.9%；FFR_{CT} 诊断缺血性狭窄病变的 AUC 为 0.92。不管从患者水平还是血管水平，FFR_{CT} 诊断缺血性狭窄病变的效能均明显高于 CCTA。同时，在 CCTA 显示狭窄程度为 50% ～ 69% 的 47 条血管中，有 12 条（25.5%）经有创 FFR 测定为缺血相关血管。而对这些血管，FFR_{CT} 诊断的准确性、敏感性、特异性、阳性预测值、阴性预测值分别为 83.0%、66.7%、88.6%、66.7% 和 88.6%。全部的 4

条假阴性结果的血管有创 FFR 值均在 0.75 ～ 0.80 的灰区内。对 FFR_{CT} 及有创 FFR 检查的相关性研究显示，FFR_{CT} 值和有创 FFR 值具有较好的相关性，Spearman 秩相关系数＝ 0.717，$P < 0.0001$；Pearson 相关系数＝ 0.678，$P < 0.0001$。该研究结果显示，同 CCTA 比较，FFR_{CT} 对导致心肌缺血的病变的诊断准确性有显著的提高。而与有创 FFR 较好的相关性表明 FFR_{CT} 可成为判断缺血病变的一种可靠的无创影像学方法。

（2）DeFACTO 研究（determination of fractional flow reserve by anatomic computed tomographic angiography study）[4] 是另一项评价 FFR_{CT} 在判断缺血病变方面应用的多中心、前瞻性研究。该研究纳入了来自 5 个国家、17 个中心的 252 例疑似或确诊冠心病患者，共评估 407 条血管。该研究同样以有创 FFR ≤ 0.80 作为引起心肌缺血的诊断标准。结果显示：FFR_{CT} 及 CCTA 诊断缺血病变的 AUC 值分别为 0.81 和 0.68（$P < 0.001$）。FFR_{CT} 判断病变缺血的准确性（73%，95%CI，67% ～ 78%）虽然并未达到试验预期所设定的主要目标，即 FFR_{CT} 诊断引起缺血病变准确性的 95% 可信区间范围的下限值＞ 70%，但仍显著高于单纯应用 CCTA 检查的准确性 64%。并且 FFR_{CT} 与有创 FFR 结果同样具有较好的相关性（Pearson 相关系数 $r = 0.63$）。上述结果与 DISCOVER-FLOW 研究的结果相一致，显示同单纯应用 CCTA 比较，FFR_{CT} 有助于提高诊断冠心病患者缺血病变的诊断准确性。同时，对于该研究中 CCTA 检查为中度狭窄（30% ～ 69%）病变的 150 支血管进行亚组分析发现[5]：FFR_{CT} 和 CCTA 诊断缺血病变的准确性、敏感性、特异性、阳性预测值和阴性预测值分别为 69%、74%、67%、41%、90% 和 63%、34%、72%、27%、78%。在患者水平，FFR_{CT} 及 CCTA 诊断缺血病变的 AUC 值分别为 0.81 和 0.50（$P = 0.0001$）。并且 FFR_{CT} 与有创 FFR 仍具有一定程度的相关性（$r = 0.50$，$P < 0.0001$），表明在中等程度狭窄水平 FFR_{CT} 相比 CCTA 有更好的诊断缺血病变能力。

（3）HeartFlowNxT 研究（analysis of coronary blood flow using ct angiography：next steps）[6] 是另一项国际多中心、前瞻性的关于 FFR_{CT} 在冠状动脉缺血病变诊断方面应用的研究。该研究共纳入 10 个中心 251 例患者，测量了 484 条血管。同之前的 DISCOVER-FLOW 和 DeFACTO 研究不同的是，HeartFlowNxT 研究应用更新了的 HeartFlow 公司的 FFR_{CT} 分析软件；统一了 CCTA 检查技术标准，提高图像质量和计算机三维模拟冠状动脉血管模型质控；并在各个中心分别进行 FFR_{CT} 分析，而不是像之前由统一的核心试验室来分析 FFR_{CT} 数据。因此，该研究更能反映 FFR_{CT} 在实际临床应用情况下的诊断价值。研究结果[7] 显示：以有创 FFR 为金标准，在病变血管层面上，FFR_{CT} 诊断缺血病变的准确性、敏感性、特异性、阳性预测值和阴性预测值分别为 86%、84%、86%、61%、95%；而 CCTA 分别为 65%、83%、60%、33%、92%。在患者层面上，FFR_{CT} 诊断的准确性、敏感性、特异性、阳性预测值和阴性预测值分别为 81%、86%、79%、65%、92%，CCTA 分别为 53%、94%、34%、40%、92%。FFR_{CT} 值同有创 FFR 值具有良好的相关性（Pearson 相关系数 $r = 0.82$，$P < 0.0001$）。同时，对于中等程度狭窄病变（30% ～ 70%），FFR_{CT} 诊断缺血病变的准确性、敏感性、特异性、阳性预测值和阴性预测值分别为 80%、85%、79%、63%、92%。AUC 值方面，无论在病变血管层面上还是在患者层面上，FFR_{CT} 均显著优于 CCTA（0.90 *vs*. 0.81，$P = 0.0008$ 与 0.93 *vs*. 0.79，$P < 0.0001$）。该研究同样表明了 FFR_{CT} 较单纯 CCTA 检查提高了特异性，降低假阳性率，且 FFR_{CT} 能正确诊断出 CCTA 假阳性判断中 68% 的患者和 67% 的病变血管，减少了临床误诊率，减少了有创冠状动脉造影的使用。

（4）PLATFORM 研究（Prospective Longitudinal Trial of FFR_{CT} Outcome and Resource Impacts）[8] 是一项多中心、前瞻性队列研究。共纳入 11 个中心 584 名患者，这些患者均为新发胸痛，既往无冠心病史，且被临床医生考虑为可能存在冠心病的患者。该研究将上述患者分为计划行有创检查组及计划行无创检查组，每一组均再分为传统检查组和 CCTA/FFR_{CT} 指导组。主要终点为计划有创检查组在 90 天内行有创冠状动脉造影（ICA）但显示为无明显狭窄的患者比例，次要终点为计划行无创检查组在 90 天内行 ICA 但显示为无明显狭窄的患者比例。狭窄病变定义为经有创测定 FFR 值

≤ 0.80 或有创 FFR 值> 0.80 但定量冠状动脉造影（quantitative coronary angiography，QCA）显示狭窄≥ 50%。结果显示：计划行有创检查组的患者中，传统检查亚组，100%（187/187）的患者都进行了 ICA，其中，137 例（73.3%）经有创 FFR 或 QCA 证实无明显狭窄；而在 CCTA/FFR_{CT} 指导亚组，只有 39.4%（76/193）的患者接受了 ICA。在计划行有创检查组患者于 CCTA/FFR_{CT} 指导下取消 ICA 的患者中，没有一例在 90 天观察期内出现主要不良心血管事件（major adverse cardiovascular events，MACE）。而在次要终点方面两组没有显著性差异。该研究表明，应用 CCTA/FFR_{CT} 策略可以减少相当一部分没有明显狭窄的胸痛患者接受 ICA 操作。

（5）PACIFIC 研究[9]（prospective comparison of cardiac PET/CT，SPECT/CT perfusion imaging and CT coronary angiography with invasive coronary angiography）为在荷兰进行的单中心前瞻性研究，共入选 208 例疑似稳定性冠心病患者，均进行了冠状动脉 CTA、SPECT、PET、冠状动脉造影及 FFR 检查。该研究的事后分析对这些患者进行了 FFR_{CT} 分析（HeartFlow FFRCT version 2.7，Redwood City，California）。其中 505 支（83%）可以进行 FFR_{CT} 分析。在血管水平，以 FFR 为金标准，FFR_{CT} 诊断准确性、敏感性和特异性分别为 87%、90% 和 86%，AUC 为 0.94，与 CCTA、SPECT、PET 相比，对血管特异性缺血表现出更高的诊断效能。

（6）ADVANCE 研究（Assessing Diagnostic Value of Non-invasive FFR_{CT} in Coronary Care）[10] 是一项国际多中心研究，共纳入 38 个中心 5083 例 CCTA 提示存在 30% ～ 90% 狭窄的冠心病患者，首先由临床医师根据 CCTA 结果初步制订治疗策略，然后在得知 FFR_{CT} 结果后再次制订治疗策略，并对入组患者进行随访。研究结果表示，参考 FFR_{CT} 结果后约 2/3 患者改变了治疗策略，90 天随访结果提示 FFR_{CT} 值越低，行血运重建的比例越高，而 FFR_{CT} > 0.8 的患者临床结局较好。经过 1 年的随访，FFR_{CT} > 0.8 的患者再次血运重建发生率较 FFR_{CT} ≤ 0.8 的患者更低（5.6% *vs*. 38.4%，P < 0.001），心血管死亡及心肌梗死发生率也较低（0.2% *vs*. 0.8%，P = 0.01）[11]。该项研究在真实世界中验证了 FFR_{CT} 指导冠心病诊治的有效性和安全性，为 FFR_{CT} 在临床上的应用再添实锤。

2. 使用中国国内自主研发的 FFR_{CT} 软件进行的部分研究介绍

（1）苏州润心科技有限公司研发的 FFR_{CT} 分析软件[12]：回顾性纳入 2009 年 7 月至 2018 年 4 月在北京大学第一医院行 CCTA 及 FFR 检查的患者。使用 FFR CT 软件计算出 FFR_{CT} 值，以有创的 FFR 值为金标准，结果纳入患者 71 例，共计 80 支血管。患者水平 FFR CT 的准确性为 81.7%，敏感性为 71.4%，特异性为 91.7%，阳性预测值为 89.3%，阴性预测值为 76.7%；血管水平 FFR CT 的准确性为 81.3%，敏感性为 67.6%，特异性为 93.0%，阳性预测值为 89.3%，阴性预测值为 76.9%。在患者水平，FFR_{CT} 用于诊断心肌缺血的 ROC AUC 为 0.852（95%CI 0.758 ～ 0.946，P < 0.001），最佳诊断界值为 0.805；在血管水平，FFR_{CT} 用于诊断心肌缺血的 ROC AUC 为 0.848（95%CI 0.758 ～ 0.938，P < 0.001），最佳诊断界值为 0.805。Pearson 相关分析显示，在血管水平，FFR_{CT} 值与有创 FFR 值呈正相关（r = 0.542，95%CI 0.366 ～ 0.681，P < 0.001）。FFR_{CT} 值与有创 FFR 值的 BlandAltman 图显示两者具有良好的一致性。

（2）上海联影医疗科技公司研发的 uCT-FFR 分析软件[13]：2020 年一项中国多中心研究[18] 共入选 9 家中心 338 例患者，利用该公司的基于 CFD 算法测定的 FFR_{CT} 软件检测病变的特异性缺血，共对 422 支血管进行了分析。结果显示在血管水平，FFR_{CT} 诊断准确性、敏感性和特异性分别为 91%、89% 和 91%， 而 CCTA 为 55%、92% 和 34%，侵袭性冠状动脉造影为 58%、94% 和 37%，FFR_{CT} 具有更高的特异性、准确性和 AUC，但是在 FFR 处于 0.75 ～ 0.80 之间的“灰色地带”没有明显优势，还需进一步探索验证。

（3）博动医学影像科技（上海）有限公司（上海博动）研发的 CT-QFR 软件[14]：在上海交通大学附属第六医院和安贞医院共入选 134 例患者，对接受 CTA 检查的 156 支血管进行了分析。以 FFR 为金标准，在血管水平，CT-QFR 软件诊断的准确性、敏感性、特异性、阳性预测值、阴性预测值分别为 87.2%、87.7%、86.8%、82.6%、90.8%。在患者水平，CT-QFR 软件诊断的准确性、敏感性、特异性、阳性预测值、阴性预测值分别为 87.3%、90.2%、84.9%、83.3%、91.2%。AUC 为 0.92。

（三）FFR_{CT} 的社会经济学获益

Hlatky 等[15]研究发现，应用 FFR_{CT} 同样可带来一定的社会经济学效益。该研究的病例资料来源于 DISCOVER-FLOW 研究人群。研究者将该人群冠心病诊疗策略分为 5 组：第 1 组 ICA/Visual 组：直接行 ICA 且根据 ICA 目测结果指导行 PCI 治疗；第 2 组 ICA/FFR 组：直接行 ICA 但根据有创 FFR 值（FFR ≤ 0.8）指导 PCI 治疗；第 3 组 CCTA/ICA/Visual 组：先行 CCTA 检查，若病变狭窄 ≥ 50% 再行 ICA 且根据 ICA 目测结果指导 PCI 治疗；第 4 组 CCTA/ICA/FFR 组：先进行 CCTA 检查，若病变狭窄 ≥ 50% 再行 ICA 且根据有创 FFR 值（FFR ≤ 0.8）指导 PCI 治疗；第 5 组 CCTA/FFR_{CT}/ICA 组：先行 CCTA 检查，病变狭窄 ≥ 50% 患者再行 FFR_{CT}，对于 FFR_{CT} ≤ 0.8 患者再行 ICA 且根据 ICA 结果指导 PCI 治疗。比较 5 组对冠心病的诊疗策略所需的医疗费用和临床事件（1 年的死亡或心肌梗死）发生率。研究显示：同临床上应用最广泛的 ICA/Visual 策略相比，应用 CCTA/FFR_{CT}/ICA 策略指导 PCI 可减少 30% 的医疗费用。主要原因是减少了需要接受 ICA 的患者数量和对未引起缺血的病变行 PCI 治疗的血管数量。同时该研究还发现，对于 1 年事件的发生率，ICA/Visual 组 1 年事件风险为 2.63%，而应用 FFR 技术的三组即第 2、4、5 组 1 年事件的发生率均较第 1 组有显著降低，分别为 1.96%、2.06% 及 2.31%。该结果表明应用 CCTA/FFR_{CT}/ICA 策略可降低 1 年事件风险 12%。该项研究结果表明：应用 FFR_{CT} 技术，可降低冠心病平均医疗费用，同时改善患者的预后，使患者获益达到最大。

而另一项针对 PLATFORM 项目的研究[16]也得出了类似的结论。在 PLATFORM 研究原分组不变的情况下分析 4 组患者所需的医疗费用，并应用西雅图心绞痛问卷、EuroQOL 及视觉模拟量表比较 4 组患者 90 天的生活质量。结果显示，计划接受 ICA 的患者中，应用 FFR_{CT} 指导组的平均医疗费用显著低于传统组（7343 美元 *vs*. 10 734 美元，$P < 0.0001$）。并且即使将 FFR_{CT} 的花费权重上调至 7 倍于 CCTA 时，FFR_{CT} 指导组花费仍低于传统检查组。而对于计划接受非介入检查的患者，两组之间并没有显著差异。生活质量方面，在 90 天时，所有组别的生活质量均有显著提高（$P < 0.0001$），但在计划接受非介入检查的患者中，FFR_{CT} 指导组比传统检查组提高的幅度更大（西雅图心绞痛问卷 19.5 *vs*. 11.4，$P = 0.003$，EuroQOL 0.08 *vs*. 0.03，$P = 0.002$，视觉模拟量表 4.1 *vs*. 2.3，$P = 0.82$）。而对该研究的长期随访显示[17]，比较上述 4 组患者在 1 年时的医疗费用及生活质量，结果得出：计划接受 ICA 的患者中，应用 FFR_{CT} 指导组在 1 年时的平均医疗花费比传统组降低 33%（8127 美元 *vs*. 12 145 美元，$P < 0.0001$）。同时在 1 年时，所有组别的生活质量均有显著提高，但除 EuroQOL 之外，另两种评估方式（西雅图心绞痛问卷及视觉模拟量表）的提升程度各组之间没有显著性差异。在计划接受非介入检查的患者中，FFR_{CT} 指导组的 EuroQOL 比传统检查组提高的幅度更大（0.12 *vs*. 0.07，$P = 0.02$）。

上述两项研究结果表明，对于疑诊冠心病的患者，在接受 ICA 检查前应用 FFR_{CT} 检查，无论在短期之内还是长期来看均可显著降低平均检查费用，同时对患者生活质量的改善会更加明显。

（四）FFR_{CT} 的局限性

FFR_{CT} 作为近年新兴的无创评价冠状动脉病变对血流动力学影响的检查手段，同时结合了 CCTA 及 FFR 的优势，可以一定程度上指导临床医师的工作。但与其他新兴技术一样，存在着一定的局限性。第一，FFR_{CT} 应用计算机模拟冠状动脉充盈状态，并不能完全模拟真实的冠状动脉血管，不同患者冠状动脉血管弹性不一，而应用同一模型势必会降低准确性。第二，FFR_{CT} 对于 CCTA 的图像质量要求较高，而实际应用中诸多因素都会影响 CCTA 的图像质量，在一定程度上限制了其应用。第三，目前各项大宗临床研究纳入标准均较严格，在既往发生过心肌梗死，或已接受过 PCI 或 CABG 治疗的患者中尚无临床数据，限制了临床应用的广泛性。第四，目前关于 FFR_{CT} 的临床研究多为验证性研究，而随机对照研究较少，观察时间也相对较短，在未来还需要开展更多的前瞻性随机对照研究，探索其对远期临床结局的影响。

（五）小结

FFR_{CT} 于 2014 年被美国食品与药物管理局（FDA）批准用于临床。综上可见，FFR_{CT} 作为一种新出现的无创评价冠状动脉病变对血流动力学影响的技术，相比于传统的有创 FFR 有着良好的相关性，同时又具有无创、可重复性强等优势。而比传统单纯 CCTA 又有准确性高、假阳性率低等诸多优势。同时应用 FFR_{CT} 指导冠心病的检查及治疗可以显著降低患者的医疗花费，改善预后及提高患者生活质量。这一新技术必将有广阔的应用前景。但仍需要进一步的技术改进及临床验证。

二、基于冠状动脉造影的 FFR

许多患者在冠状动脉造影前并没有进行过运动试验等功能学评估，所以当患者造影显示临界病变时，FFR 是帮助决策的重要手段。但是，FFR 由于操作复杂等原因，不能普及推广。所以基于冠状动脉造影的 FFR 有很大的应用价值。

（一）FFR_{CA} 的原理[18]

FFR_{CA} 是将两个成角大于一定角度的冠状动脉造影图像进行三维血管重建，同时联合计帧法得到血流速度，再根据流体力学及经验公式等计算出压力值，最后得出 FFR_{CA} 值。目前的 FFR_{CA} 技术无需诱导充血状态、无需对所有边支进行重建并且可以实时进行计算，整个过程仅需数分钟。

（二）FFR_{CA} 的研究

目前，全球范围主要有四家公司研发的 FFR_{CA} 产品，其中国内参与研发的为 QFR 和 caFFR。

1. QFR（美迪斯医疗公司和上海博动）

2017 年公布的 FAVOR Ⅱ China 研究[19]是一项前瞻性、多中心临床研究，共纳入 5 个中心 308 例至少有一处病变狭窄 30% ～ 90% 的患者，以 FFR 为“金标准”，评价 QFR 在线评估冠状动脉狭窄功能性意义的可行性和诊断准确度。结果显示，QFR 与 FFR 具有良好的相关性（$r = 0.857$），在患者水平和血管水平的诊断准确性分别为 92.4% 和 92.7%，均显著高于预先设定的目标值。另外，离线分析也显示 QFR 在血管方面的诊断准确性高达 93.3%。FAVOR Ⅱ Europe-Japan 研究[20]结果同样证实 QFR 具有较高的诊断准确性、敏感性和特异性，认为在导管实验室在线计算 QFR 评估冠状动脉中间病变的功能学是可行的。

2. caFFR

caFFR 为国内自创的新型 FFR 测定技术，它的工作原理主要基于两个 30° 以上夹角交叉投照位置的冠状动脉造影图像合成三维血管模型，实时测量主动脉压力，采用 TIMI 计帧法获得造影血流速度，然后通过流体力学计算沿血管中心线从入口至远端各点的压力差 ΔP，通过公式 $FFR = (Pa - \Delta P)/Pa$ 计算各点的血流储备分数，其中 Pa 是主动脉平均压[21]。它的优点在于测量过程无需压力导丝和血管扩张药物，无需额外手术和操作，能实时获取 FFR 结果。

FLASH FFR 研究[21]为一项前瞻性、多中心、单臂研究，共纳入 6 个中心的 328 例患者，入选估测冠状动脉直径狭窄 30% ～ 90% 的稳定型或不稳定型心绞痛患者，对病变血管进行 caFFR 测量，并与标准的 FFR 进行比较。研究结果显示，caFFR 与标准的 FFR 高度相关（$r = 0.89$），caFFR 的敏感性、特异性、阳性预测值、阴性预测值和诊断准确率分别高达 90.4%、98.6%、97.2%、95.0% 和 95.7%，ROC 曲线下面积为 0.979。重要的是，对于 FFR 值处于 0.75 ～ 0.85 之间的 119 例患者，caFFR 的特异性和阳性预测值也可高达 97%、96%，同时保持了较好的敏感性（81%）和阴性预测值（87%），总体诊断准确率约 90%。另外，caFFR 平均总测量时间为 4.54 min。因此，caFFR 具有的快捷、高效、无创等优点可为精准医疗发展创造良好的契机。目前正在进行中的 FLASH Ⅱ研究是以有创 FFR 指导血运重建为标准，评估 caFFR 指导血运重建策略的临床价值，预计纳入 2000 例疑诊冠心病、稳定型心绞痛、不稳定型心绞痛或者急性心肌梗死后评估非目标病变的患者，随访 12 个月后判断 caFFR 是否会产生非劣性结果。

caFFR 目前还处于早期开发阶段，虽然可用于评价多支血管病变的缺血病灶、连续性病变的严重程度、预测 PCI 术后效果，但是在左主干病变、分叉病变、严重血管钙化和弥漫性血管病变等复杂病变中的准确性尚未被评估，仍需要不断改进与完善。

3. FFRangio（CathWorks，Kefar Sava，Israel）

2016 年 Kornowski 等[22]研究结果表明，与侵入性 FFR 相比，FFRangio 具有很高的重复性和诊断效能。随后 Mariano 等[23]为进一步评估 FFRangio 的重复性和诊断准确性，共分析了来自 4 个中心的 184 例稳定型心绞痛患者中的 203 个病灶，由 2 个互相不知情且对有创 FFR 值也不知情的操作人员进行 FFRangio 测量，研究结果显示，两组测量的组内相关系数为 0.962（95%CI，0.950 ～ 0.971，$P < 0.001$），FFRangio 与有创 FFR 相关性良好（$r = 0.88$，$P < 0.0001$）并且具有较高的一致性，平均差异为 0.007。另外，以 0.80 作为 FFRangio 和 FFR 的截断值，FFRangio 的敏感性、特异性和诊断准确率分别高达 88%、95% 和 93%。前两项研究均存在一定的局限性，例如样本量不足、FFRangio 测量为线下完成、缺乏独立的统计分析等。因此，2019 年发布的 FAST-FFR 研究[24]旨在比较在线 FFRangio 测量与有创 FFR 的诊断准确性。此项研究为一项前瞻性、多中心的国际临床试验，研究人群包括稳定型心绞痛、非 ST 段抬高型急性冠脉综合征患者，最终纳入 10 个中心的 301 例患者的 319 支血管。研究结果提示，FFRangio 的总体诊断准确率为 92%，仅考虑 FFR 值在 0.75 ～ 0.85 之间时准确率也可高达 87%。另外，除去冠状动脉重建校正和病灶识别过程，FFRangio 计算的平均处理时间仅为 2.7 min。

FFRangio 的独特之处在于它能在几分钟内对整个冠状动脉树进行全面的生理评估，提供每条血管的 FFR 值，测量过程中无需使用压力导丝和扩血管药物，这有可能为更多患者提供血运重建决策的冠状动脉生理学指导。但是，FFRangio 还需要对于其在左主干病变、支架内再狭窄、冠状动脉旁路移植术后及低射血分数患者中的应用进一步探索。

4. vFFR（荷兰 Pie Medical Imaging 公司）

FAST 研究[25]为单中心回顾性研究，共入选 100 例患者。以 FFR 为金标准，vFFR 与 FFR 的相关系数为 0.89，诊断的 AUC 为 0.93。

（三）FFR_{CA} 的局限性

FFR_{CA} 为冠状动脉狭窄的功能评估提供了一种简单、安全、经济的新方法，但是目前需要注意的是，左主干病变、开口病变、分支病变、严重血管重叠或弯曲、造影血管图像质量差均会影响 FFR_{CA} 的准确性。此外，目前尚缺乏 FFR_{CA} 指导 PCI 与传统方式对比的长期临床随访数据。随着 FAVOR Ⅲ CHINA 研究及 FLASH Ⅱ 研究的开展，FFR_{CA} 有望在将来取代 FFR 成为评判冠状动脉狭窄的生理学功能的新方法。

（四）小结

综上所述，基于冠状动脉造影 FFR 技术兼有解剖学和功能学双重优势，通过一次检查可以同时获得影像学图像和生理学数据，既节约时间又降低费用成本，还可协助临床医师制订最佳治疗策略，从而实现精准治疗、避免不必要支架植入及改善患者预后的目的。另外，测量过程无需使用压力导丝和扩血管药物诱导充血，很好地弥补了 FFR 的局限性。总之，冠状动脉功能学评价的应用将越来越广泛，临床医师应该了解各种 FFR 测量方法的优势和不足，结合患者自身情况选择最佳的评价方式，为患者带来更多的获益。

（龚艳君）

参考文献

[1] Taylor CA，Fonte TA，Min JK. Computational fluid dynamics applied to cardiac computed tomography for noninvasive quantification of fractional flow reserve：scientific basis. J Am Coll Cardiol，2013，61（22）：2233-2241.

[2] 陆怡菡，曾蒙苏 . FFRCT：无创冠脉血流储备分数检测方式 . 中国医学计算机成像杂志，2014，20（2）：200-204.

[3] Koo B K，Erglis A，Doh J H，et al. Diagnosis of ischemia-causing coronary stenoses by noninvasive fractional flow reserve computed from coronary computed tomographic angiograms. Results from the prospective multicenter DISCOVER-FLOW（Diagnosis of Ischemia-Causing Stenoses Obtained Via Noninvasive Fractional Flow Reserve）study. J Am Coll Cardiol，2011，58（19）：1989-1997.

[4] Min J K，Leipsic J，Pencina M J，et al. Diagnostic accuracy of fractional flow reserve from anatomic CT angiography. JAMA，2012，308（12）：1237-1245.

[5] Nakazato R，Park H B，Berman D S，et al. Noninvasive fractional flow reserve derived from computed tomography angiography for coronary lesions of intermediate stenosis

severity：results from the DeFACTO study. Circ Cardiovasc Imaging，2013，6（6）：881-889.

［6］Gaur S，Achenbach S，Leipsic J，et al. Rationale and design of the HeartFlowNXT（HeartFlow analysis of coronary blood flow using CT angiography：NeXtsTeps）study. J Cardiovasc Comput Tomogr，2013，7（5）：279-288.

［7］Norgaard B L，Leipsic J，Gaur S，et al. Diagnostic performance of noninvasive fractional flow reserve derived from coronary computed tomography angiography in suspected coronary artery disease：the NXT trial（Analysis of Coronary Blood Flow Using CT Angiography：Next Steps）. J Am Coll Cardiol，2014，63（12）：1145-1155.

［8］Douglas P S，Pontone G，Hlatky M A，et al. Clinical outcomes of fractional flow reserve by computed tomographic angiography-guided diagnostic strategies vs. usual care in patients with suspected coronary artery disease：the prospective longitudinal trial of FFR（CT）：outcome and resource impacts study. Eur Heart J，2015，36（47）：3359-3367.

［9］Driessen R S，Danad I，Stuijfzand W J，et al. Comparison of Coronary Computed Tomography Angiography，Fractional Flow Reserve，and Perfusion Imaging for Ischemia Diagnosis. J Am Coll Cardiol，2019，73（2）：161-173.

［10］Fairbairn T A，Nieman K，Akasaka T，et al. Real-world clinical utility and impact on clinical decision-making of coronary computed tomography angiography-derived fractional flow reserve：lessons from the ADVANCE Registry. Eur Heart J，2018，39（41）：3701-3711.

［11］Patel M R，Norgaard B L，Fairbairn T A，et al. 1-Year Impact on Medical Practice and Clinical Outcomes of FFRCT：The ADVANCE Registry. JACC Cardiovasc Imaging，2020，13（1 Pt 1）：97-105.

［12］龚艳君，易铁慈，杨帆，等. 基于冠状动脉 CT 血管造影的血流储备分数评价心肌缺血的价值. 中国介入心脏病学杂志，2019，27：673-678.

［13］Tang C X，Liu C Y，Lu M J，et al. CT FFR for Ischemia-Specific CAD With a New Computational Fluid Dynamics Algorithm：A Chinese Multicenter Study. JACC Cardiovasc Imaging，2020，13（4）：980-990.

［14］Li Z，Zhang J，Xu L，et al. Diagnostic accuracy of a fast computational approach to derive fractional flow reserve from coronary CT angiography. J Am Coll Cardiol Img，2020，13：172-175.

［15］Hlatky M A，Saxena A，Koo B K，et al. Projected costs and consequences of computed tomography-determined fractional flow reserve. Clin Cardiol，2013，36（12）：743-748.

［16］Hlatky M A，De Bruyne B，Pontone G，et al. Quality-of-Life and Economic Outcomes of Assessing Fractional Flow Reserve With Computed Tomography Angiography：PLATFORM. J Am Coll Cardiol，2015，66（21）：2315-2323.

［17］Douglas P S，De Bruyne B，Pontone G，et al. 1-Year Outcomes of FFRCT-Guided Care in Patients With Suspected Coronary Disease：The PLATFORM Study. J Am Coll Cardiol，2016，68（5）：435-445.

［18］Tu S，Barbato E，Koszegi Z，et al. Fractional flow reserve calculation from 3-dimensional quantitative coronary angiography and TIMI frame count：a fast computer model to quantify the functional significance of moderately obstructed coronary arteries. JACC Cardiovasc Interv，2014，7（7）：768-777.

［19］Xu B，Tu S，Qiao S，et al. Diagnostic Accuracy of Angiography-Based Quantitative Flow Ratio Measurements for Online Assessment of Coronary Stenosis. J Am Coll Cardiol，2017，70（25）：3077-3087.

［20］Westra J，Andersen B K，Campo G，et al. Diagnostic Performance of In-Procedure Angiography-Derived Quantitative Flow Reserve Compared to Pressure-Derived Fractional Flow Reserve：The FAVOR Ⅱ Europe-Japan Study. J Am Heart Assoc，2018，7（14）：e009603.

［21］Li J，Gong Y，Wang W，et al. Accuracy of computational pressure-fluid dynamics applied to coronary angiography to derive fractional flow reserve：FLASH FFR. Cardiovascular Research，2020，116（7）：1349-1356.

［22］Kornowski R，Lavi I，Pellicano M，et al. Fractional Flow Reserve Derived From Routine Coronary Angiograms. J Am Coll Cardiol，2016，68（20）：2235-2237.

［23］Pellicano M，Lavi I，De Bruyne B，et al. Validation Study of Image-Based Fractional Flow Reserve During Coronary Angiography. Circ Cardiovasc Interv，2017，10（9）：e005259.

［24］Fearon W F，Achenbach S，Engstrom T，et al. Accuracy of Fractional Flow Reserve Derived From Coronary Angiography. Circulation，2019，139（4）：477-484.

［25］Masdjedi K，van Zandvoort LJC，Balbi MM，et al. Validation of a three-dimensional quantitative coronary angiography-based software to calculate fractional flow reserve：the FAST study. EuroIntervention，2020，16（7）：591-599.

第 14 章　FFR 护理配合及注意事项

冠状动脉造影及血管内超声均被认为是诊断冠心病的“金标准”，但只能对狭窄程度进行影像学评价。1993 年 Pijls[1] 提出的血流储备分数（fractional flow reserve，FFR），经过长期的基础与临床研究证实，FFR 已经成为冠状动脉狭窄功能性评价的公认指标，2014 ESC/EACTS 指南[2] 和中国 2016 年 PCI 指南[3] 均对冠状动脉造影目测直径狭窄 50% ～ 90% 病变建议行 FFR 检测，推荐为 Ⅰ A 类证据。结合指南及 FFR 标准化测量规程[4]，正确地配合以保证其测量结果的精准性对指导冠状动脉介入诊疗策略至关重要。

一、三种测量方式连接（表 14–1）

1. Radi Analyzer Xpress 分析仪（图 14-1）

表 14-1　测量方式

参数	Radi Analyzer	Quantien	ILUMIEN Qptis
外观	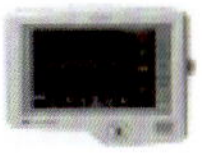	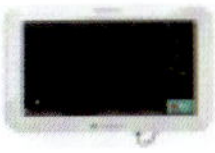	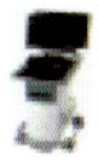
型号	C12711	C12787	C408650
适应证 / 适用范围	在导管室内测量心血管多项功能指标，用于诊断患者，配合压力导丝（PressureWire）使用	与左相同	与左相同
使用导丝	有线导丝	有线或无线导丝	无线导丝
主动脉压输入	AO IN 缆线	AO IN 缆线 /Wi-Box 无线传输	Wi-Box 无线传输
软件	Linux 和 C ＋＋	Linux 和 C ＋＋	Window XP
操作界面	按键	触摸屏	键盘，鼠标
视频输出	无	视频输出（DVI）	DVI
数据输出	光纤	USB 和网线接口	USB/ 光驱 / 网线
DICOM 输出	无	通过网线接口	USB/ 光驱 / 网线
测量指标	FFR/CFR/IMR	IMR/FFR	FFR

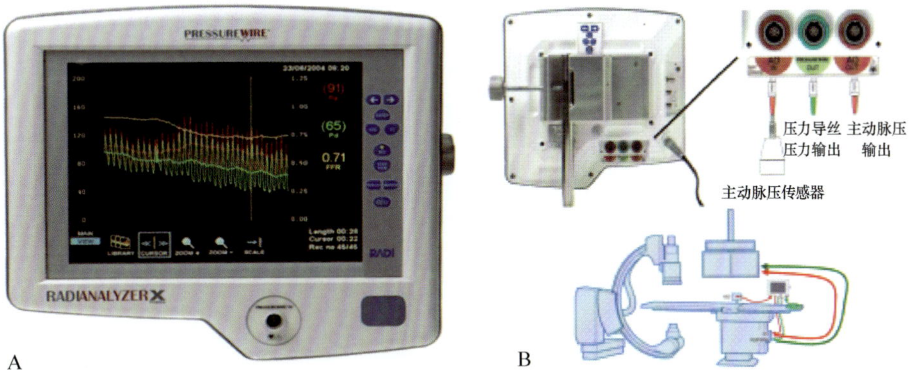

图 14-1　Radi Analyzer Xpress 分析仪

A. 分析仪正面面屏；**B.** 分析仪背面面屏

2. Quantien 系统设计——有线无线兼容（图 14-2）

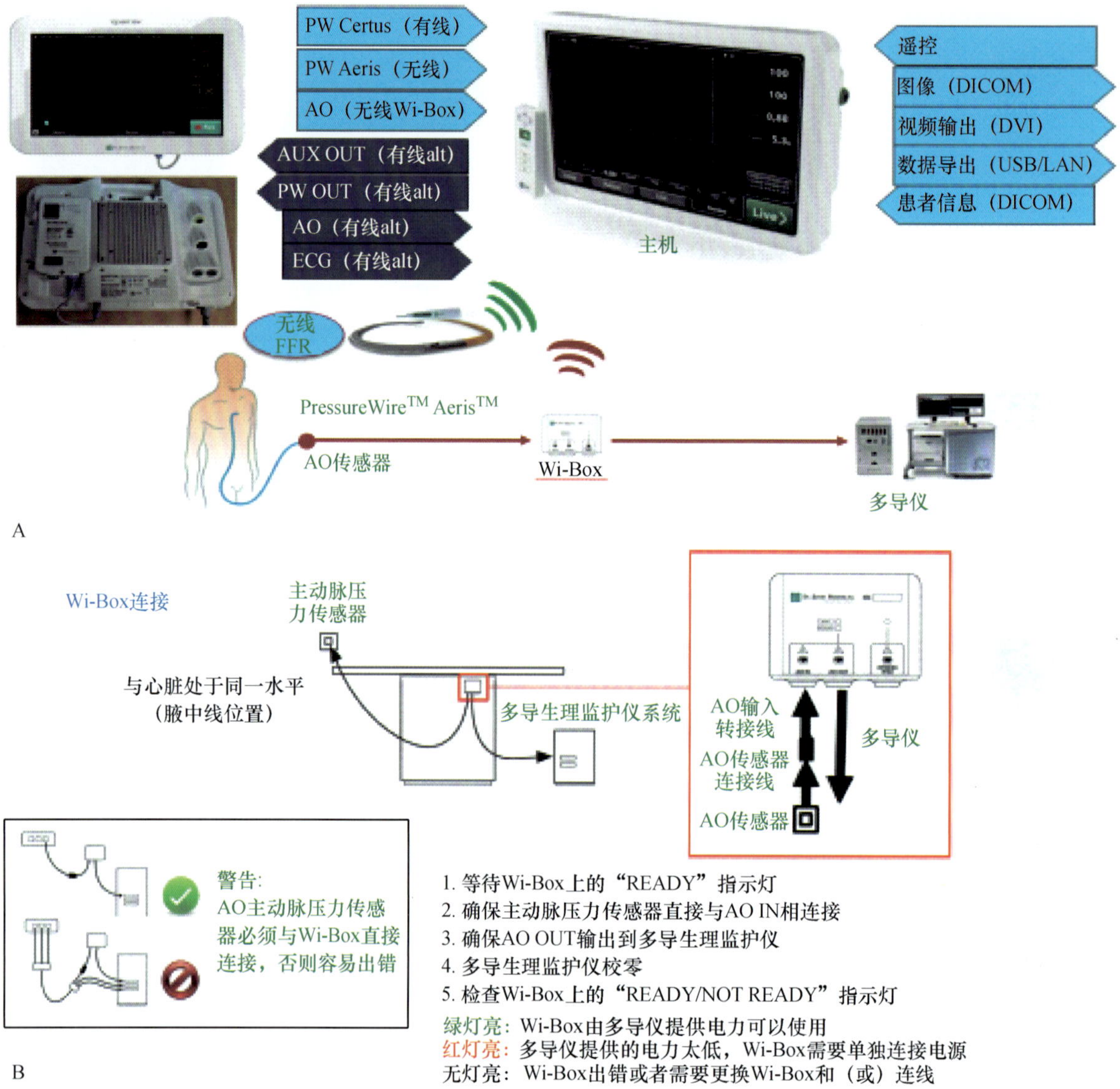

图 14-2 Quantien 监测系统及其连接示意图

alt：可选的

3. ILUMIEN Optis（Mobile）系统（图 14-3）

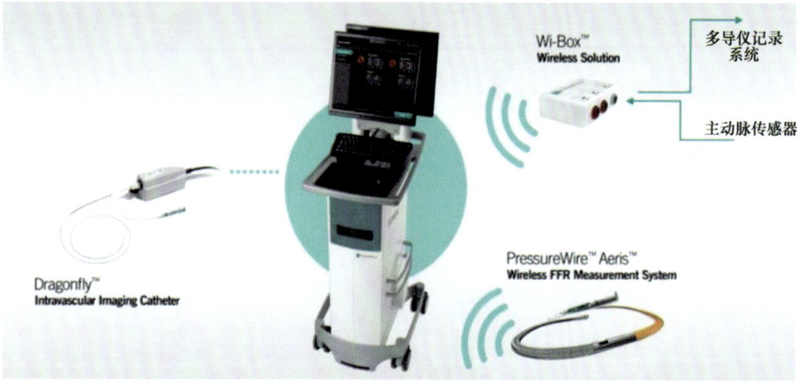

图 14-3 ILUMIEN Optis 连接系统示意图

二、FFR 操作流程图（图 14–4）

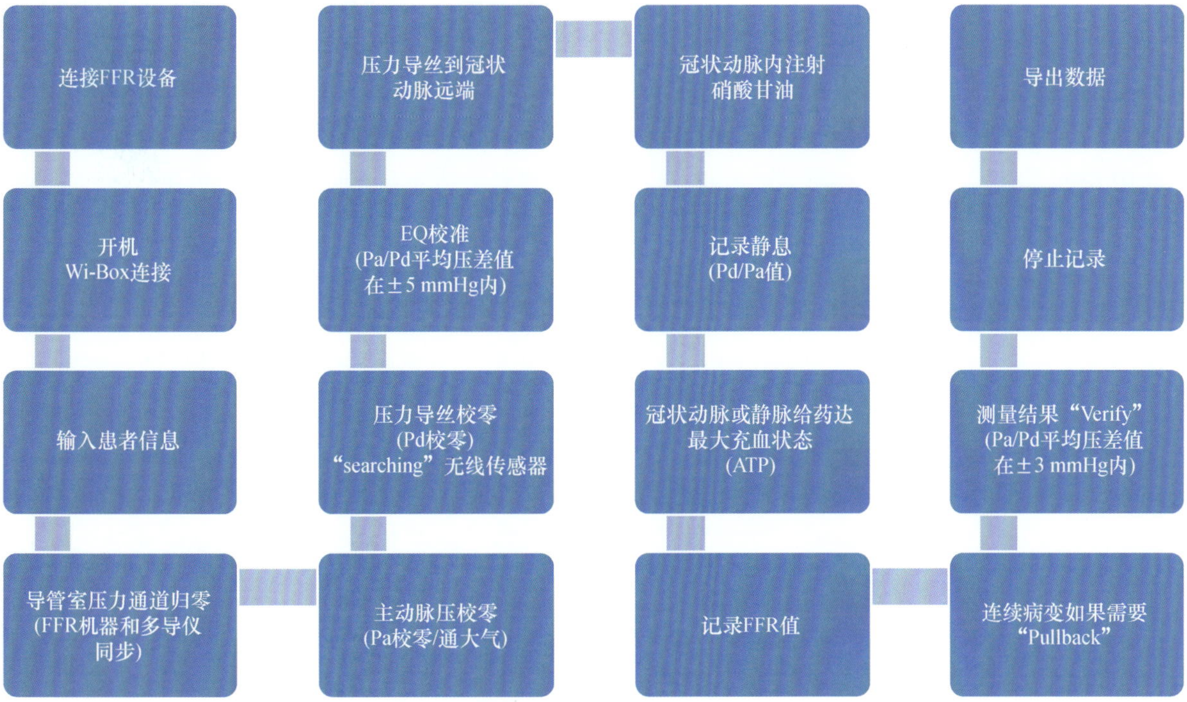

图 14-4　FFR 操作流程图

三、静脉通路建立

选择手术穿刺对侧较粗大的中心静脉（肘正中静脉或股静脉），常用肘正中静脉。使用方法：建议选用 18 G 留置针穿刺（流速＞ 76 ml/min），目前临床中女性、血管相对细弱患者酌情使用 20 G（流速 55 ml/min）给药。使用留置针穿刺易于固定，防止术中患者躁动脱出。FFR 测量给药应建立单独静脉通路，不与其他药物共用一条通路，有利于快速、短时间输入大量液体，以达到最大充血状态。使用高流量输液泵（999 ml/h），外包装上最高流速 40 ml/min，也可以换用高压注射器的泵管输注。不同留置针的规格与性能见表 14-2。

表 14-2　不同留置针的规格与性能

规格	头皮针	颜色	流速 ml/min	应用
24 G	5#		19 ～ 24	小儿
22 G	7#		33 ～ 36	输液
20 G	9#		55 ～ 65	输血
18 G	12#		76 ～ 105	手术室 / 急诊

四、药品配置和输注配合

临床上最大充血相诱发药物的选择有腺苷、三磷酸腺苷（ATP）、罂粟碱。目前国内常用 ATP，其进入体内后代谢为腺苷，具有起效迅速、持续作用时间短、安全性高、性质稳定及价格便宜等优势[5]。以三磷酸腺苷（ATP）为例具体给药操作如下：

冠状动脉给药剂量以弹丸式注射（快打快冲，即快速打药，再快速用生理盐水冲），左冠状动脉 60 μg，右冠状动脉 40 μg，最大剂量 150 μg。关闭主动脉压力通道，快速冠状动脉推注 ATP，再快速用约 3 ml 生理盐水冲洗指引导管后，迅速打开主动脉压力通道，恢复主动脉压力信号，此时会有杂波干扰，数 3 次心动周期后开始记录。FFR 值恢复到给药前水平停止记录。减少患者对 ATP 的不良反应，可以先给 20 μg，如果患者无不良反应，再按常规剂量给药。冠状动脉给药可以依次倍增药物剂量推注，直至 FFR 数值不再下降，说明此时是最大充血状态 FFR 值。因冠状动脉给药起效快，持续时间短，药效到达峰值只需要 10 s，20 s 失效，无法进行 Pullback 测量，因此对于多处病变、弥漫性病变只能评估整支血管所有病变叠加血流情况。

1. 冠状动脉 ATP 配药方法

配制方法：ATP（20 mg/2 ml）

2 ml ATP（20 mg/2 ml）＋ 500 ml 生理盐水＝ 40 μg/ml

使用方法：

左冠状动脉：常规 60 μg

右冠状动脉：常规 40 μg

最大剂量：150 μg

第一次给药可以先从小剂量（10 ～ 20 μg）测试剂量开始，快推快冲。冠状动脉给药注意事项：防止操作过慢，开始记录时 ATP 的药效峰值已过，捕捉不到准确 FFR 值。如果 FFR 值出现在屏幕左边，提示操作太慢，需要重新测定。

2. 静脉 ATP 配药方法

配制方法：ATP（20 mg/2 ml），配制成 1 mg/ml；输注速度 140 μg/（kg · min），或快速配制公式：体重（kg）×8.4 ＝输注速度（ml/h）。最大输注速度 180 μg/（kg · min），快速配制公式：体重（kg）×10.8 ＝输注速度（ml/h）（表 14-3）。

表 14-3 不同体重患者行 FFR 检测时对应液体流速

体重	输注速度 140 μg/（kg · min）	输注速度 180 μg/（kg · min）
40 kg	336 ml/h	432 ml/h
50 kg	420 ml/h	540 ml/h
60 kg	504 ml/h	648 ml/h
70 kg	588 ml/h	756 ml/h
80 kg	672 ml/h	864 ml/h
90 kg	756 ml/h	972 ml/h
100 kg	840 ml/h	1080 ml/h

微量泵配置：4 ml ATP（20 mg/2 ml）＋ 36 ml 生理盐水。

输液泵配置：10 ml ATP（20 mg/2 ml）＋ 90 ml 生理盐水。

静脉给药注意事项：静脉给 ATP 后，30 ～ 60 s 起效，最大充血状态稳定可维持 2 min 以上，可以进行 Pullback 测量技术。输液泵输注速度设置 140 μg/（kg · min）[相当于体重（kg）×8.4 ml/h]，如果 FFR 0.75 ～ 0.80，最大可以增加到 180 μg/（kg · min）[相当于体重（kg）×10.8 ml/h]。需要专用的输液泵（能提供 999 ml/h 输液速度的高流量输液泵）。ATP 药物起效的标志是血压先升后降，血压下降达 10% ～ 15% 时提示冠状动脉达最大充血状态。如果血压没有变化则要检查静脉通路、输液泵设置、药物有效期及配制。给药前做好患者解释工作，使其更好地耐受以便得到准确的 FFR 数值。

两种记录方法：①以给药开始即刻开始记录，机器右下角有时间显示，便于观察但记录较长，波形密集。②观察主动脉压先升后降，FFR 值开始下降，说明药物起效，开始记录，虽不是从静息到 FFR 最低值，波形稀疏不完整，但便于回顾。

无论冠状动脉或静脉给药前，都要于冠状动脉内给予硝酸甘油以消除冠状动脉痉挛。静脉滴注 ATP 测量 FFR 是一种安全、有效、经济的方法，可以行 Pullback 检查，副作用远低于冠状动脉给药，尤其对于多支、多处以及弥漫性病变是最佳选择，因此目前推荐静脉给药方法测量 FFR，也是国际文献通用的方法[6]。

五、术中配合及注意事项

标准化护理配合，由两名护士配合完成。一名护士负责与患者沟通解释检查的目的、配合要点，进行留置针穿刺、配置液体及输液泵准备，同时在监测中进行病情的观察和患者心理疏导护理；另一名护士负责仪器设备准备及配合医生术中 FFR 值的测量。

1. 关键步骤三步校零法和两次 EQ 的精确性有利于 FFR 值测量的准确性

（1）三步校零：第一步正确连接动脉生理检测仪后进行导管室压力通道校零；第二步主动脉压校零，将有创动脉传感器与大气相通，多导生理仪校零成功后关闭压力传感器；第三步压力导丝体外校零，用 50 ml 注射器抽取生理盐水冲洗导丝的环形套管，将导丝末端连接器与机器相连后压力导丝校零（无线 QUANTIEN™ 设备无需连接机器，Searching 无线传感器）。

（2）两次 EQ：EQ 是校准主动脉压 Pa 和压力导丝压力 Pd 的比值。第一次 EQ，将压力导丝沿指引导管送至冠状动脉开口处，其头端可显影的 30 mm

尾端出指引导管口 2 ～ 3 mm 进行 EQ，正常值区间为 Pa/Pd 平均压差值在 ±5 mmHg，如超出需要重新检查校准；第 2 次 EQ，测量结束后“Verify”校正，回撤压力导丝传感器至指引导管口（同前面 EQ 位置），正常值区间为 Pa/Pd 平均压差值 ±3 mmHg 以内，证明所测数据准确，如果 EQ 数值过高，说明存在数据漂移，应查找原因，重新测量。

2. 掌握正确给药与停药时机

首先进行静息 Pd/Pa 的记录，将压力导丝头端送过靶血管病变远端 3 cm，冠状动脉内给予硝酸甘油 200 μg，充分扩张冠状动脉之后待血压稳定后可记录 10 s 静息时 Pd/Pa 数值作为基线资料。然后经冠状动脉注入 ATP 或经外周静脉持续泵入 ATP，使冠状动脉血管呈最大扩张状态，用压力导丝记录冠状动脉远端压力连续监测 FFR 值。冠状动脉弹丸式给药，“快打快冲”后恢复压力通道即开始记录；静脉泵入给药后，一般 30 s 药物起效，60 s 达峰，观察到血压先上升后下降的波形（药物起效标志）后开始记录。对于串联病变、弥漫病变应进行 Pullback 技术。静脉给药时当最大充血状态标志维持至少 20 s，Pa 平均压（红线）、Pd 平均压（绿线）、FFR 数值（Pd/Pa 黄线）三条线平行不再变化时停止给药，记录 FFR 值。若需要重复测量，必须待 FFR 值恢复静息水平后 3 min 再开始操作。不能通过提高药物浓度，降低输注速度。

3. FFR 配合中注意事项要点

在护理配合中严格遵循标准化护理配合程序及操作流程。连接时保持主动脉压力传感器位置与心脏处于同一水平面（腋中线水平面，胸骨下 5 cm），用夹子或者胶带严格固定防止移动，过高或过低都会影响 FFR 值：传感器位置过高，主动脉压力 Pa 降低，测得 FFR 偏高；传感器位置过低，主动脉压力 Pa 升高，测得 FFR 偏低（图 14-5）；在指引导管选择方面，建议 7 F 以下，不能带有侧孔，以免影响 FFR 数值精准性，同时过大的指引导管容易引起冠状动脉嵌顿，高估 FFR 值，术中密切监测压力曲线变化判断是否有嵌顿，及时提示术者；用 50 ml 注射器弹丸式注射体外冲洗压力导丝，确保导丝保护套管完全被生理盐水充盈，避免导丝头端 30 mm 处的传感器处有气泡影响校准；测量前用生理盐水冲洗指引导管，避免残留造影剂影响 FFR 值。未撤出导引针关紧 Y 阀，会人为降低 Pa，假性高估 FFR 值，应随时关注注意提示。测定开始前 30 s 于冠状动脉内注射硝酸甘油 200 μg 可消除任何形式的心外膜血管收缩并确保心外膜血管保持舒张状态，如果未处于最大充血状态测得的 FFR 值会偏高，从而低估狭窄严重程度。数据记录与数据导出时注意资料留存的完整性（图 14-6）。

六、病情观察及并发症护理配合

护士应熟悉掌握腺苷类扩血管药物的主要药

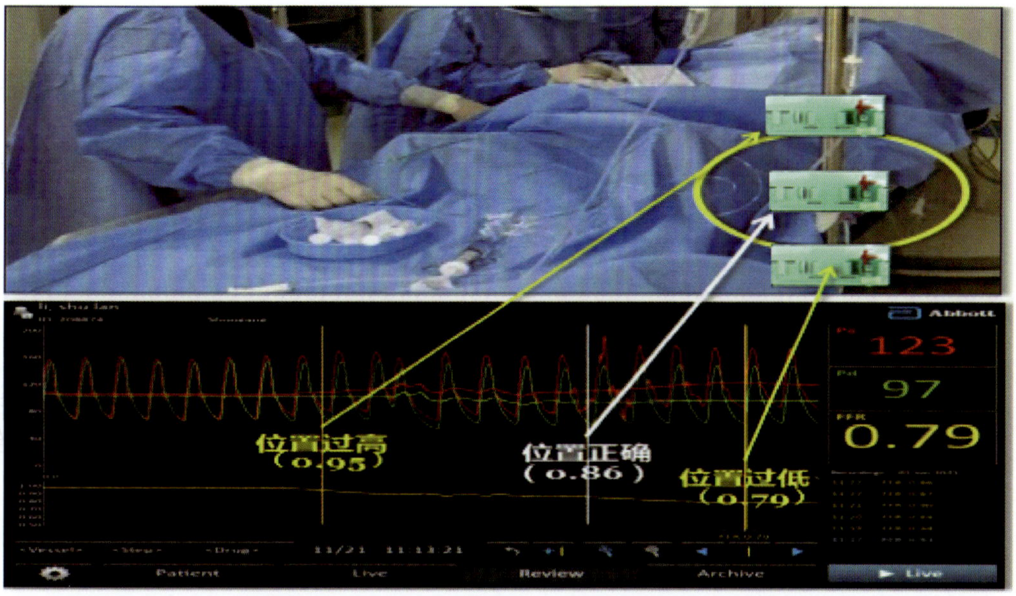

图 14-5　不同压力传感器位置对应 FFR 数值变化

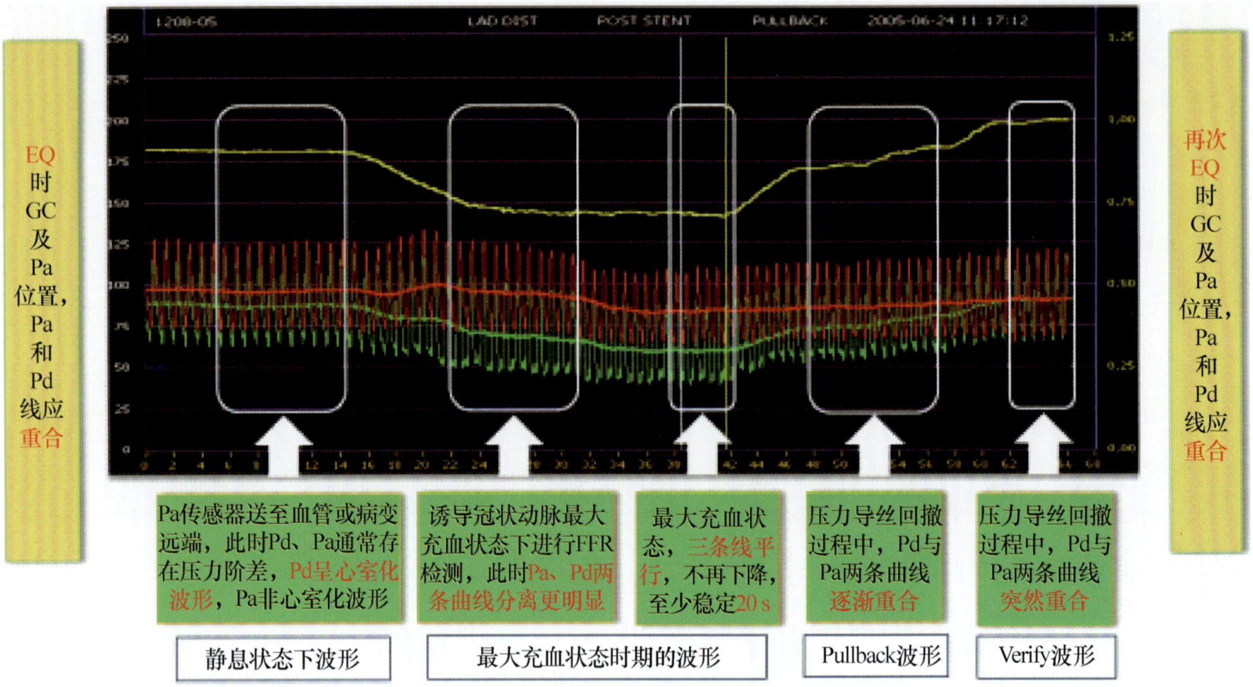

图 14-6 FFR 数据记录与导出

理作用、不良反应症状表现、药物禁忌证及处理措施。ATP 的药理作用具有迷走神经样作用，抑制交感神经兴奋，延长房室结的不应期，使窦房结自律性下降、减慢房室结传导，易出现窦性停搏、房室传导阻滞、心脏停搏等严重心律失常[5]。常见不良反应有房室传导阻滞，心动过缓，窦性停搏，血压下降（一般给药后起效标志为血压先升高后下降，达到最大充血状态），胸部压迫感，呼吸困难，头晕，面红，出汗，恶心，胃肠道不适等反应。处理方法：①立即停药，嘱患者咳嗽，反射性提升心率；②加强生命体征的监测；③备好各项抢救措施；④遵医嘱使用腺苷受体拮抗剂，如氨茶碱（5 ～ 10 ml 稀释成 20 ml 于 2 min 静脉注入；或 250 mg 稀释成 20 ml 于 5 min 内静脉注入），如氨茶碱不能消除缺血反应，可使用硝酸酯类药物。术中密切观察患者病情变化，实时进行心电压力监测；及时有效地保证药物液体的准确泵入，并能正确地对药物的不良反应做出精准判断，及时与医生沟通，遵从医嘱给予正确的处理配合。

心理护理伴随整个手术的全过程。介入诊疗是患者在清醒状态下完成的，行 FFR 测定时使用 ATP 期间患者会出现如憋气、心悸、面部发热、出汗、类似心绞痛发作时的胸痛等不适表现，部分患者还会出现恐惧焦虑情绪。护士在留置针穿刺同时，应向患者耐心地解释 FFR 检查的必要性、给药过程中可能出现的用药后不适及配合要点，叮嘱患者出现任何不适及时表达出来，并表明在整个手术过程中的陪伴及随时监护及沟通。同时认真倾听患者的主诉，给予针对性的疏导、积极的情感支持，必要时给予肢体语言的关爱，以缓解其紧张情绪，消除其恐惧感，保证手术顺利进行。

（史震涛）

参考文献

[1] Pijls NH，van Son JA，Kirkeeide RL，et al. Experimental basis of determining maximum coronary，myocardial，and collateral blood flow by pressure measurements for assessing functional stenosis severity before and after percutaneous transluminal coronary angioplasty. Circulation，1993，87（4）：1354-1367.

[2] Windecker S，Kolh P，Alfonso F，et al. 2014 ESC/EACTS Guidelines on myocardial revascularization：The Task Force on Myocardial Revascularization of the European Society of Cardiology（ESC）and the European Association for Cardio-Thoracic Surgery（EACTS）Developed with the special contribution of the European Association of Percutaneous Cardiovascular Interventions（EAPCI）. Eur Heart J，2014，35（37）：2541-2619.

[3] 中国心血管病相关专家小组（统称）冠状动脉血流储

备分数临床应用专家共识专家组．冠状动脉血流储备分数临床应用专家共识．中华心血管病杂志，2016，44（4）：292-297.
[4] Toth GG，Johnson NP，Jeremias A，et al. Standardization of Fractional Flow Reserve Measurements. J Am Coll Cardiol，2016，68（7）：742-753.
[5] 吴彩云，王胜煌．不同血管扩张剂在心肌血流储备分数评估中的应用．中华老年心脑血管病杂志，2014，16（1）：96.
[6] Petraco R，Sen S，Echavrria-Pionto M，et al. Fractional flow reserve-guided revascularization：practical implications of a diagnostic gray zone and measurement variability on clinical decisions. JACC Cardiovasc Interv，2013，6（3）：222-225.

第二部分

冠状动脉血流储备分数（FFR）临床应用病例荟萃

病例1　FFR指导临界病变治疗1例

患者宋某，女性，65岁，主因“阵发性心前区疼痛3年，加重7天”于2018年3月19日入院。

现病史：患者于3年前无明显诱因出现心前区疼痛，呈闷痛，范围约手掌大小，持续10余分钟可缓解，伴恶心，无呕吐，无大汗，无头晕、头痛，无放射痛，上述症状反复发作，与活动及情绪无明显关系，未在意。近7天，患者无明显诱因再次出现心前区疼痛，性质同前，伴心悸、胸闷，现为进一步诊治来我院就诊。

既往史：高血压病史20年，血压最高达180/120 mmHg，现规律口服氨氯地平（络活喜）5 mg 1次/日，血压控制良好；否认糖尿病、高脂血症病史。

个人史：否认吸烟史及饮酒史。

家族史：母亲及姐姐均有高血压病史。

入院查体：T 36.5℃；P 80次/分；R 18次/分；BP 140/96 mmHg。双肺呼吸音清，未闻及干、湿啰音，未闻及胸膜摩擦音。心前区无隆起，未见心前区异常搏动。心尖搏动位于左侧第5肋间锁骨中线内0.5 cm，无抬举样心尖搏动，未触及震颤。叩诊心相对浊音界正常，心率80次/分，节律规整，未闻及早搏，心音正常，A2 > P2，各瓣膜听诊区未闻及杂音及额外心音，未闻及心包摩擦音。双下肢无水肿。

入院检查：

心电图：窦性心律，80次/分，大致正常心电图（病例图1-1）。

超声心动图：左心房（LA）32 mm；左心室（LV）40 mm；左心室射血分数（LVEF）58%；左心室舒张功能减退（病例图1-2）。

入院化验：心肌酶学（－），心肌标志物（－），脑钠肽（BNP）（－），甘油三酯（－），总胆固醇（TC）5.92 mmol/L ↑，高密度脂蛋白胆固醇（HDL-C）1.82 mmol/L ↑，低密度脂蛋白胆固醇

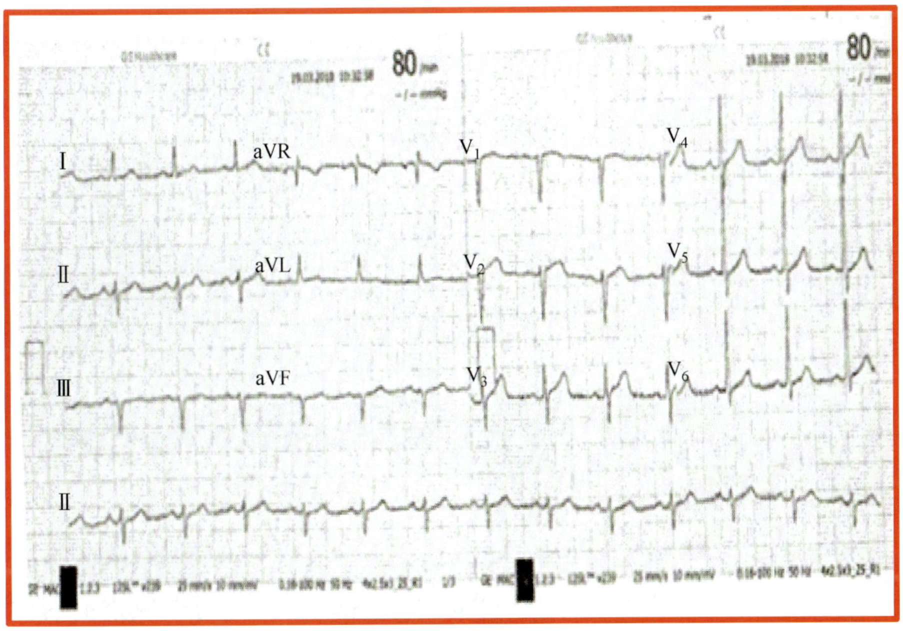

病例图1-1　入院心电图

请检科室：心血管内科　　　　　　检查部位：心脏结构与功能检测

主动脉(AO)：	29 mm	左心室(LV)：	40 mm	舒张末期容积(EDV)：	72.5 ml	Ve：	54.3 cm/s
左心房(LA)：	32 mm	左心室后壁(LVPW)：	8 mm	每搏量(SV)：	ml	Va：	87.9 cm/s
右心房(RV)：左卧位	19 mm	射血分数(EF)：	58%	CD：	L/min	E/A：	0.6
室间隔(IVS)：	7 mm	缩短分数(FS)：	%				

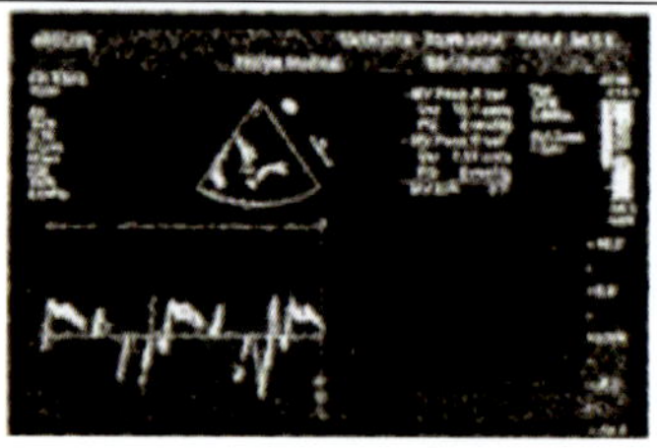

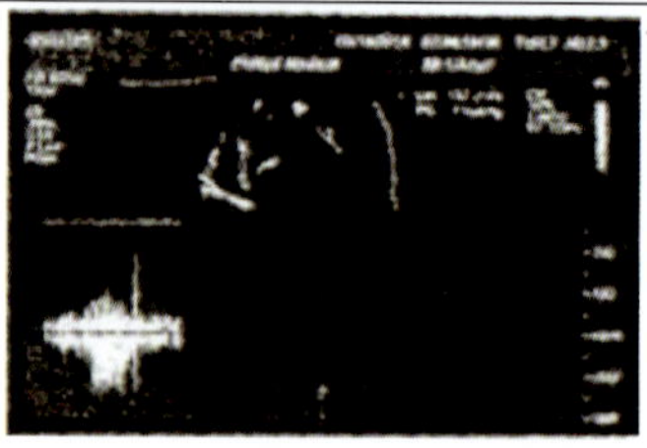

超声所见：

1. 左心房内径正常，右心房内径正常，左心室内径正常，右心室内径正常，室间隔厚度正常，左心室后壁厚度正常。
2. 室壁运动分析示：室壁各节段收缩活动未见异常。
3. 升主动脉29 mm，不增宽。
   主动脉瓣环未见钙化，主动脉瓣不增厚，开放不受限，彩色多普勒未探及主动脉瓣反流，主动脉瓣前向最大流速132cm/s，压力阶差(Pg) 7 mmHg，左心室流出道流速90.8 cm/s，Pg 3 mmHg。
4. 二尖瓣不增厚，开放不受限，二尖瓣环未见钙化，彩色多普勒示未探及二尖瓣反流。
5. 三尖瓣不增厚，彩色多普勒未探及三尖瓣反流。
6. 肺动脉不增宽，肺动脉瓣不增厚，彩色多普勒示肺动脉瓣微量反流，肺动脉瓣前向最大流速78 cm/s，Pg 2 mmHg。
7. 组织多普勒测定：二尖瓣环室间隔侧e'/a'=0.7。

超声印象诊断：

左心室舒张功能减退

病例图 1-2　超声心动图

（LDL-C）3.41 mmol/L ↑，空腹血糖 6.38 mmol/L ↑，肝肾功能等均在正常范围。

初步诊断：冠状动脉粥样硬化性心脏病，稳定型心绞痛，心功能Ⅰ级，高血压 3 级（极高危组）。

目前用药情况：阿司匹林肠溶片 100 mg，每晚 1 次；硫酸氢氯吡格雷 75 mg，1 次 / 日；瑞舒伐他汀钙片 10 mg，每晚 1 次；氨氯地平片 5 mg，1 次 / 日；琥珀酸美托洛尔 23.75 mg，1 次 / 日；贝那普利 2.5 mg，1 次 / 日。

手术资料：

2018-3-20 行 CAG ＋ FFR 检查

造影提示回旋支远段（dLCX）狭窄约 70% ～ 80%（白色箭头），远端 TIMI 血流 3 级（病例图 1-3、1-4）。在 6 F EBU 3.0 Guiding 支撑下，送入 FFR 压力导丝顺利通过 LCX 病变达远端，最大充血状态下 FFR 值为 0.88（病例图 1-5、1-6）。

专家点评：

此患者为单支病变患者，左前降支及右冠状动脉未见明显狭窄病变，回旋支见两处病变，最严

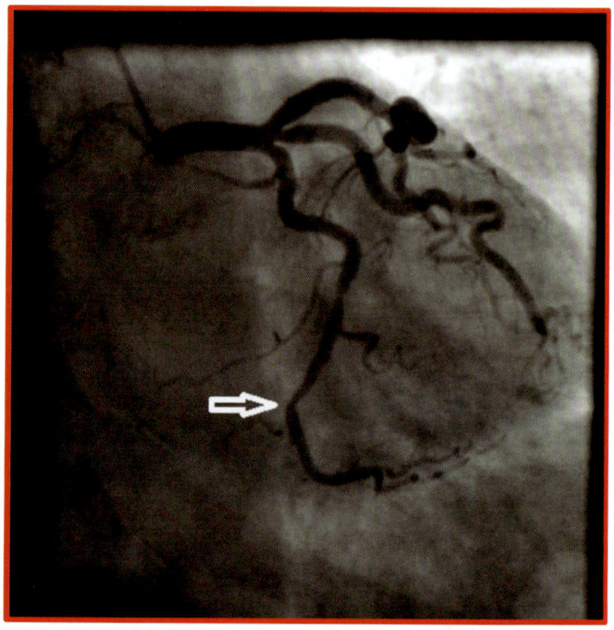

病例图 1-3　LCX 造影——正足位

动图 1-3

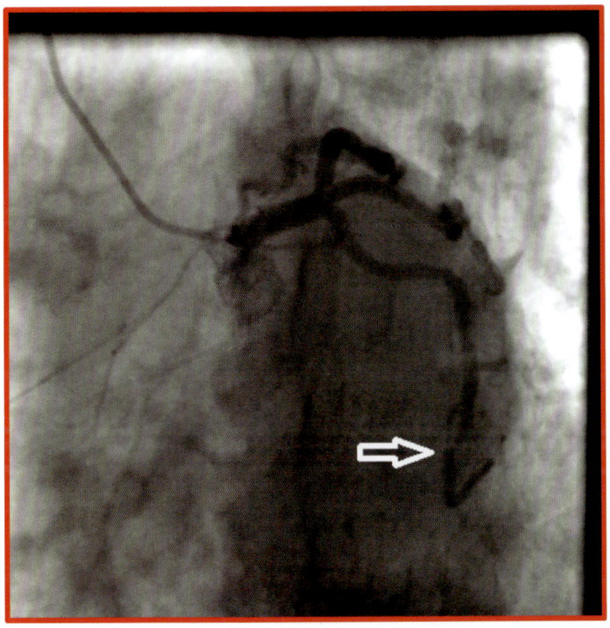

病例图 1-4　LCX 造影——蜘蛛位

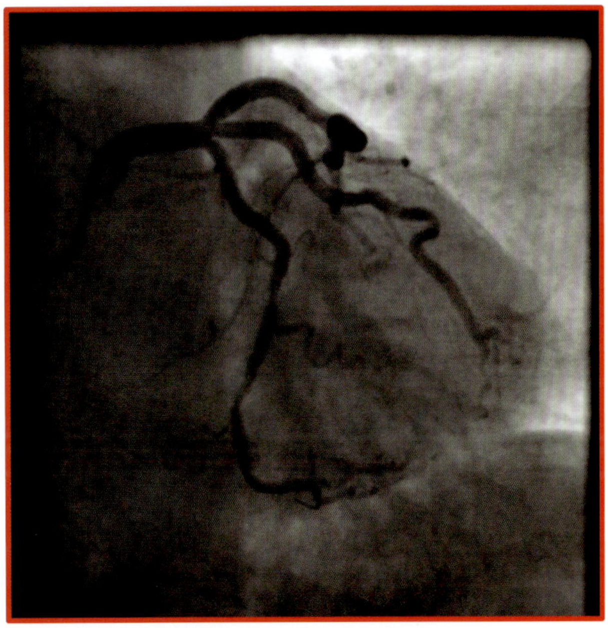

病例图 1-5　LCX-FFR 检查

动图 1-4

动图 1-5

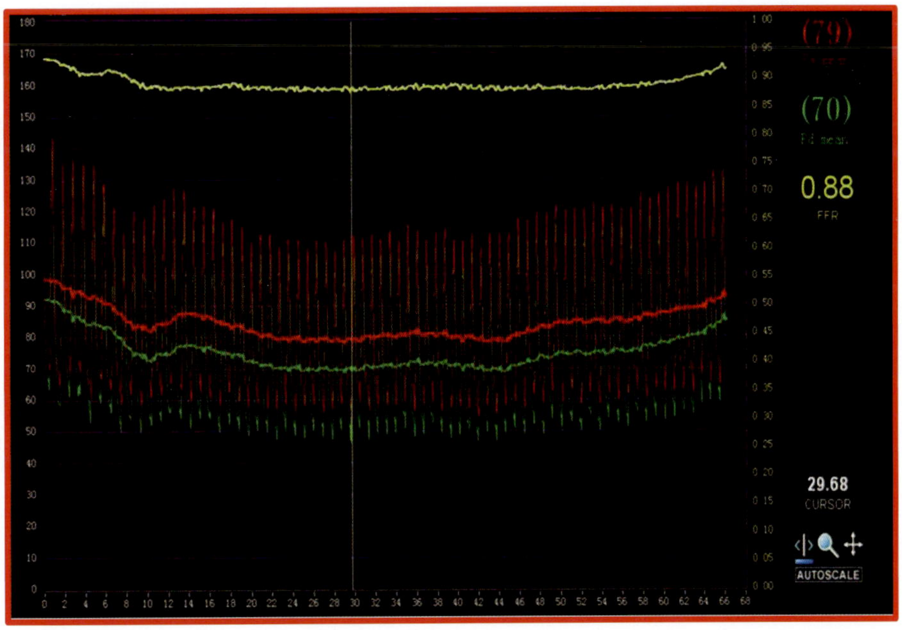

病例图 1-6　LAD-FFR：0.88

重处位于回旋支远段，狭窄 70% ～ 80%，但许多影像上表现为严重狭窄的病变，并不一定会限制血流[1]。FAME 研究[2]显示，在冠状动脉狭窄程度为 50% ～ 70% 的患者中，65% 的患者 FFR ＞ 0.8，35% 的患者 FFR ≤ 0.8，在狭窄程度为 71% ～ 90% 的患者中，20% 的患者 FFR ＞ 0.8，80% 的患者 FFR ≤ 0.8，在狭窄程度为 91% ～ 99% 的患者中，4% 的患者 FFR ＞ 0.8，96% 的患者 FFR ≤ 0.8，可见冠状动脉狭窄程度与功能学不完全匹配。对于冠状动脉狭窄程度 71% ～ 90% 的患者，不进行 FFR

评估的话，有 20% 无功能性狭窄病变的患者会被植入支架。为避免此类情况的发生，我们对此例患者进行了 FFR 测定，结果 FFR 显示此处病变未影响冠状动脉血流，因此选择了强化药物治疗，未行支架植入术。

（李龙波　刘斌）

参考文献

[1] Kunadian V，Chieffo A，Camici PG，et al. An EAPCI Expert Consensus Document on Ischaemia with Non-Obstructive Coronary Arteries in Collaboration with European Society of Cardiology Working Group on Coronary Pathophysiology & Microcirculation Endorsed by Coronary Vasomotor Disorders International Study Group. Eur Heart J，2020，41（37）：3504-3520.

[2] Tonino PA，Fearon WF，De Bruyne B，et al. Angiographic versus functional severity of coronary artery stenoses in the FAME study fractional flow reserve versus angiography in multivessel evaluation. J Am Coll Cardiol，2010，55（25）：2816-2821.

病例 2　FFR 指导临界病变治疗 1 例

患者王某，男性，68 岁，主因“阵发性心前区疼痛 11 年，加重 3 个月”于 2018 年 6 月 26 日入院。

现病史：该患者于 11 年前无明显诱因出现心前区疼痛，呈闷痛，范围广泛，向后背放射，持续不缓解，伴胸闷、气短，急就诊于当地医院诊断为“心肌梗死”，给予对症处理后患者症状好转，16 天后转入我院行冠状动脉 PTCA 及支架植入术，术后患者未再出现上述症状，但仍偶有心前区不适症状，10 年前患者再次出现心前区疼痛，伴胸闷、气短，症状呈发作性，持续约数分钟可缓解，每日发作数次，与活动及情绪改变无明显相关性，遂就诊于我院，行相关辅助检查后诊断为“缺血性心脏病”，行冠状动脉 PTCA 及支架植入术，术后患者未再出现上述症状。入院 3 个月前患者再次出现心前区疼痛，向后背放射，伴胸闷、气短，症状呈发作性，于活动后出现，持续约数分钟可缓解，每日发作数次。后患者就诊于当地医院，行相关辅助检查后诊断为“缺血性心脏病”，药物治疗（具体不详）后未见明显好转。现患者为求系统诊治而来我院，门诊以“缺血性心脏病”收入院。

既往史：高血压病史 11 年，血压最高达 180/110 mmHg，平素规律应用替米沙坦 80 mg 1 次 / 日，血压控制在 140/90 mmHg 左右。否认高脂血症病史。

个人史：否认吸烟史及酗酒史。

家族史：无。

入院查体：T 35.9℃；P 57 次 / 分；R 19 次 / 分；BP 140/100 mmHg。双肺呼吸音清，未闻及干湿啰音，语音传导无增强及减弱，无胸膜摩擦音。心尖搏动位于左侧第 5 肋间锁骨中线内 0.5 cm，心前区无异常隆起，各瓣膜听诊区未触及震颤，心浊音界无扩大，心率 57 次 / 分，节律规整，心音弱，A2 = P2，各瓣膜听诊区未闻及杂音，无额外心音及心包摩擦音。双下肢无水肿。

入院检查：

心电图：窦性心律，72 次 / 分（病例图 2-1）。

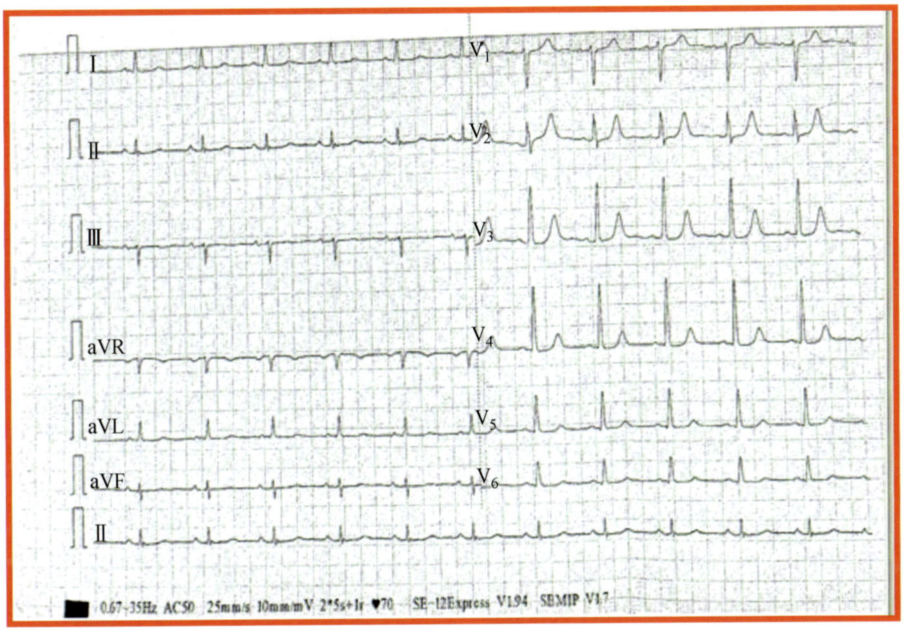

病例图 2-1　入院心电图

AO:	35 mm	LV:	52 mm	EDV:	128 ml	Ve:	78 cm/s
LA:	41 mm	LVPW:	9 mm	SV:	ml	Va:	107 cm/s
RV:左卧位	23 mm	EF:	59%	CO:	L/min	E/A:	0.7
IVS:	11 mm	FS:	30%				

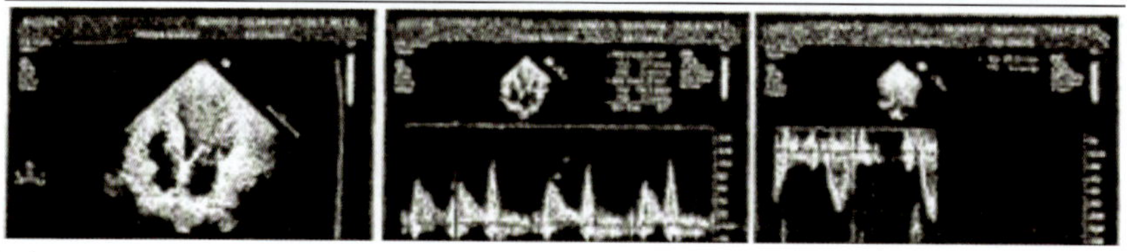

超声所见:

1. 左心房增大，余各房室内径正常，室间隔、左心室后壁厚度正常。
2. 室壁运动分析示：室壁搏动前向协调。
3. 升主动脉35 mm，不增宽。
   主动脉瓣环未见钙化，主动脉瓣不增厚，开放不受限，彩色多普勒未探及主动脉瓣反流。主动脉瓣前向最大流速152 cm/s，Pg 9 mmHg。
4. 二尖瓣不增厚，开放不受限，二尖瓣环未见钙化，彩色多普勒未探及二尖瓣反流。
5. 三尖瓣不增厚，彩色多普勒未探及三尖瓣反流。
6. 肺动脉不增宽，肺动脉瓣不增厚，彩色多普勒示肺动脉瓣微量反流，肺动脉瓣前向最大流速96.3 cm/s，Pg 4 mmHg。
7. 组织多普勒测定：二尖瓣环室间隔侧e'/a'=0.6。

超声印象诊断:

左心房轻度扩大
左心室舒张功能减退

病例图 2-2 超声心动图

超声心动图：LA 41 mm；LV 52 mm；LVEF 59%；左心房轻度增大，左心室舒张功能减低（病例图 2-2）。入院化验：心肌酶学（－），心肌标志物（－），BNP（－），TG（－），TC（－），HDL-C（－），LDL-C（－），空腹血糖（－），肝肾功能等均在正常范围。

初步诊断：冠状动脉粥样硬化性心脏病，不稳定型心绞痛，冠状动脉支架植入术后，心功能Ⅰ级，高血压 3 级（极高危组）。

目前用药情况：阿司匹林肠溶片 100 mg，每晚 1 次；硫酸氢氯吡格雷 75 mg，1 次 / 日；瑞舒伐他汀钙片 10 mg，每晚 1 次；单硝酸异山梨酯 30 mg，1 次 / 日。

手术资料：

2018-6-27 行 CAG ＋ FFR 指导下 PCI

CAG 结果：LM（－）；左前降支开口至近段（o～p LAD）可见支架影，近段支架狭窄 50%，远端 TIMI 血流 3 级；左回旋支近段（pLCX）狭窄约 60%，远端 TIMI 血流 3 级（病例图 2-3 至 2-5）。

FFR 指导下 PCI：在 6 F EBU3.5 Guiding 支撑下，

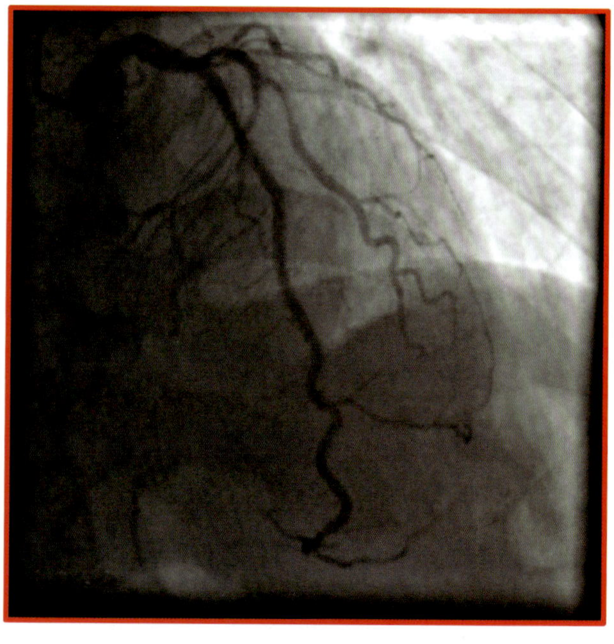

病例图 2-3 冠状动脉造影——LAD

动图 2-3

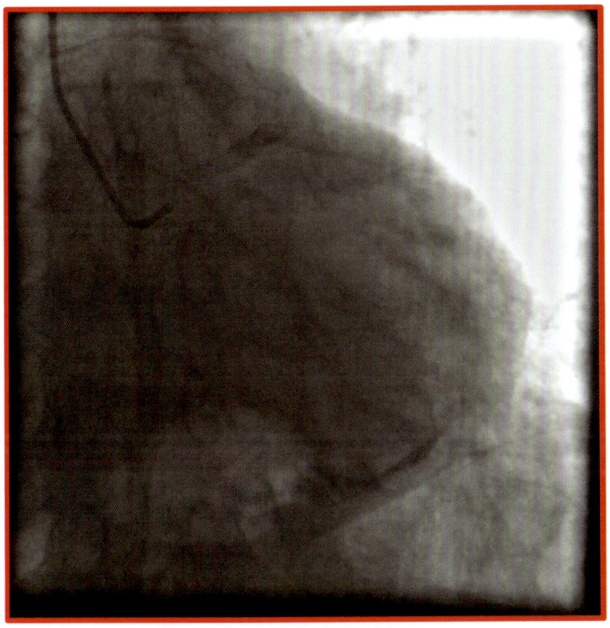

病例图 2-4　冠状动脉造影——LCX

动图 2-4

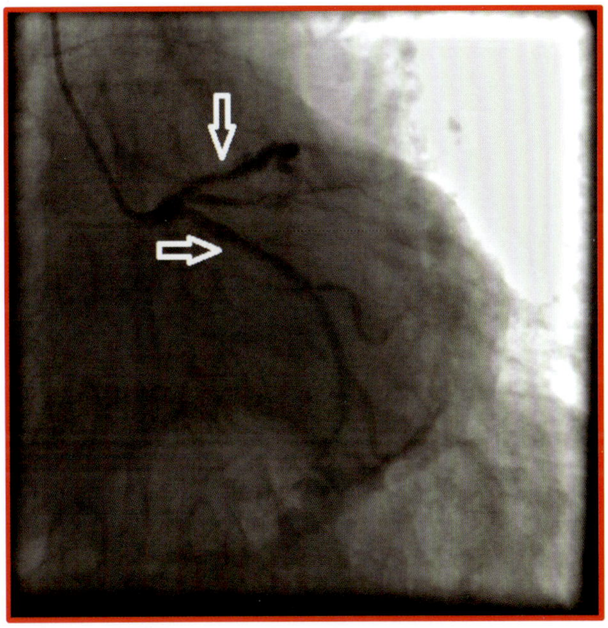

病例图 2-5　冠脉造影——LAD ＋ LCX

动图 2-5

送入 FFR 压力导丝顺利通过 LAD 病变达远端，最大充血状态下 FFR 值为 0.78（病例图 2-6）；送入 FFR 压力导丝顺利通过 LCX 病变达远端，最大充血状态下 FFR 值为 0.89（病例图 2-7）。送入 runthrough 导丝至 LAD 远端，沿导丝送入 FLEXTOME 2.75 mm×10 mm 切割球囊，以 10 atm×30 s 预扩张，复查造影未见 C 型及以上夹层，残余狭窄＜30%，TIMI 血流 3 级，沿导丝送入 b.braun 2.75 mm×20 mm

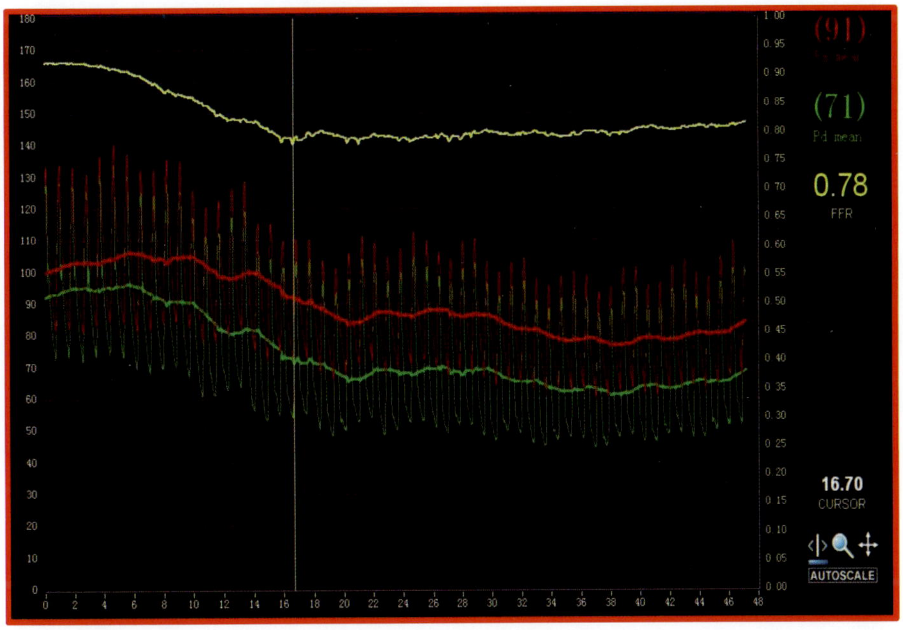

病例图 2-6　LAD-FFR：0.78

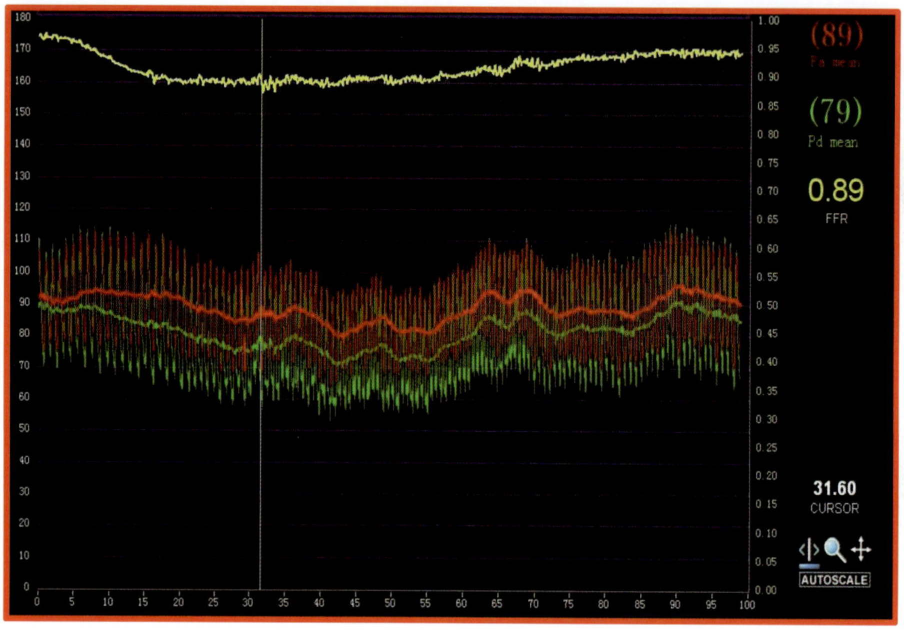

病例图 2-7 LCX-FFR：0.89

DCB，以 8 atm×60 s 扩张，复查造影未见 C 型及以上夹层，残余狭窄＜30%，TIMI 血流 3 级（病例图 2-8 至 2-10），复测 FFR 值 0.86（病例图 2-11）。扩血管药物：三磷酸腺苷二钠注射液，经肘正中静脉以 10 mg/（h · kg）泵注。

专家点评：

此例患者为典型心绞痛，强化药物治疗后，心绞痛仍反复发作。冠状动脉造影显示双支病变，左前降支和回旋支均存在狭窄病变，左前降支狭窄 50%，回旋支狭窄 60%，依靠影像学冠状动脉

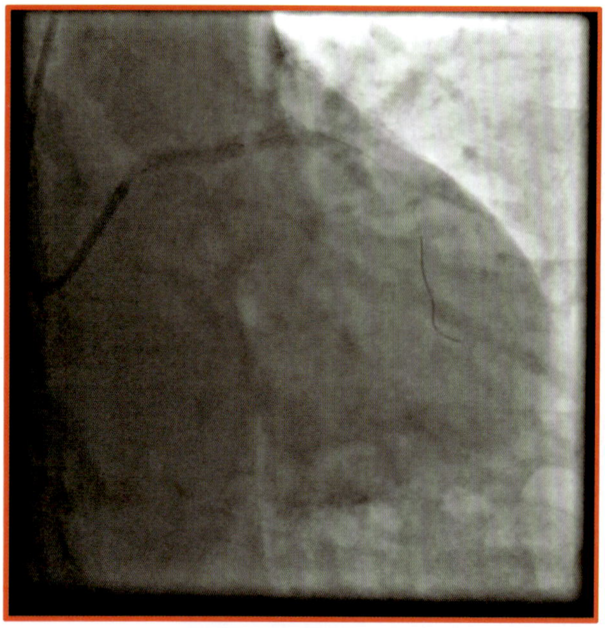

病例图 2-8 LAD-DCB 释放

动图 2-8

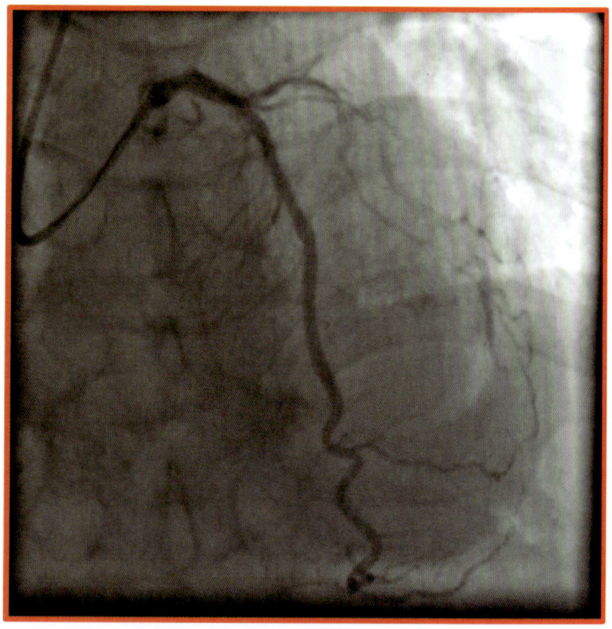

病例图 2-9 LAD-DCB 后造影结果

动图 2-9

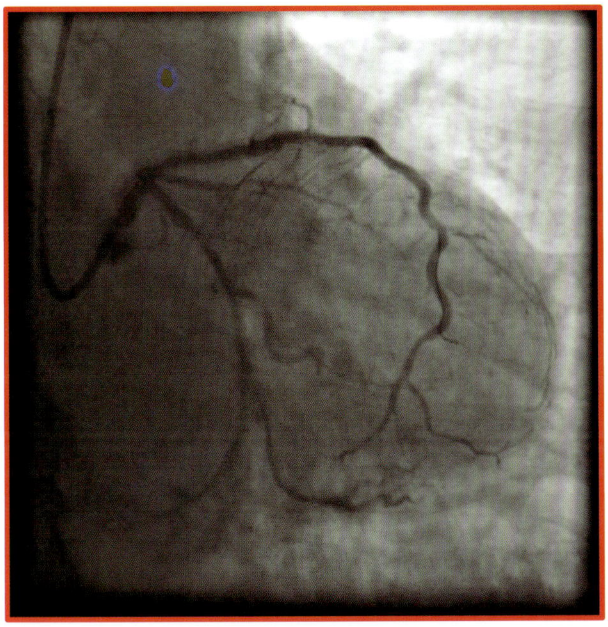

病例图 2-10 LAD-DCB 后造影结果

造影结果，很难判断左前降支及回旋支病变能否导致心肌缺血症状，而 FFR 有助于明确患者罪犯血管。据 DEFINE REAL 研究[1]，进行 FFR 评估后，有 18.1% 的患者靶血管发生了改变。结合此例患者，回旋支狭窄 60%，FFR 值为 0.89，表明回旋支病变未导致患者心肌缺血；而左前降支虽然狭窄程度为 50%，但 FFR 仅 0.78，表明左前降支为患者罪犯血管。对左前降支行介入治疗后，术后 FFR 值有明显提高，也印证了这一点。对于典型心绞痛的患者行 FFR 测定，有助于寻找靶血管及靶病变，避免遗漏造影阴性的功能性狭窄病变。

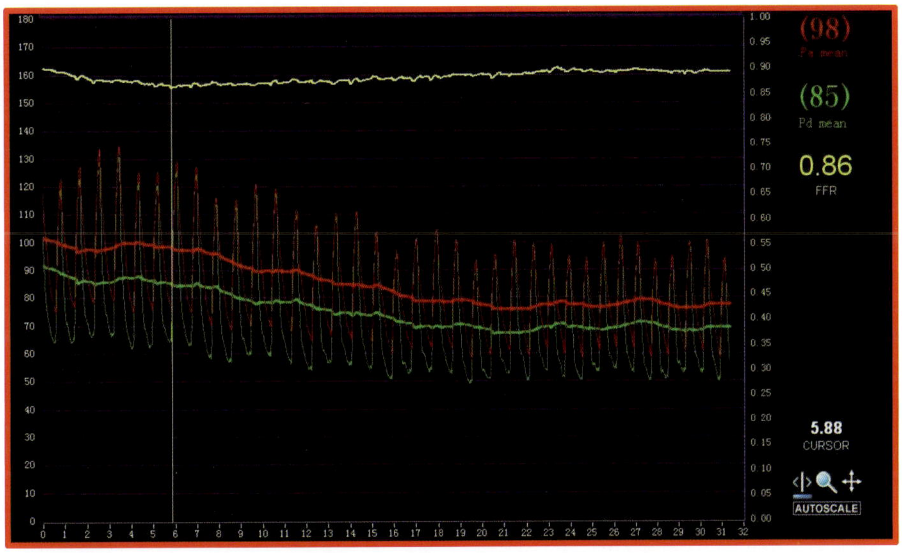

病例图 2-11 LAD-DCB 后 FFR：0.86

（李龙波 刘斌）

参考文献

[1] Van Belle E，Gil R，Klauss V，et al. Impact of Routine Invasive Physiology at Time of Angiography in Patients With Multivessel Coronary Artery Disease on Reclassification of Revascularization Strategy：Results From the DEFINE REAL Study. JACC Cardiovasc Interv，2018，11（4）：354-365.

病例 3　FFR 指导临界病变治疗 1 例

患者杨某，男性，75 岁，主因“阵发性心前区疼痛 3 天”于 2018 年 8 月 30 日入院。

现病史： 患者于 3 天前无明显诱因出现心前区疼痛，呈闷痛，可放射至后背，与呼吸、体位及进食无明显相关性，现患者为求进一步诊断及治疗就诊于我院。

既往史： 否认高血压、糖尿病、高脂血症病史。

个人史： 否认吸烟史及饮酒史。

家族史： 否认家族遗传病史。

入院查体： T 36.4℃；P 50 次 / 分；R 16 次 / 分；BP 185/72 mmHg。双肺呼吸音清，未闻及干、湿啰音，未闻及胸膜摩擦音。心前区无隆起，未见心前区异常搏动。心尖搏动位于左侧第 5 肋间锁骨中线内 0.5 cm，无抬举样心尖搏动，未触及震颤。叩诊心相对浊音界无扩大，心率 50 次 / 分，节律规整，未闻及期前收缩，心音正常，A2 > P2，各瓣膜听诊区未闻及杂音及额外心音，未闻及心包摩擦音。双下肢无水肿。

入院检查：

心电图：窦性心动过缓，心率 50 次 / 分，Ⅱ、Ⅲ、aVF、V_4 ~ V_6 导联 ST 段压低 0.1 mV，T 波倒置（病例图 3-1）。

超声心动图：LA 32 mm；LV 41 mm；LVEF 56%；主动脉瓣轻度关闭不全，左心室舒张功能减退（病例图 3-2）。

入院化验： 心肌酶学（－），心肌标志物（－），BNP（－），TG 1.73 mmol/L ↑，TC 2.90 mmol/L，HDL-C 0.95 mmol/L ↑，LDL-C 1.49 mmol/L，空腹血糖 5.68 mmol/L ↑，肝肾功能等均在正常范围。

初步诊断： 冠状动脉粥样硬化性心脏病，不稳定型心绞痛，心功能Ⅰ级。

目前用药情况： 阿司匹林肠溶片 100 mg，每晚 1 次；硫酸氢氯吡格雷 75 mg，1 次 / 日；阿托伐他汀钙片 10 mg，每晚 1 次；曲美他嗪 20 mg

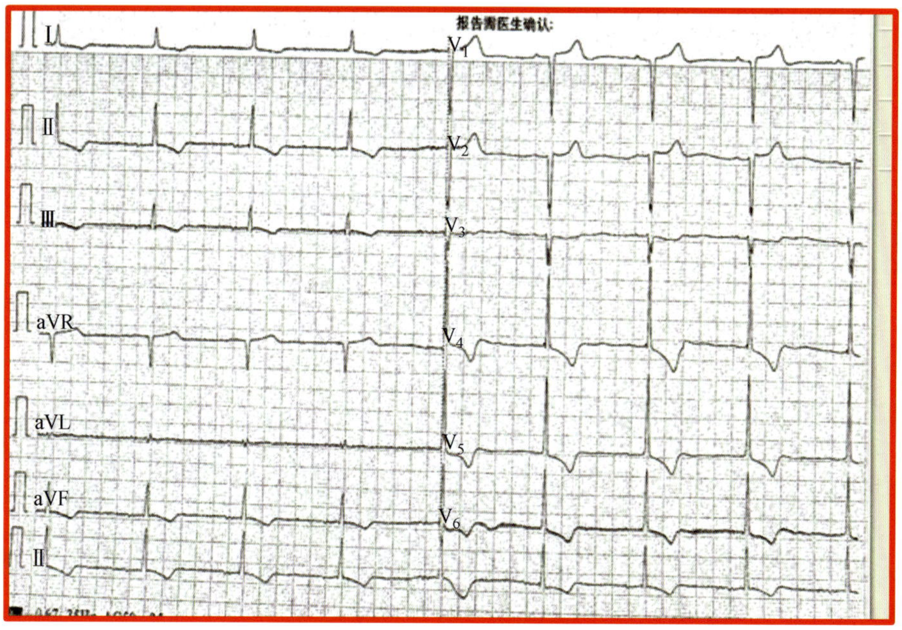

病例图 3-1　入院心电图

请检科室：心血管内科　　　　　　检查部位：心脏彩超

AO:	33 mm	LV:	41 mm	EDV:	ml	Ve:	52 cm/s
LA:	32 mm	LVPW:	9 mm	SV:	ml	Va:	71 cm/s
RV：左卧	21 mm	EF:	56%	CO:	L/min	E/A:	
IVS:	8 mm	FS:	28%				

超声所见：

床头彩超，条件受限，无法采集图像，患者肺气干扰较重，被迫平卧位，切面探查欠满意，结果仅供参考。

2DE及M型：

各心腔及大血管内径正常。各瓣膜形态、回声、活动未见异常。房室间隔回声连续。室壁搏动未见明显异常。心包内可见液性暗区，左室后壁后宽约7 mm，左心室侧壁外宽约5 mm。

彩色多普勒血流图（CDFI）：

主动脉瓣口探及反流信号，面积约为2.5 cm^2。

组织多普勒成像(TDI)：e'/a'<1

超声印象诊断：

主动脉瓣轻度关闭不全
心包积液
左心室舒张功能减退

病例图 3-2　超声心动图

3 次 / 日。

手术资料：

2018-8-30 行 CAG ＋ FFR 评估

冠状动脉造影：左主干（LM）（－）；左前降支近段（pLAD）局限性病变狭窄 70%，远端 TIMI 血流 3 级；左回旋支中段（mLCX）狭窄约 60%，远端 TIMI 血流 3 级；右冠状动脉近段（pRCA）80% 狭窄，右冠状动脉中段（mRCA）70% 狭窄，远端 TIMI 血流 3 级（病例图 3-3、3-4）。

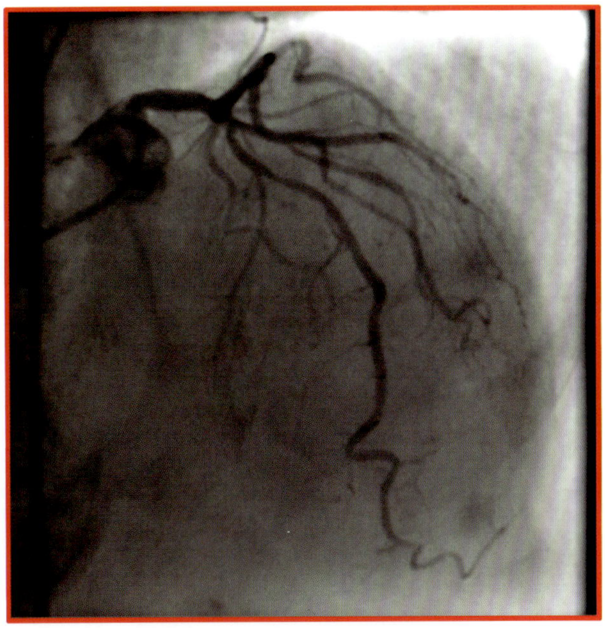

病例图 3-3　CAG——左冠状动脉

动图 3-3

FFR 评估：在 6 F JR4 Guiding 支撑下，送入 FFR 压力导丝顺利通过 RCA 病变达远端，最大充血状态下 FFR 值为 0.91（病例图 3-5、3-6）。在 6 F JL 4 Guiding 的支撑下，送入 FFR 压力导丝顺利通过 LAD 病变达远端，最大充血状态下 FFR 值为 0.82（病例图 3-7、3-8）。

扩血管药物：三磷酸腺苷二钠注射液，经肘正中静脉以 10 mg/（h · kg）泵注。

专家点评：

该患者为左前降支及右冠状动脉双支病变患者，

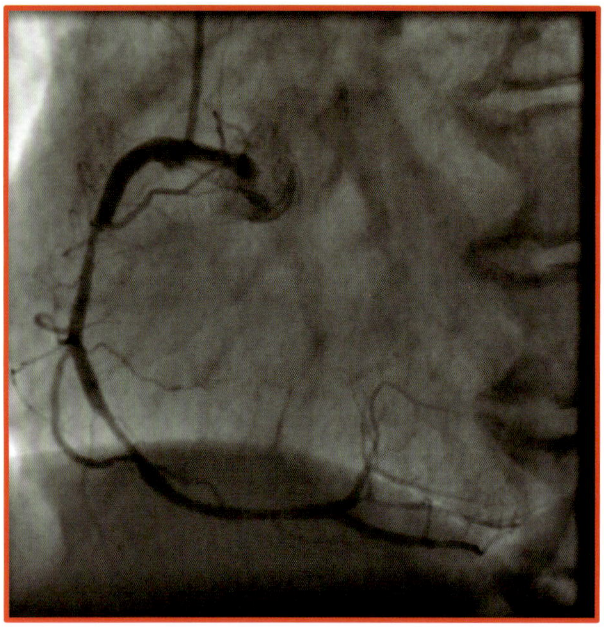

病例图 3-4　CAG——RCA

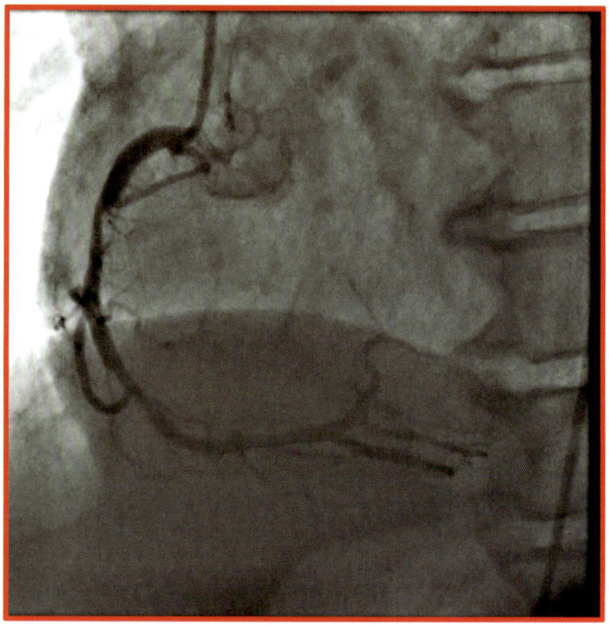

病例图 3-5　RCA-FFR 检查

动图 3-4

动图 3-5

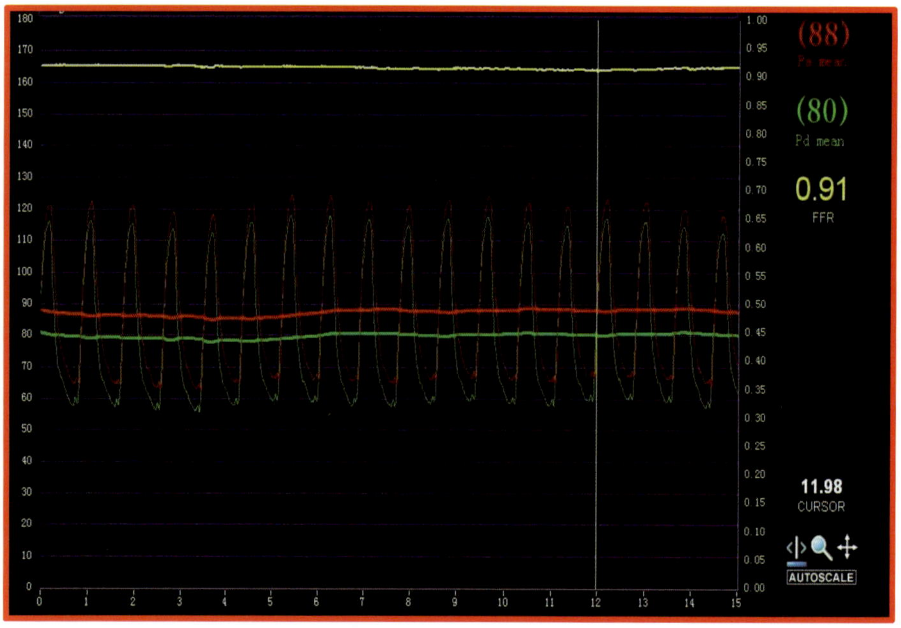

病例图 3-6　RCA-FFR：0.91

据 FAME 研究[1]，双支病变中，仅有 43% 的患者为真正的功能性双支病变，而高达 45% 的患者为功能性单支病变，甚至有 12% 的患者无功能性狭窄病变。RIPCORD 研究[2]显示，与造影结果相比，

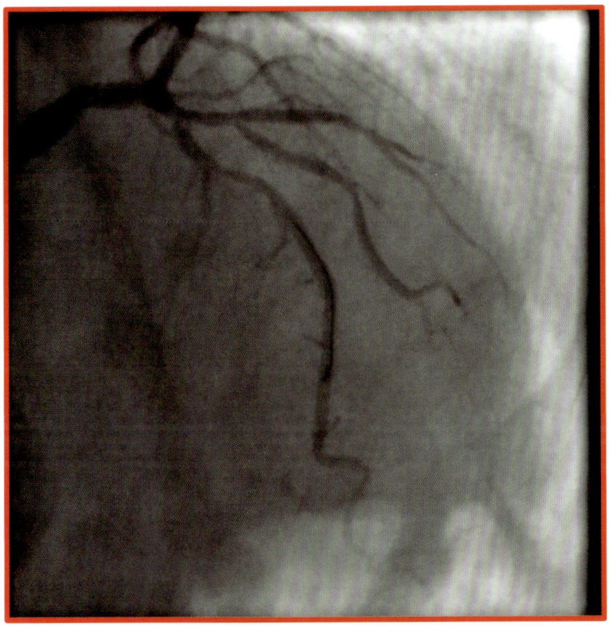

病例图 3-7　LAD-FFR 检查

动图 3-7

常规行 FFR 测定后，有 26% 的患者治疗策略（药物治疗 *vs*. 血运重建）发生了改变，有 32% 的患者功能性狭窄病变的数目和位置发生了变化。对于此例患者，应该对左前降支进行血运重建还是应该对右冠状动脉进行血运重建？从冠状动脉造影结果上我们无法判定，因此我们进行了 FFR 测定，结果显示左前降支及右冠状动脉病变均未影响血流，最终选择了优化药物治疗。

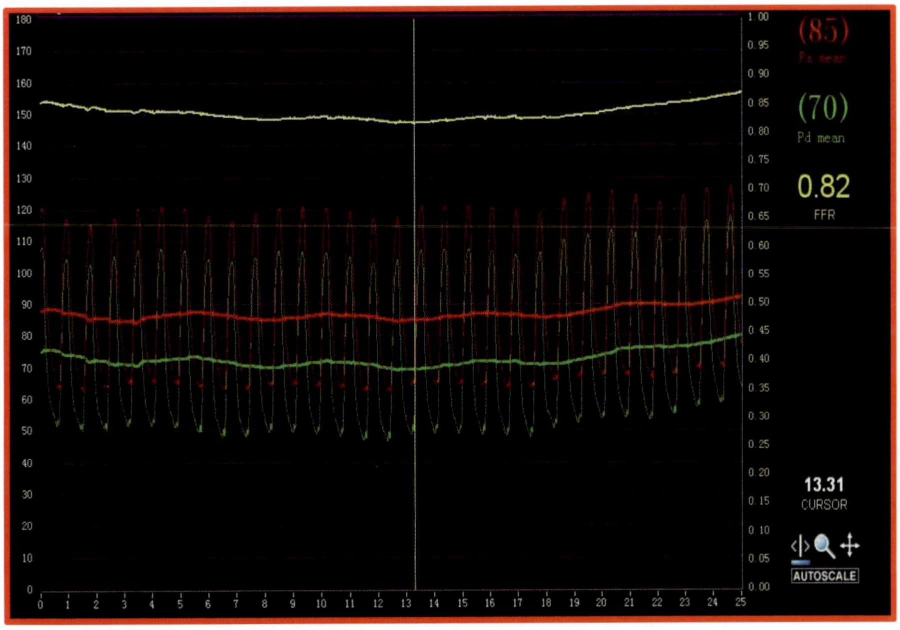

病例图 3-8　LAD-FFR：0.82

（李龙波　刘斌）

参考文献

［1］Tonino P A. Angiographic versus functional severity of coronary artery stenoses in the FAME study fractional flow reserve versus angiography in multivessel evaluation. J Am Coll Cardiol，2010，55（25）：2816-2821.

［2］Curzen N. Does routine pressure wire assessment influence management strategy at coronary angiography for diagnosis of chest pain？ the RIPCORD study. Circ Cardiovasc Interv，2014，7（2）：248-255.

病例 4　FFR 指导临界病变治疗 1 例

患者支某，男性，56 岁，主因“阵发性心前区疼痛 1 年，加重伴胸闷 3 天”于 2020 年 7 月 24 日入院。

现病史：患者于 1 年前无明显诱因出现心前区疼痛，持续约 5 min 不等，休息后可逐渐缓解，无大汗，无烧灼感，无呼吸困难，无颈部紧缩感，无肩背部及左上肢放射，疼痛与活动、劳累、情绪有关，曾就诊于我院行冠状动脉造影及药物球囊扩张术后好转出院，出院后规律服药，未发作。3 天前患者再次出现上述症状，伴胸闷，持续数分钟后缓解，今为求进一步诊治，就诊于我院门诊，门诊以“缺血性心脏病”收入院。

既往史：糖尿病病史 1 个月，现口服诺和龙控制血糖，血糖控制良好。否认高血压病史。

个人史：否认吸烟史及饮酒史。

家族史：无。

入院查体：T 36.6℃；P 86 次 / 分；R 18 次 / 分；BP 120/80 mmHg。神清，精神可，心前区无隆起，心尖搏动点位于左侧第 5 肋间锁骨中线内 0.5 cm，未见异常搏动，未触及震颤，未触及心包摩擦感，心率 86 次 / 分，心律齐，心音正常，P2 ＜ A2，无杂音，无心包摩擦音。双下肢无水肿。

入院检查：

心电图：窦性心律，心率 81 次 / 分，频发性房性期前收缩（病例图 4-1）。

超声心动图：LA 32 mm；LV 53 mm；LVEF 54%，心脏结构及功能未见明显异常（病例图 4-2）。

初步诊断：冠状动脉粥样硬化性心脏病，不稳定型心绞痛，心功能Ⅰ级，2 型糖尿病。

目前用药情况：阿司匹林肠溶片 100 mg，每晚 1 次；硫酸氢氯吡格雷 75 mg，1 次 / 日；辛伐他汀钙片 20 mg，每晚 1 次；单硝酸异山梨酯 30 mg 1 次 / 日；诺和龙 1 mg，3 次 / 日。

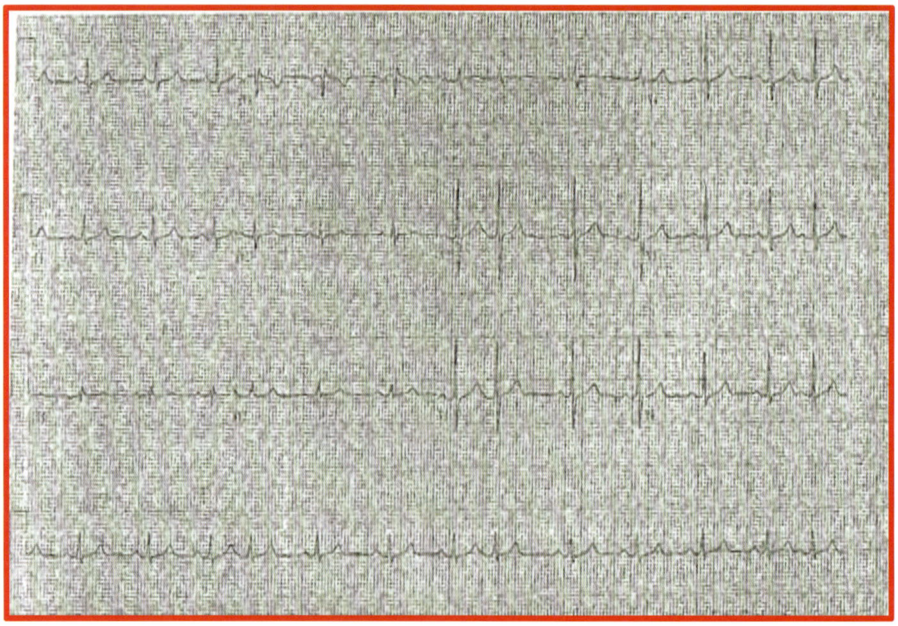

病例图 4-1　入院心电图

请检科室：心血管内科　　　　检查部位：心脏结构与功能检测

AO:　28 mm	LV:　53 mm	EDV:　ml	Ve:　50　cm/s
LA:　32 mm	LVPW　7 mm	SV:　ml	Va:　60　cm/s
RV:左卧　23 mm	EF:　54　%	CO:　L/min	E/A:　0.8
IVS:　8 mm	FS:　28　%		

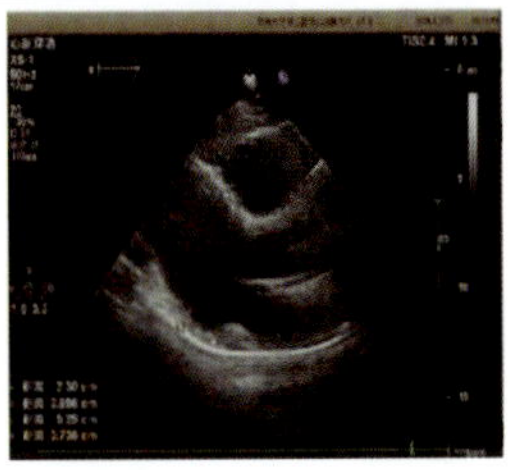

超声所见：

1. 各心腔内径正常范围。
2. 各室壁厚度及运动正常。
3. 各瓣膜形态及运动未见异常。CDFI：收缩期二尖瓣房侧见微量反流信号。
4. 主动脉、肺动脉未见异常。主动脉瓣前向最大流速86 cm/s，Pg 3 mmHg。肺动脉瓣前向最大流速72 cm/s，Pg 2 mmHg。
5. 组织多普勒测定：二尖瓣环室间隔侧E/e'=6.8。
6. 心包腔内未见明确液性暗区。

剑突下显示欠清

超声印象诊断：

目前心脏结构与功能未见异常

病例图 4-2　超声心动图

手术资料：

2020-7-28 行 CAG ＋ FFR 指导下 PCI 检查

CAG 结果：LM（－）；pLAD 局限性病变狭窄 50%，远端 TIMI 血流 3 级；mLCX 狭窄约 70%，远端 TIMI 血流 3 级；pRCA70% 狭窄，远端 TIMI 血流 3 级（病例图 4-3 至 4-5）。

FFR 指导下 PCI：在 6 F JR4 Guiding 支撑下，送入 FFR 压力导丝顺利通过 RCA 病变达远端，最大充血状态下 FFR 值为 0.88（病例图 4-6）。在 6 F EBU 3.5 Guiding 的支撑下，送入 FFR 压力导丝顺利通过 LAD 病变达远端，最大充血状态下 FFR 值为 0.75（病例图 4-7），送入 FFR 压力导丝顺利通过 LCX 病变达远端，最大充血状态下 FFR 值为 0.95（病例图 4-8）。于 LAD 沿导丝送入普通球囊 Trek 2.5 mm×15 mm，以 12 atm 多次预扩张，再植入 Boston PE 3.5 mm×20 mm 药物涂层支架，以 10 atm 释放，后继以 Empira-NC 3.5 mm×15 mm 14 atm 后扩张，造影见支架扩张充分，复测 FFR 值为 0.87（病例图 4-9、4-10）。

专家点评：此例患者影像学上左前降支、回

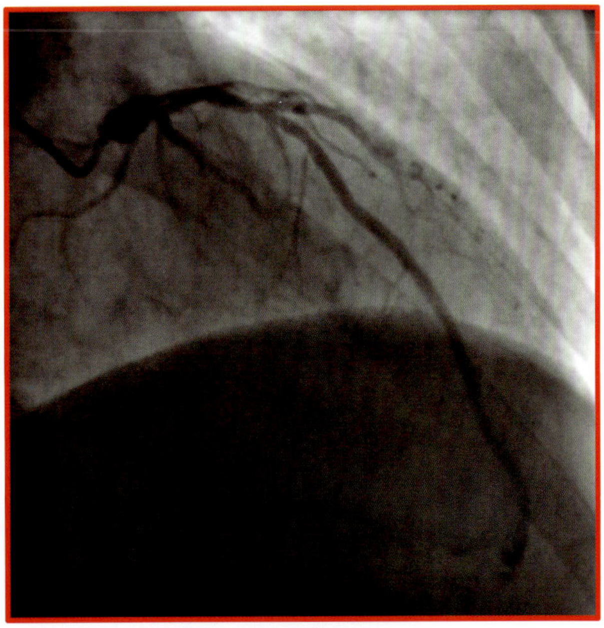

病例图 4-3　CAG——LAD

动图 4-3

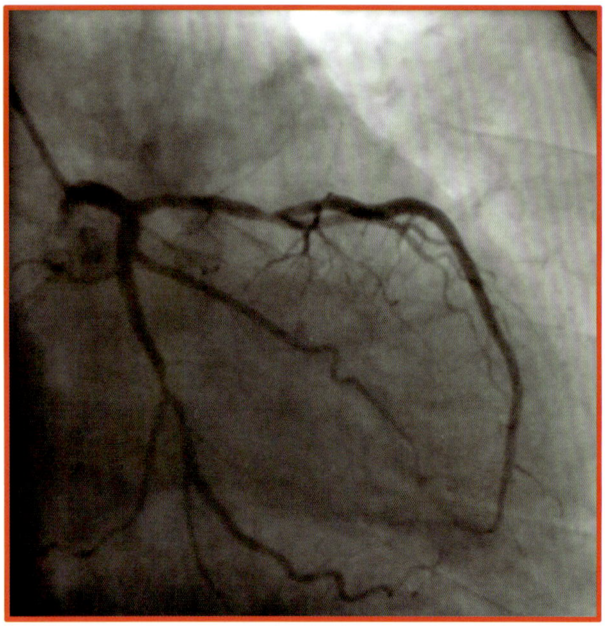

病例图 **4-4** CAG——LCX

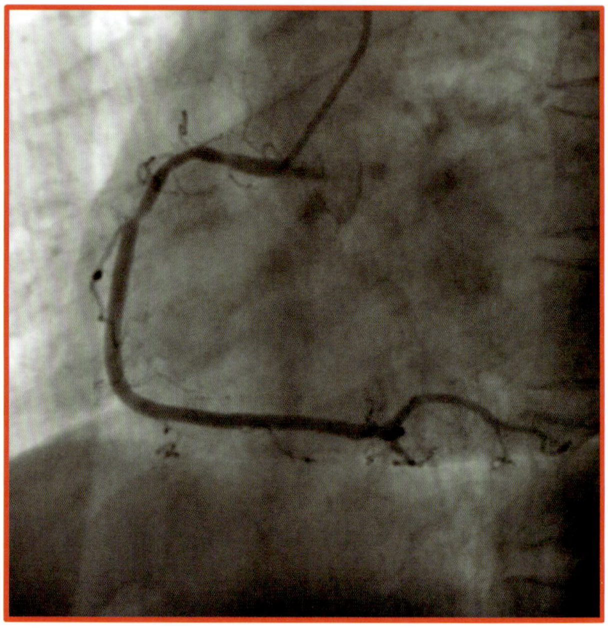

病例图 **4-5** CAG——RCA

动图 **4-4**

动图 **4-5**

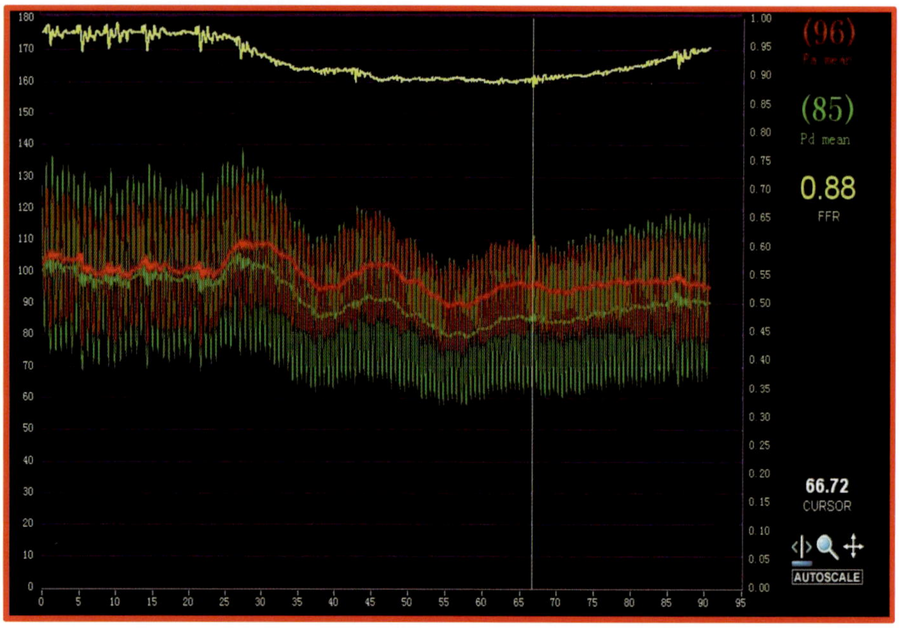

病例图 **4-6** RCA-FFR：0.88

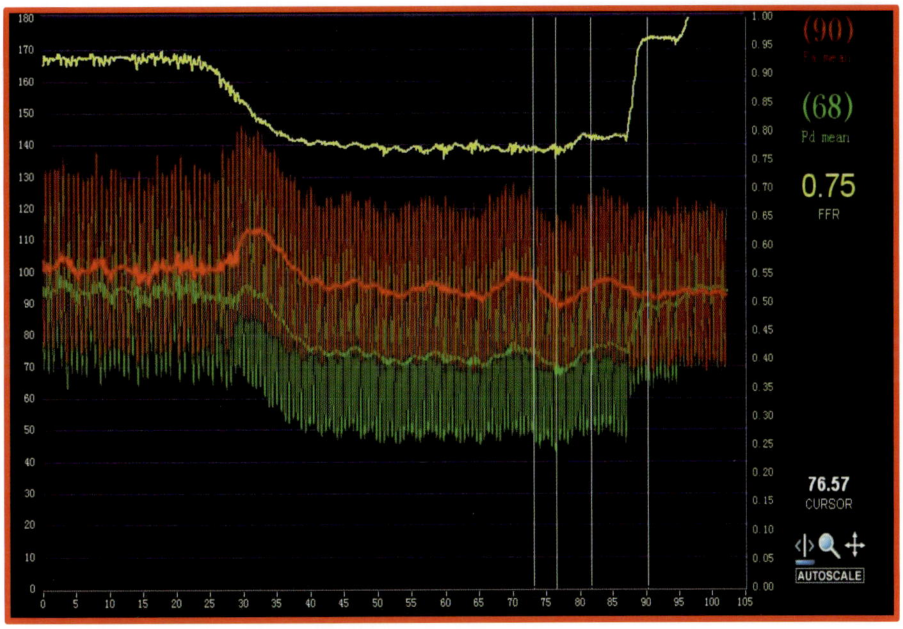

病例图 **4-7**　LAD-FFR：0.75

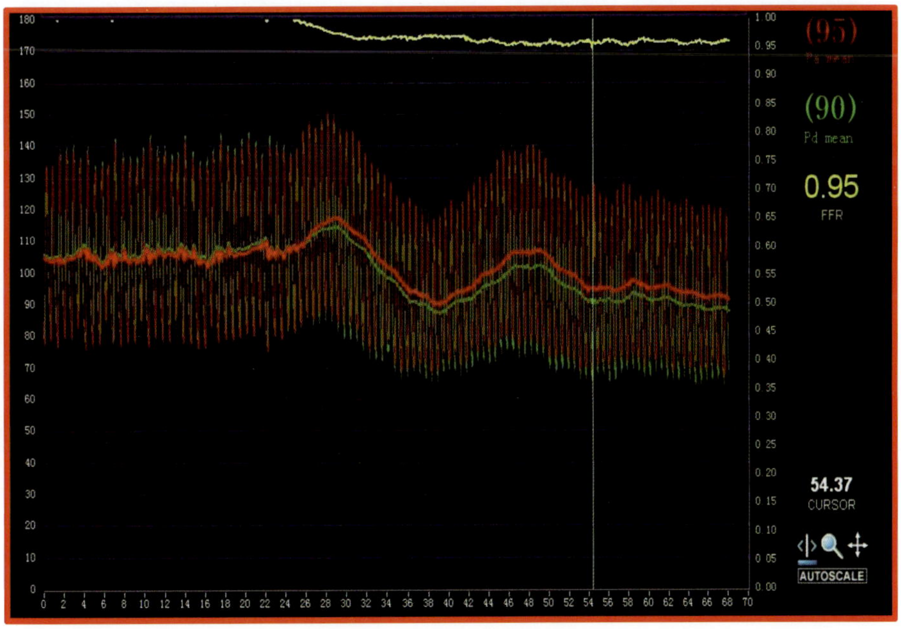

病例图 **4-8**　LCX-FFR：0.95

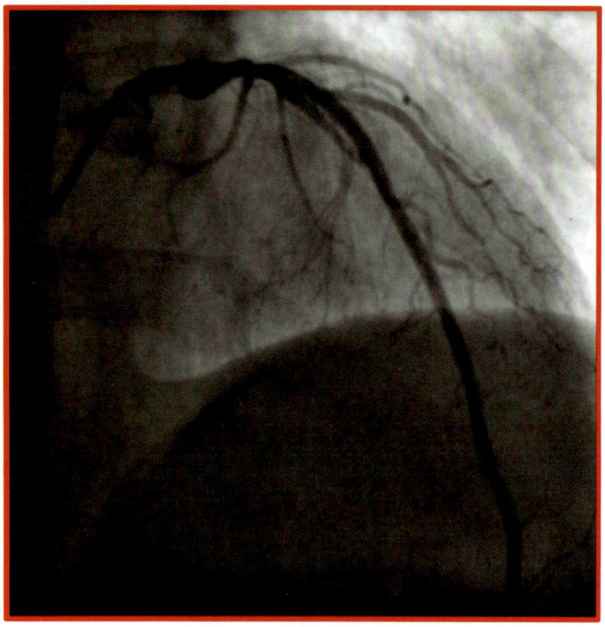

病例图 4-9　LAD-DES 后造影结果

旋支及右冠状动脉均存在严重狭窄病变，为三支病变患者。FAME 研究[1]显示，影像学上三支病变患者，行 FFR 测定后，真正的功能性三支病变患者仅占 14%，功能性双支病变患者占 43%，功能性单支病变患者占 34%，甚至有 9% 的患者三支血管均无功能性狭窄病变。影像学狭窄病变与功能性狭窄病变的不匹配多发生于狭窄程度为 40% ～ 80% 的病变中，特别是多支血管病变最为明显。因此，此例患者我们对三支血管均进行了 FFR 测量，结果造影上狭窄较重的右冠状动脉及回旋支病变均非功能性狭窄病变，而狭窄程度较轻的左前降支 FFR 明显降低。对左前降支进行介入治疗后，患者心绞痛症状消失。应用 FFR 指导多支血管病变行功能性血运重建，可明显减少支架植入数量。

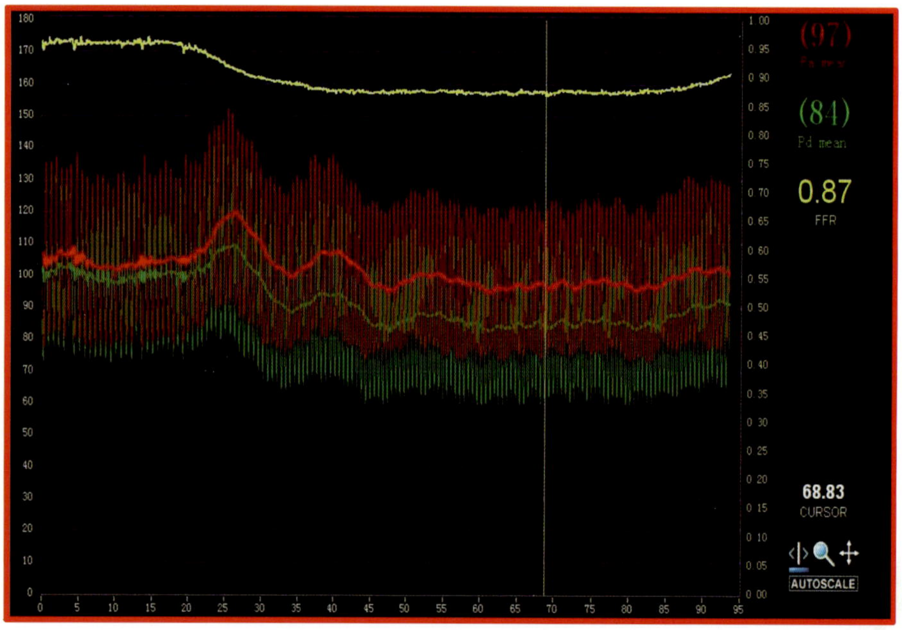

病例图 4-10　LAD-DES 后 FFR：0.87

（李龙波　刘斌）

参考文献

[1] Tonino PA，Fearon WF，De Bruyne B，et al. Angiographic versus functional severity of coronary artery stenoses in the FAME study fractional flow reserve versus angiography in multivessel evaluation. Journal of the American College of Cardiology，2010，55：2816-2821.

病例 5　FFR 指导 DCB 应用于冠状动脉原位小血管 1 例

患者杜某，男性，57 岁，主因“反复胸闷 3 年，加重 1 周”于 2020 年 7 月 28 日入院。

现病史：2017 年 7 月因急性心肌梗死于广东省某医院行 CAG + PCI 术，于 LAD 植入支架 1 枚。术后规律用药，规律门诊治疗。出院后胸闷症状仍时有反复。2019 年 1 月前往我院就诊，行冠状动脉造影示：LM 体尾部狭窄约 50%，LAD 开口至近段长狭窄 80%，中段原支架通畅，TIMI 血流 3 级；LCX 近中段狭窄 50% ~ 70%，OM2 开口后 LCX 主支狭窄 90%，OM2 开口至近段狭窄 80% ~ 90%，中段原支架通畅，TIMI 血流 3 级；RCA 近中段弥漫性狭窄 60% ~ 80%，远段狭窄 40%，后降支（PDA）近中段狭窄 70% ~ 80%，TIMI 血流 3 级（病例图 5-1）。术中于 LAD、LCX 植入支架 1 枚（病例图 5-2）。考虑患者 RCA 病变临界，暂不处理，保守治疗，定期复查。出院后患者规律门诊随诊，规律药物治疗。出院后胸闷症状控制良好。1 周前，患者再次出现胸闷症状，返院住院治疗。

既往史：高血压病史，双侧颈动脉及右侧锁骨下动脉斑块形成。

个人史：否认烟酒史。

家族史：无。

入院查体：T 36.4℃；P 66 次 / 分；R 18 次 / 分；BP 121/80 mmHg。神清，精神可，双肺呼吸音粗，未闻及干湿啰音，心室率 66 次 / 分，律齐，未闻及病理性杂音，腹部查体阴性，双下肢无水肿。

入院检查：

心电图：窦性心律，大致正常心电图（病例图 5-3）。

超声心动图：右室流出道 34 mm，升主动脉 36 mm，左心房 37 mm，右心室 27 mm，室间隔

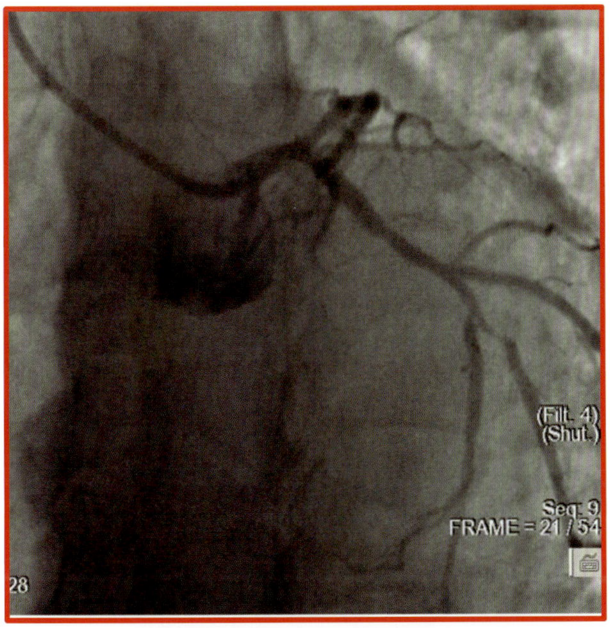

病例图 5-1　2019 年 CAG

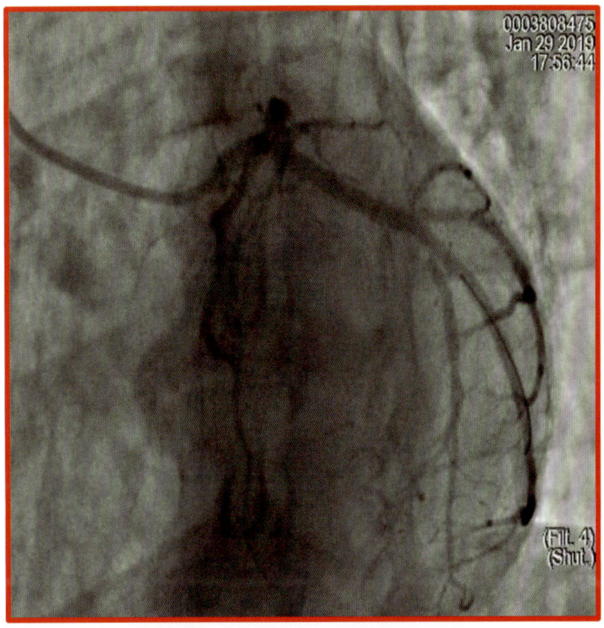

病例图 5-2　2019 年 LCX-PCI 后

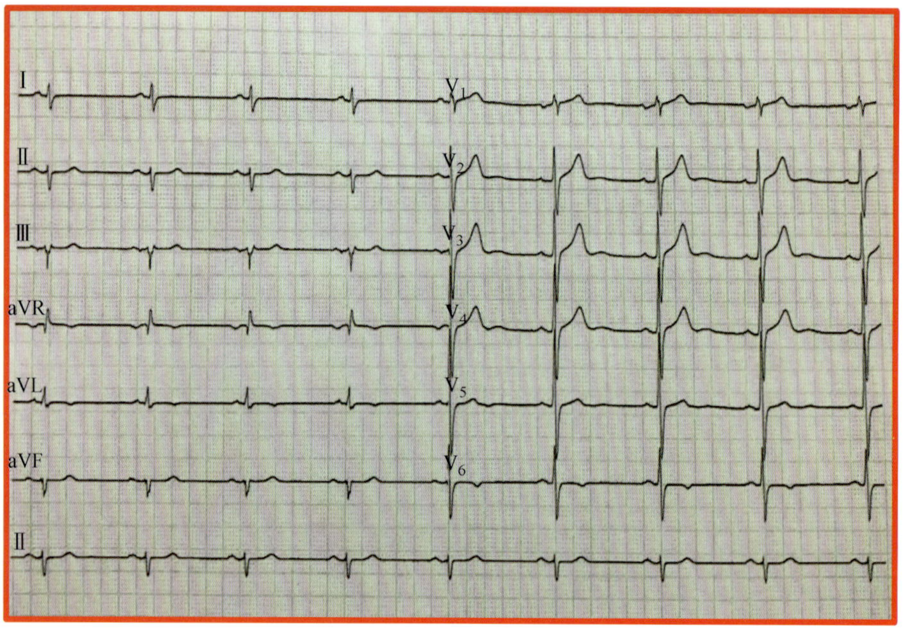

病例图 5-3 入院心电图

12 mm，右心房 49 mm×49 mm，左心室（舒张末）50 mm，左心室（收缩末）32 mm，左心室后壁 12 mm，肺动脉 25 mm，EF：65%。冠心病 PCI 术后；左心房、右心房、右心室增大，左心室壁稍增厚；左心室舒张功能减退；主动脉瓣少量反流；二尖瓣少量反流；三尖瓣中量反流；主动脉硬化（病例图 5-4）。

胸部 X 线：无明显异常。椎动脉彩超示：双

超声所见:

右室流出道:34 mm,主动脉瓣环:25 mm,升主动脉:36 mm,左心房:37 mm,右心室:27 mm,室间隔:12 mm,左心室(舒张末):50 mm,左心室(收缩末):32 mm,左心室后壁:12 mm,右心房:49 mm×49 mm,肺动脉: 25 mm。
左心功能测量: EF:65%,FS:35%,E/A<1,Ea/Aa<1。

二维及M型超声特征:
升主动脉稍增宽,主动脉搏幅减低。肺动脉未见扩张。
左心房、右心房、右心室稍大。左心室壁稍增厚。室间隔、房间隔连续性好。静息状态下室壁运动尚协调,搏幅未见明显异常。
各房室瓣、半月瓣回声形态尚可。M型二尖瓣双峰，前后叶逆向。未见心包积液。

彩色多普勒及频谱多普勒显示:
主动脉瓣口舒张期见红色彩流返回左心室流出道，反流束面积(RJA):2.5 cm^2。
二尖瓣口收缩期见蓝色彩流返回左心房，RJA:2.6 cm^2。
三尖瓣口收缩期见蓝色彩流返回右心房，RJA:6.1 cm^2。经TR法估测肺动脉收缩压(PASP)=25 mmHg。
其余瓣口未见异常湍流信号。

超声提示:

冠心病PCI术后
左心房、右心房、右心室稍大，左心室壁稍增厚
主动脉瓣少量反流
二尖瓣少量反流
三尖瓣中量反流
左心室舒张功能减退
主动脉硬化

病例图 5-4 超声心动图

侧椎动脉血流速度低。右侧锁骨下动脉斑块形成。左侧锁骨下动脉近段、无名动脉未见明显异常。颈动脉彩超：双侧颈总动脉内中膜层增厚并双侧颈动脉斑块形成。

入院化验：输血 4 项、肝功能、生化、N 末端脑钠肽前体（NT-proBNP）、肌钙蛋白 T（TNT）、心肌酶、凝血功能、血常规等均无明显异常。肌酐（Cr）119 μmol/L ↑，肾小球滤过率估算值（eGFR）58.05 ml/（min · 1.73 m^2）。

初步诊断：

1. 冠状动脉粥样硬化性心脏病（PCI 术后　三支病变），2. 高血压 2 级（很高危组），3. 肝囊肿，4. 单纯性肾囊肿（右肾），5. 前列腺增生症。

目前用药情况：阿司匹林肠溶片 100 mg 1 次 / 日，波立维 75 mg 1 次 / 日，阿托伐他汀钙 20 mg 每晚 1 次，依折麦布 10 mg 1 次 / 日，氯沙坦片 0.1 g 1 次 / 日，雷贝拉唑胶囊 20 mg 1 次 / 日。

手术资料：

冠状动脉造影示：冠状动脉右优势型，LM 无明显狭窄，LAD 原支架通畅，全程未见明显狭窄，TIMI 血流 3 级；LCX 原支架通畅，全程未见明显狭窄，TIMI 血流 3 级；RCA 近中段狭窄约 70%，PDA 中段狭窄约 70% ～ 80%，TIMI 血流 3 级（病例图 5-5、5-6），在此处以 FFR 指导 PCI 治疗。

FFR 指导 PCI：①导引导管挂在冠状动脉开口；②压力导丝通过狭窄；③导引导管离开冠状动脉开口；④回撤导丝到狭窄近端，不透光的 3 cm 头端留在狭窄处，进行压力校准（EQ）；⑤导引导管重新进入冠状动脉开口；⑥压力导丝放到血管远端；⑦冠状动脉给药（给予静脉泵入三磷酸腺苷 670 mg/h，持续约 2.5 min）；⑧回撤导引导管离开冠状动脉开口；⑨监测 FFR 波形（病例图 5-7、5-8）；⑩释放 Sequent Please 2.5 mm×35 mm 药物球囊，术后复查（病例图 5-9、5-10）。

专家点评：

该病例应用 FFR 的理由以及依据：在考虑对狭窄病变进行血运重建前，必须找到心肌缺血的证据。但图像形态学的方法不能完全识别造成患者心肌缺血的病变，且没有考虑侧支循环或心肌异常的情况，可能对病变的严重程度产生误判，导致需要治疗的病变没有处理或过度处理[1]。FFR 则可

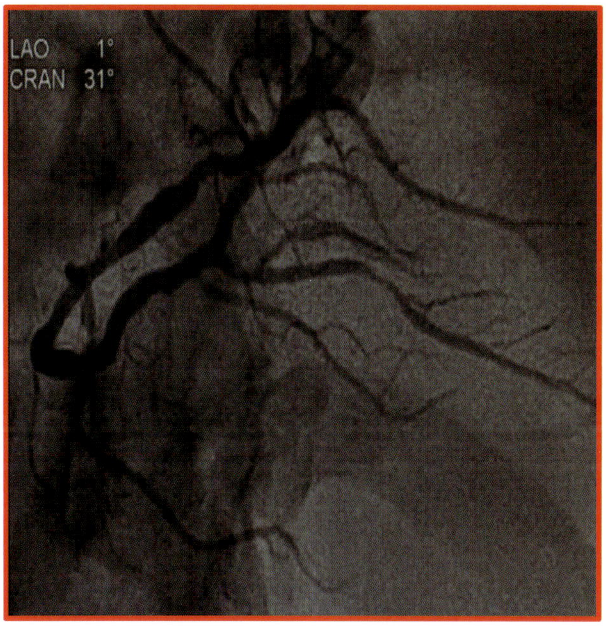

病例图 5-5　CAG——RCA 头位

动图 5-5

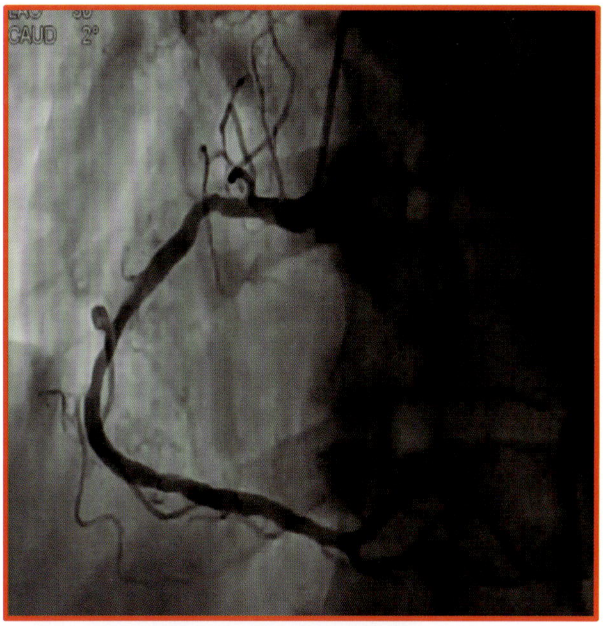

病例图 5-6　CAG——RCA 左前斜位

动图 5-6

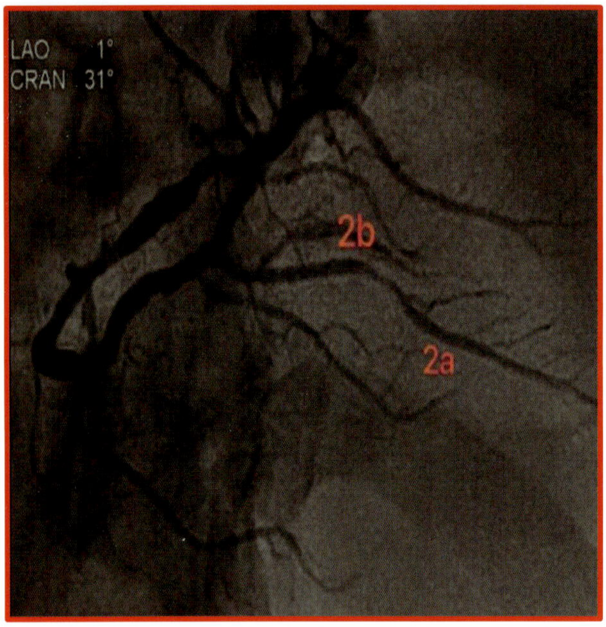

病例图 5-7 RCA-PDA FFR 检查

动图 5-7

给冠状动脉临界病变的介入治疗提供生理功能的依据，并已经成为冠状动脉狭窄功能性评价的金标准。对于该患者的中度狭窄病变（PDA 中段狭窄 70% ～ 80%），该病变在首次 PCI 就存在但未予处理，处理了主要病变后 2 年多复查提示该病变有进展，而病变位于 PDA 远段位置较远，所累及的心肌有限，可通过 FFR 检查来判断是否有必要处理。大量的临床研究显示，FFR ＜ 0.75 的狭窄几乎可致局部心肌缺血，此时狭窄病变处植入支架是合理的；当 FFR ＞ 0.80 提示该病变诱导心肌缺血的可能性较小，狭窄病变推迟植入支架安全，最佳药物治疗已足够；但 0.75 ～ 0.80 间为不确定的灰色地带，此时则需结合患者临床症状及其他相关检测结果加以综合判断确定最终决策[2]。该患者现 PDA 的病变 FFR 值为 0.78，结合患者胸闷反复等症状，可以判断处理该病变存在一定意义。在后续 PTCA 过程中，患者再次出现胸闷症状，其症状与平素心绞痛症状一致（由胸口至喉部闷痛感），进一步加以印证该病变为引起该患者胸闷症状反复的“罪魁祸首”。

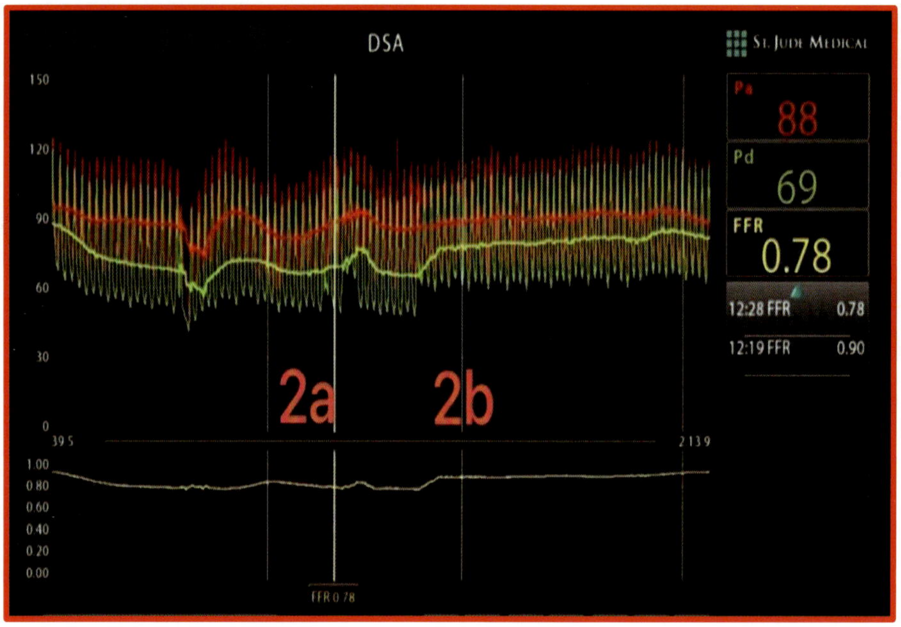

病例图 5-8 RCA-PDA FFR 检查

FFR 指导临床治疗策略的思路

1. FFR 已成为评估冠状动脉功能性狭窄的“金标准”，就其原理，FFR 最适合用于稳定性冠心病，单支血管病变、多支血管病变、左主干或支架植入术后评价，确定冠状动脉血运重建的必要性，指导

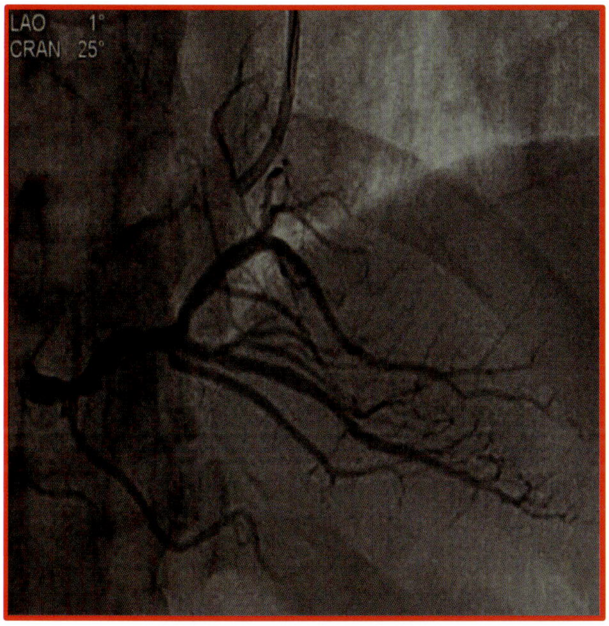

病例图 5-9　DCB 后造影结果

动图 5-9

临床治疗策略的选择和判断预后[3]。

2. FFR 强化病变功能学评价的重要性，提出功能性血运重建的冠心病治疗新理念。

3. FFR > 0.80 病变引起缺血较少，行药物治疗更为安全有效。

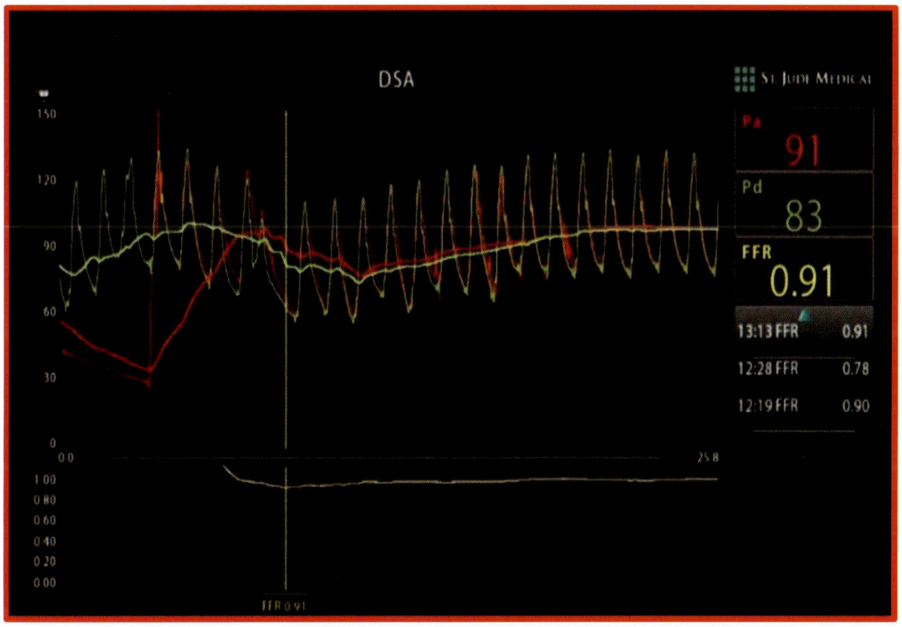

病例图 5-10　DCB 后 FFR 检查

（张睿智　陈秋雄）

参考文献

[1] 赵小渝，程标 . 心肌血流储备分数在冠心病介入策略选择中的应用 . 实用医院临床杂志，2015，12（03）：134-141.

[2] 李穗吉，柳跃强，周磊，等 . 血流储备分数指导冠心病介入治疗的研究 . 心血管康复医学杂志，2014，23（06）：640-643.

[3] Hideo-Kajita A，Garcia-Garcia HM，Kuku KO，et al. Clinical outcomes of complete revascularization using either angiography-guided or fractional flow reserve-guided drug-eluting stent implantation in non-culprit vessels in ST elevation myocardial infarction patients：insights from a study based on a systematic review and meta-analysis. Int J Cardiovasc Imaging，2018，34（9）：1349-1364.

病例6　FFR评估多支临界病变1例

患者王某，女性，52岁，主因“头晕胸闷12天余”于2020年6月28日入院。

现病史：患者12天前无明显诱因出现头晕伴反复胸闷。至当地医院检查，测血压最高190/80 mmHg，行双侧肾上腺增强CT示：①双侧肾上腺未见明显异常；②右肾局部肾梗死；③双肾小结石；④右侧腹壁脂肪瘤。肾动脉彩超：双肾动脉未见明显异常。给予药物控制血压等对症治疗，症状好转，患者为求进一步系统专科诊治，拟“右肾梗死”收入泌尿科，经会诊后转入我科，近期体重无减轻。

既往史：2020年6月陆丰市人民医院住院期间诊断为高血压3级（很高危组），予氨氯地平贝那普利15 mg 2次/日降压治疗，目前血压控制一般。

个人史：否认吸烟饮酒史。

家族史：无。

入院查体：P 68次/分，R 16次/分，BP 154/92 mmHg，双肺呼吸音清，未闻及明显干湿啰音，心界无扩大，律齐，主动脉瓣区听诊区可闻及3/6级收缩期吹风样杂音，余瓣膜区未闻及杂音。双肾区无叩痛，下腹部未见膨隆，双下肢不肿。

入院检查：

心电图：窦性心律；ST-T异常（病例图6-1）。

超声心动图：主动脉瓣环17 mm，主动脉窦部27 mm，升主动脉32 mm，左心房46 mm，右心室21 mm，室间隔12 mm，左心室（舒张末）52 mm，左心室（收缩末）30 mm，左心室后壁12 mm，右心房47 mm×40 mm，肺动脉26 mm，左心功能测量：EF 73%，E/A ＜ 1，Ea/Aa ＜ 1。左心房增大，左心室壁增厚；考虑主动脉瓣轻中度狭窄并少量反流；二尖瓣关闭不全，二尖瓣大量反流；三尖瓣少量反流；肺动脉瓣少量反流；左心室舒张功能减退（病例图6-2）。

胸部X线：①双侧中下肺野阴影，考虑少许炎症；②主动脉迂曲、硬化；③胸椎退行性改变。

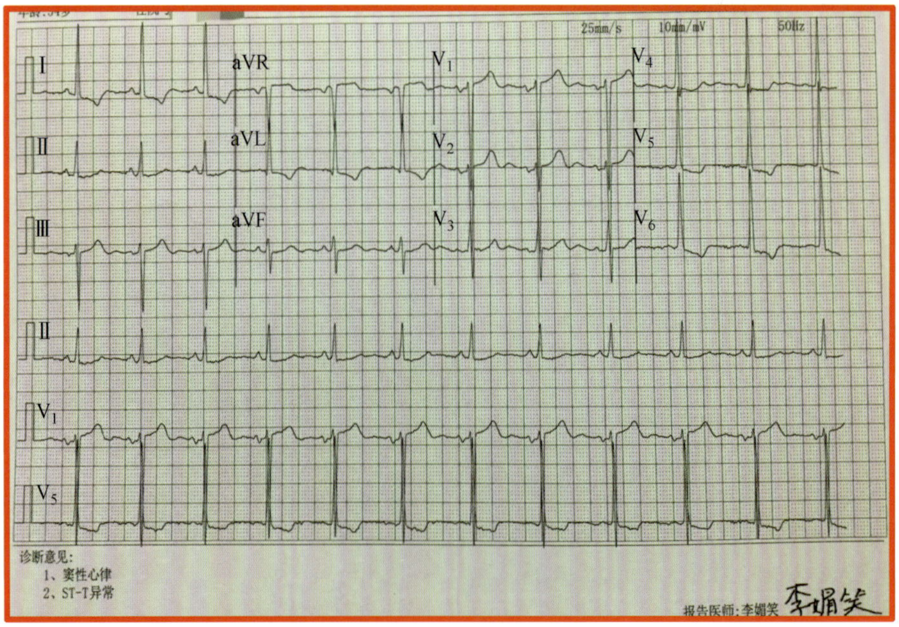

病例图6-1　入院心电图

超声所见:

主动脉瓣环:17 mm, 主动脉窦部:27 mm, 升主动脉:32 mm, 左心房:46 mm, 右心室:21 mm, 室间隔:12 mm, 左心室(舒张末):52 mm, 左心室(收缩末):30 mm, 左心室后壁:12 mm, 右心房:47 mm×40 mm, 肺动脉:26 mm, 左心功能测量: EF 73%, FS 42%, SV 95 ml, E/A<1, Ea/Aa<1。

2D及M型特征:
主动脉根部未见扩张，主动脉搏幅减低。肺动脉未见扩张。
左心房增大，余各房室内径正常范围，左心室壁增厚，室间隔、房间隔连续性好，静息状态下室壁运动协调，搏幅未见明显异常。
主动脉瓣三叶，轻度增厚、钙化，开放受限，关闭尚可；二尖瓣环扩张，二尖瓣轻度增厚、钙化，开放幅度减小，对合错位致关闭欠佳；余瓣膜回声形态尚可，启闭尚可。
未见心包积液。

彩色及频谱多普勒特征:
舒张期二尖瓣前向血流速度约0.8 m/s，二尖瓣口收缩期见大量蓝色彩流返回左心房。
收缩期主动脉瓣前向血流速度约3.1 m/s，平均跨瓣压差约20 mmHg，主动脉瓣口舒张期见少量红色彩流返回左室流出道。
舒张期三尖瓣前向血流速度约0.5 m/s，三尖瓣口收缩期见少量蓝色彩流返回右心房，经TR法估测PASP=34 mmHg。
收缩期肺动脉瓣前向血流速度约0.9 m/s，肺动脉瓣口舒张期见少量红色彩流返回右室流出道。
房室水平未见异常分流。

超声提示:
左心房增大，左心室壁增厚。
考虑主动脉瓣轻中度狭窄并少量反流，请结合临床。
二尖瓣关闭不全，二尖瓣大量反流。
三尖瓣少量反流。
肺动脉瓣少量反流。
左心室舒张功能减退。

病例图 6-2　超声心动图

双肾 CT 平扫+增强：①双肾窦旁致密影，考虑肾小结石与血管壁钙化鉴别；②右肾小囊肿；③右侧胸腹壁脂肪瘤；④胆囊泥沙样结石。

肾动脉彩超：双肾动脉起始段斑块形成并狭窄。左肾动脉起始段及右肾动脉血流阻力指数增高。

入院化验：输血 4 项、肝功能、生化、NT-proBNP、TNT、心肌酶、凝血功能、血常规等均无明显异常。

初步诊断：1. 高血压 3 级（很高危组）；2. 心脏瓣膜疾病（主动脉瓣狭窄 轻中度）；3. 下肢动脉粥样硬化（双侧合并斑块）；4. 肾结石（双侧）；5. 胆囊结石不伴有胆囊炎（泥沙样）。

目前用药情况：硝苯地平控释片 30 mg 2 次 / 日，阿托伐他汀钙片 20 mg 每晚 1 次，阿司匹林肠溶片 100 mg 1 次 / 日，硫酸氢氯吡格雷片 75 mg 1 次 / 日，琥珀酸美托洛尔缓释片 47.5 mg 1 次 / 日，厄贝沙坦氢氯噻嗪片 150 mg 1 次 / 日，盐酸曲美他嗪缓释片 35 mg，每 12 h 1 次，雷贝拉唑钠肠胶囊 20 mg 1 次 / 日。

手术资料：

冠状动脉造影示：冠状动脉呈右优势型，LM 未见明显异常，LAD 全程可见散在斑块影，近段偏心性局限性狭窄约 50% ～ 60%，中远段血管腔细小，中远段狭窄最重处约 60% ～ 70%，D1 开口处狭窄约 50% ～ 60%，TIMI 血流 3 级；LCX 全程可见斑块影，中远段最重处狭窄约 70% ～ 80%，OM 开口处狭窄约 40% ～ 50%，TIMI 血流 3 级；RCA 全程可见斑块影，近中段偏心性狭窄约 60% ～ 70%，后三叉前可见偏心性狭窄约 70% ～ 80%，TIMI 血流 3 级（病例图 6-3 至 6-5）。

FFR 检查：①导引导管挂在冠状动脉开口，②压力导丝通过狭窄，③导引导管离开冠状动脉开口，④回撤导丝到狭窄近端，不透光的 3 cm 头端留在狭窄处，进行压力校准（EQ），⑤导引导管重新进入冠状动脉开口，⑥压力导丝放到血管远端，⑦于冠状动脉给药［给予静脉泵入三磷酸腺苷（ATP）670 mg/h，持续约 2.5 min］，⑧回撤导引导管离开冠状动脉开口，⑨监测导引导管的波形

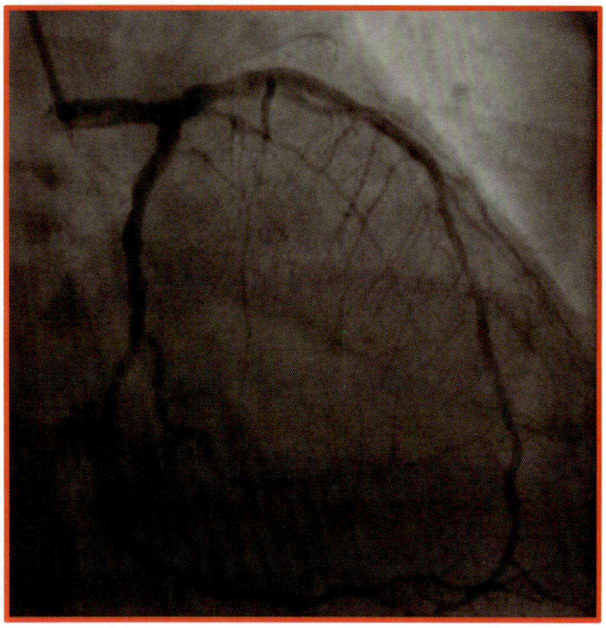

病例图 6-3 CAG——左冠状动脉

动图 6-3

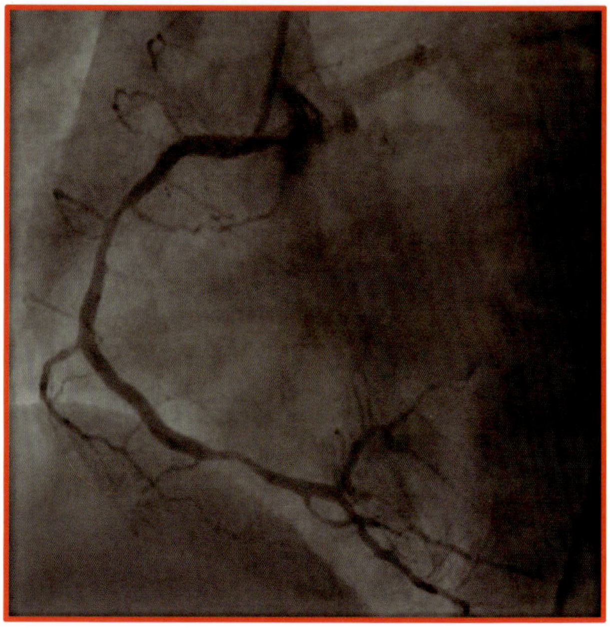

病例图 6-5 CAG——右冠状动脉

动图 6-5

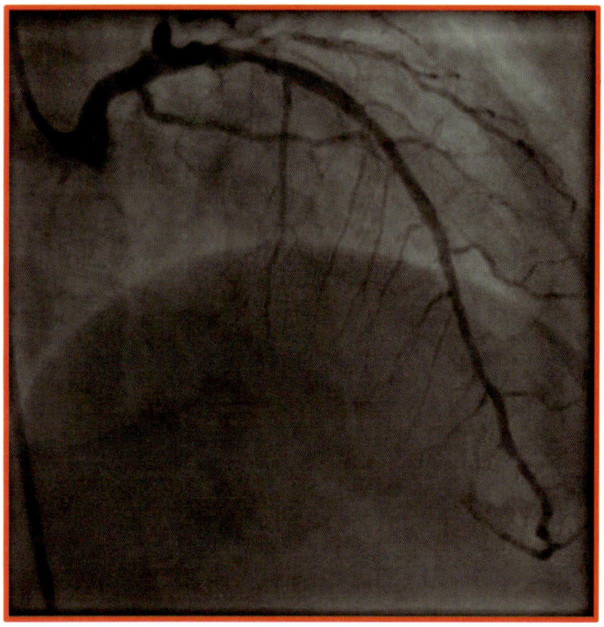

病例图 6-4 CAG——左冠状动脉

动图 6-4

（cave ventricularisation）。

相关参数：LAD：生理盐水（NS）100 ml + ATP100 mg，微量泵入 600 ml/h，LAD FFR 检查，维持 2 分 30 秒（基线平稳）最小分值为 0.73（病例图 6-6、6-7）。

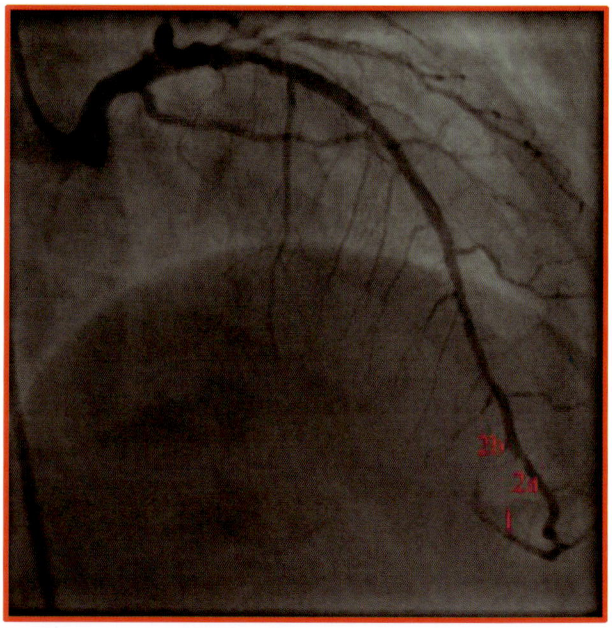

病例图 6-6 LAD-FFR 检查

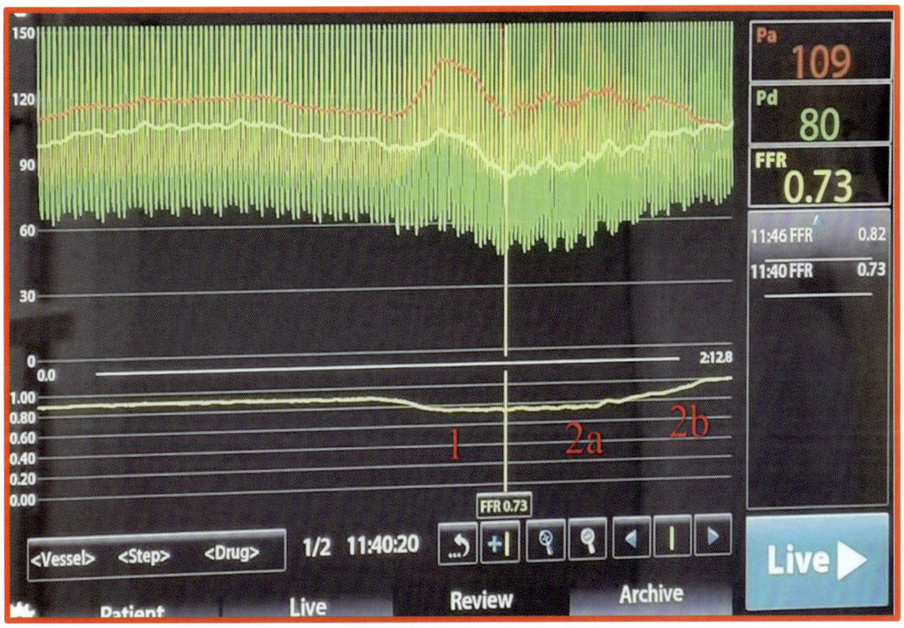

病例图 6-7　LAD-FFR：0.73

LCX： NS 100 ml ＋ ATP100 mg 微量泵入 600 ml/h，LCX FFR 检查，维持 2 分 30 秒（基线平稳）最小分值为 0.82（病例图 6-8、6-9）。

RCA： NS100 ml ＋ ATP100 mg 微量泵入 600 ml/h，RCA FFR 检查，维持 2 分 30 秒（基线平稳）最小分值为 0.83（病例图 6-10、6-11）。

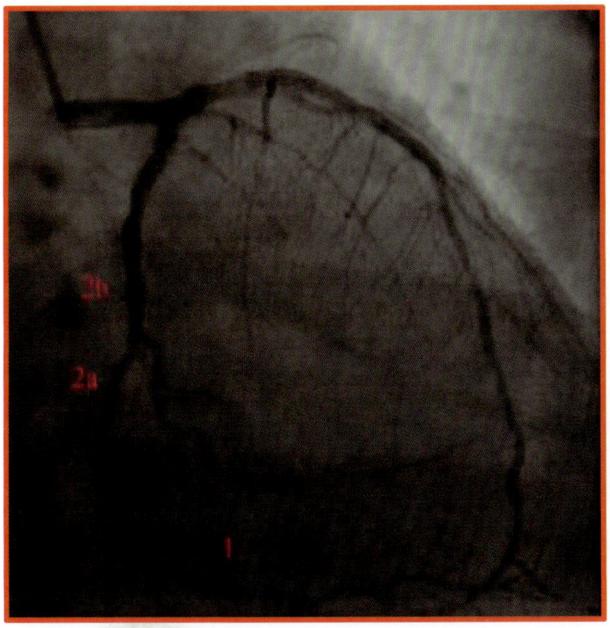

病例图 6-8　LCX-FFR 检查

专家点评：

该患者冠状动脉多支血管出现了临界病变，是否需要同时处理成为术者面对的一道难题。对于多支血管病变或同一冠状动脉内多发或弥漫病变，心电图、超声心动图的变化有时并不明显，不容易确定罪犯血管，而 FFR 检查可以提供缺血证据，明确罪犯血管[1]，定位具体病变位置，同时可以指导非罪犯血管的血运重建[2]。测量 FFR 回撤压力曲线判断出罪犯病变，结合 FFR 及 CAG 结果可以得知，该患者最狭窄病变 FFR 值处于“灰区”，结合患者症状、心电图，考虑进行积极的药物治疗，避免了不必要的支架植入。对处于灰色地带的患者，避免过度的支架植入，利用 FFR 指导是合理的选择。单纯 CAG 在评估分支血管时可能会过高地估计狭窄所引起心肌缺血的严重程度，导致过多的没有意义的介入治疗，而 FFR 则能更为快速并准确地识别导致心肌缺血的病变。应用 FFR 能指导介入治疗的策略，减少不必要的介入操作，并能给予患者最合适的治疗，改善患者预后，同时能为患者节省医疗费用，从多方面来说能有更大的获益[3]。

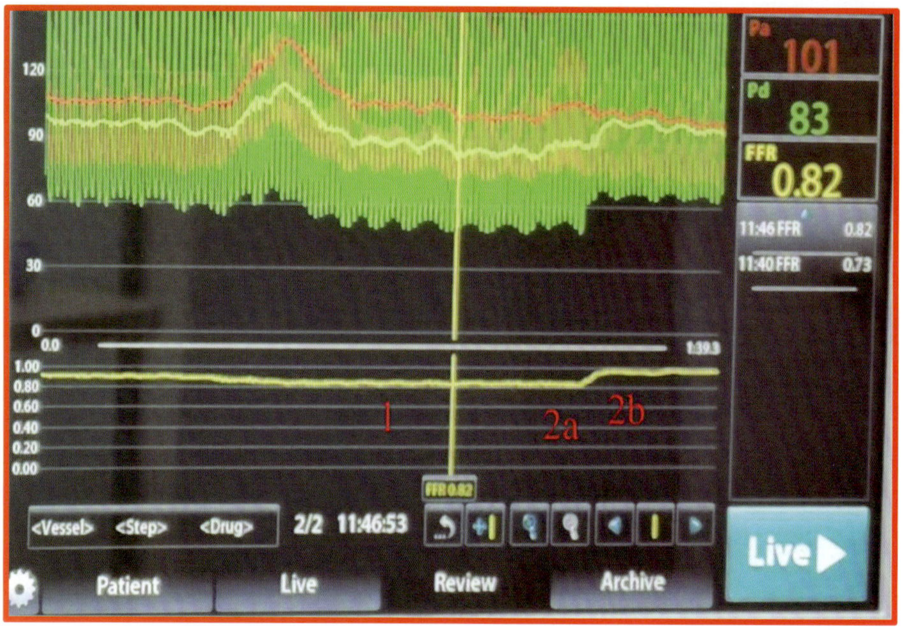

病例图 **6-9** LCX-FFR：0.82

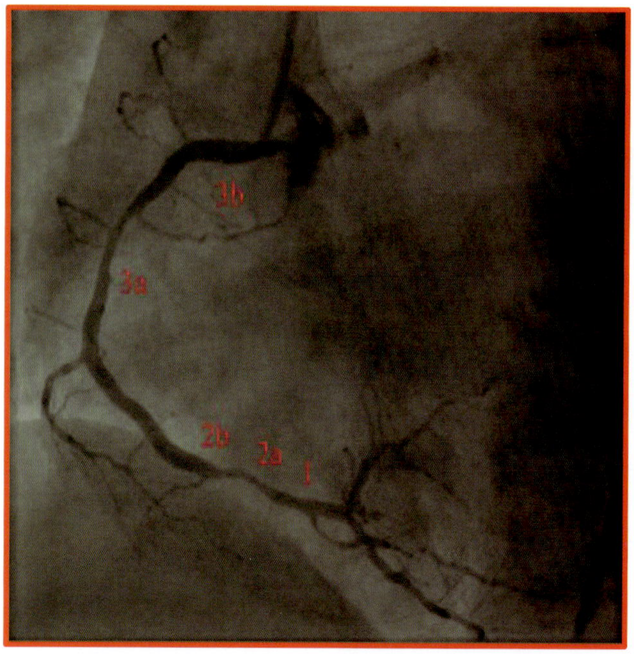

病例图 **6-10** RCA-FFR 检查

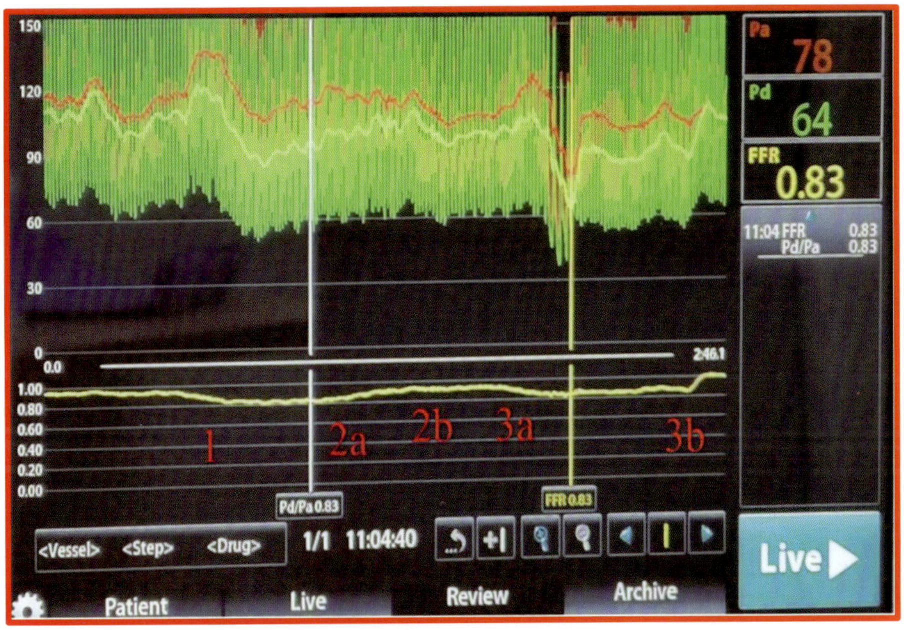

病例图 6-11　RCA-FFR：0.83

（张睿智　陈秋雄）

参考文献

[1] 于一，刘宇扬，史冬梅，等．血流储备分数在急性冠状动脉综合征患者冠状动脉介入治疗中的作用．中国介入心脏病学杂志，2015，23（06）：353-356.

[2] Hakeem A，Almomani A，Uretsky BF. Role of fractional flow reserve in the evaluation and management of patients with acute coronary syndrome. Curr Opin Cardiol，2017，32（6）：767-775.

[3] 朱贵家，刘洋洋，曹阳，等．血流储备分数指导经皮冠状动脉介入治疗术中非罪犯中度狭窄血管治疗策略的研究．中国介入心脏病学杂志，2014，22（10）：626-631.

病例 7　FFR 指导肿瘤合并冠心病治疗 1 例

患者葛某，男性，56 岁，主因“呼吸困难 4 个月，再发加重 2 天”于 2020 年 11 月 18 日入院。

现病史：患者 2018 年 4 月 20 日因“头晕 2 个月，加重 1 周”至南京军区南京总医院神经内科就诊时，行大便常规检查发现：潜血试验阳性，进一步查 PET-CT 及消化道肠镜确诊乙状结肠癌。拟行结肠癌切除手术前筛查冠状动脉 CTA 发现冠状动脉三支病变，2018 年 5 月 28 日行冠状动脉造影检查示：LM 未见明显狭窄，LAD 近段至中远段长病变，管腔狭窄约 30% ～ 80%，D1 近段管腔约 50% 狭窄。LCX 近段管腔狭窄约 90%，近中段管腔狭窄约 50%。RCA 近段管腔狭窄约 30%，近中段长病变，管腔狭窄最重处约 80%，后降支管腔狭窄约 40%，左心室后支管腔狭窄约 30%，考虑患者结肠癌，近期需行手术治疗，未予植入支架，建议手术治疗。今为求进一步诊治来我院门诊以“冠心病，三支严重病变”收入心脏外科，后因结肠癌需外科手术治疗，放弃外科旁路移植（搭桥）手术，转心内科行介入治疗。发病以来，患者精神状态一般，体力正常，食欲一般，睡眠正常，体重无明显变化，大便正常，排尽正常。

既往史：高血压及糖尿病病史十余年，口服氨氯地平、吲达帕胺、倍他乐克，血压控制一般。目前口服阿卡波糖及格列美脲控制血糖，血糖控制一般。2006 年有脑梗死病史，否认慢性阻塞性肺疾病以及胃溃疡等，否认肝炎、结核、疟疾等传染病史，预防接种史不详，否认输血史，否认药物、食物过敏史，有白内障及痔疮手术史，双侧大隐静脉曲张，左侧为甚。

个人史：有吸烟饮酒史，已戒烟戒酒 10 年。

家族史：否认家族遗传病史。

入院查体：T 36.3℃，P 77 次 / 分，R 20 次 / 分，BP 130/80 mmHg，身高：163 cm，体重：64.9 kg，BMI：24.4 kg/m^2。神志清，精神可，双肺呼吸音清，未闻及干湿啰音及胸膜摩擦音，心率 77 次 / 分，心律齐，各瓣膜区未闻及杂音，未闻及心包摩擦音，腹部查体阴性，双下肢无水肿。

入院检查：

心电图见病例图 7-1。

超声心动图：LA 37 mm；LV 45 mm；LVEF 60%；升主动脉稍增宽；室间隔稍增厚；主动脉瓣轻度退行性变伴少量反流；左心室舒张功能轻度减低（病例图 7-2）。

入院化验：血红蛋白 102 g/L，白细胞 5.66×10^9/L，中性粒细胞 0.620，尿素氮 2.95 mmol/L，肌酐 120.3 mol/L，白蛋白 37.6 g/L，TNT 0.014 ng/ml，NT-pro BNP 372.3 g/ml，大便潜血阳性。

初步诊断：1. 冠心病 三支严重病变；2. 乙状结肠癌；3. 高血压；4. 糖尿病；5. 陈旧性脑梗死；6. 颈部血管严重病变；7. 双侧大隐静脉曲张。

目前用药情况：阿司匹林 100 mg 1 次 / 日；硫酸氢氯吡格雷 75 mg 1 次 / 日；瑞舒伐他汀 10 mg 每晚 1 次；琥珀酸美托洛尔缓释片 47.5 mg 1 次 / 日；单硝酸异山梨酯缓释片 40 mg 1 次 / 日；沙格列汀片 5 mg 1 次 / 日；雷贝拉唑钠肠溶片 10 mg 1 次 / 日；替普瑞酮胶囊 1 粒 3 次 / 日。

手术资料：

2018-6-28 行 CAG ＋ FFR 指导下 PCI 术：

造影结果：冠状动脉供血左右均衡；左主干未见明显狭窄；左前降支中段弥漫性狭窄 80%；回旋支近中段弥漫性狭窄 75%；右冠状动脉中段节

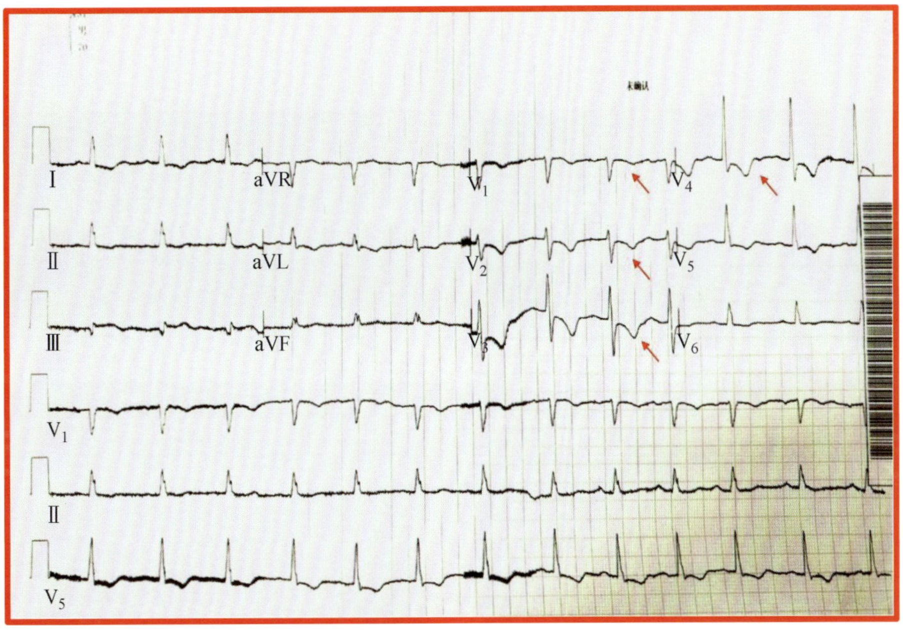

病例图 7-1　入院心电图

主要测值(mm)
[主动脉] 升主动脉内径 44
[左心房] 前后径 37
[左心室] 舒张末期前后径45；室间隔厚度12；后壁厚度9
[右心房] 左右径 31
[右心室] 左右径 27
[肺动静脉] 主肺动脉内径 24
[心功能] EF 60%；FS 33%

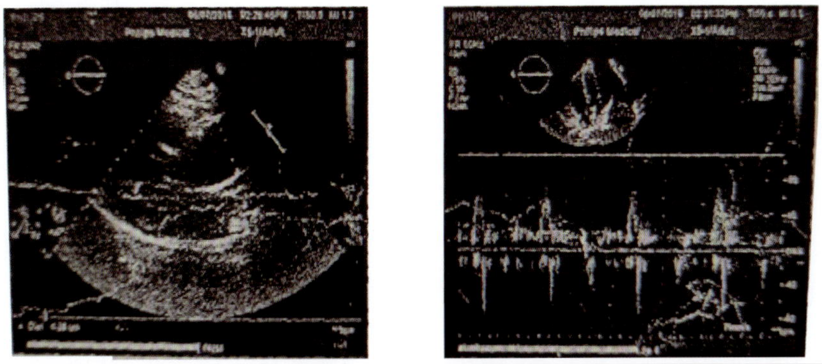

病例图 7-2　超声心动图

段性狭窄 85%（病例图 7-3、7-4）。

介入治疗：根据冠状动脉造影结果决定对左前降支和右冠状动脉行 FFR 检测＋必要时介入干预。将 6 FJR4.0 指引导管送至右冠状动脉开口，将压力导丝送至右冠状动脉病变远端，RCA-FFR 静息：0.98。通过左侧肘正中静脉给予三磷酸腺苷 140 μg/（kg · min），测量 RCA-FFR 负荷：0.81。根据 FFR 值决定右冠状动脉暂药物保守治疗。将 6 F EBU3.5 指引导管插入左冠状动脉开口处，将压力导丝送至左前降支病变远端，LAD-FFR 静息：0.92。再次通过左侧肘正中静脉给予三磷酸腺苷 140 μg/（kg · min），测量 LAD-FFR 负荷：0.75。沿导丝用 Sprinter 2.0 mm×20 mm 对 LAD 病变狭窄以 12 ～ 14 atm 进行预扩张，然后换用 cutting balloon 2.5 mm×10 mm 以 8 ～ 10 atm 扩张，造影狭窄明显减轻，沿导丝送入 Sequent Please 2.5 mm×

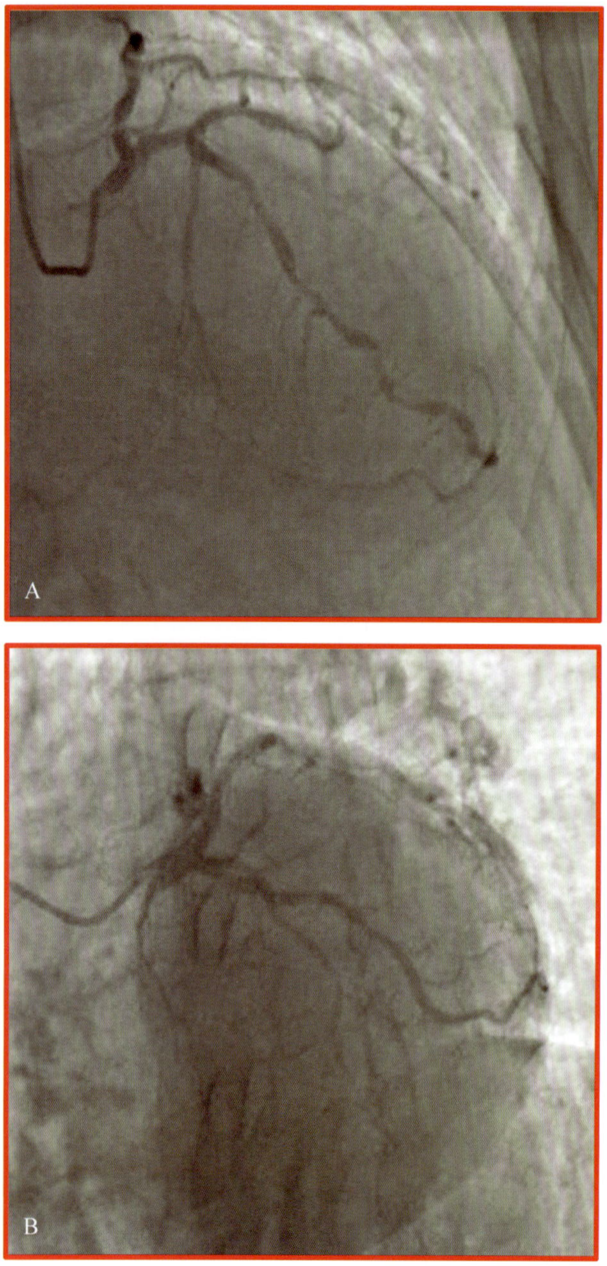

病例图 7-3 CAG——左冠状动脉

动图 7-3A　　动图 7-3B

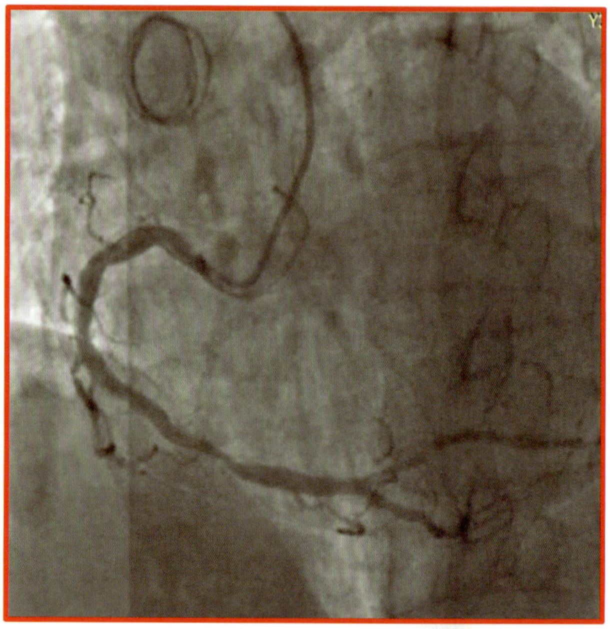

病例图 7-4 CAG——RCA

动图 7-4

20 mm 球囊以 8 atm 扩张 45 s，测量术后 FFR 静息：0.97，负荷：0.84，造影显示无夹层，TIMI 血流 3 级，结束手术（病例图 7-5 至 7-11）。

1 个月后乙状结肠肿瘤术前复查造影：左前降支中段弥漫性狭窄明显减轻，约为 40%；回旋支近中段弥漫性狭窄 75%；右冠状动脉中段节段性狭窄 85%（病例图 7-12、7-13）。

随后转外科成功接受乙状结肠肿瘤切除术。

专家点评：

结肠癌患者需外科手术治疗，多支病变，FFR 指导下精准药物涂层球囊治疗为后续手术治疗的一种选择。

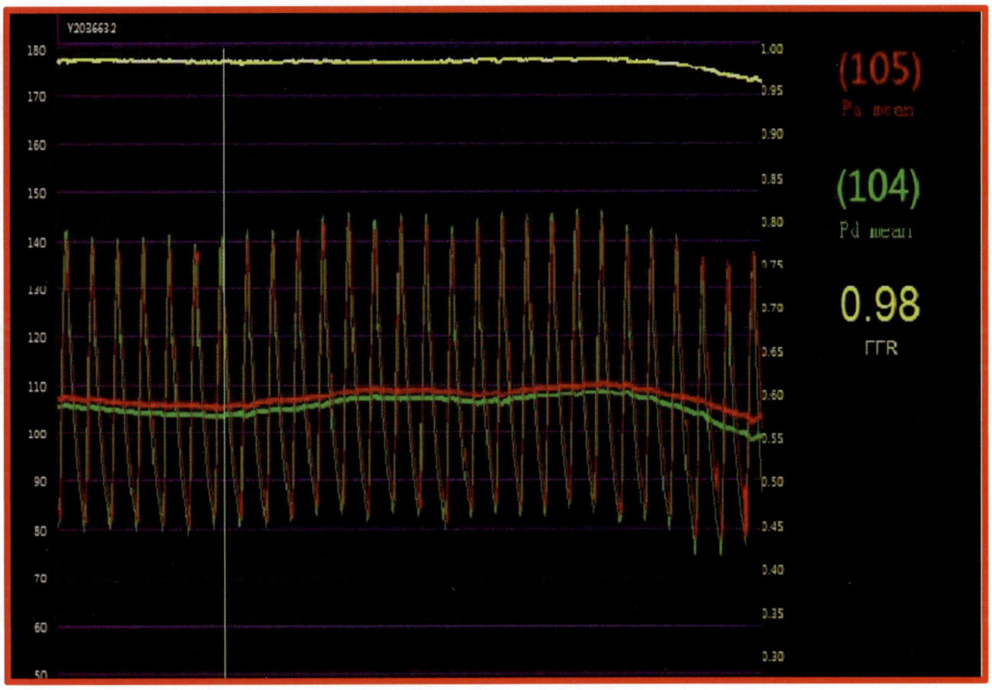

病例图 **7-5**　RCA- 静息 Pd/Pa

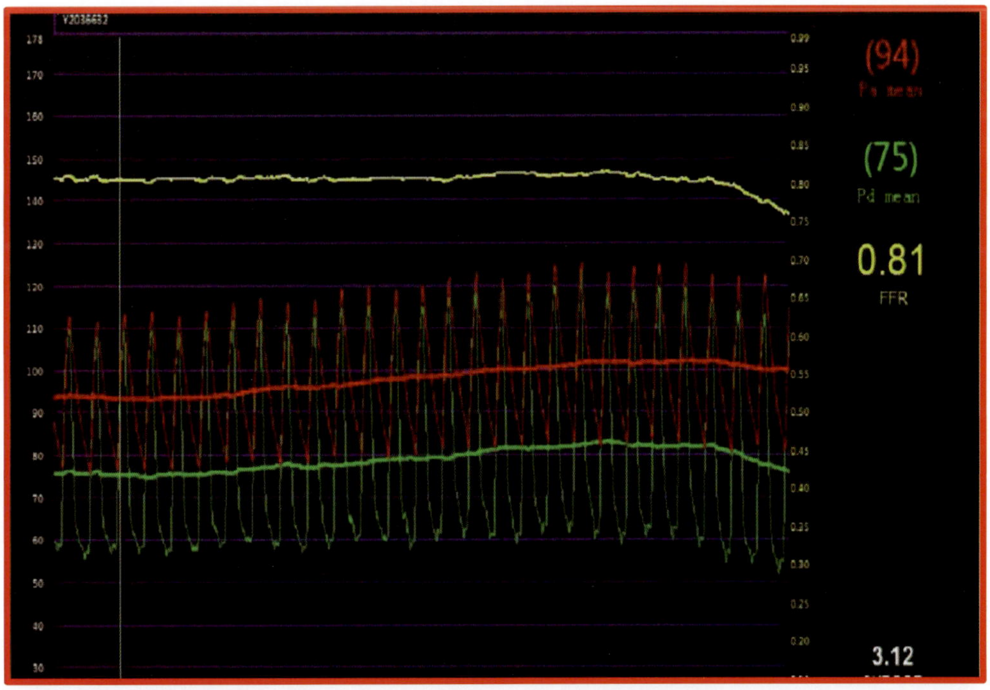

病例图 **7-6**　RCA-FFR

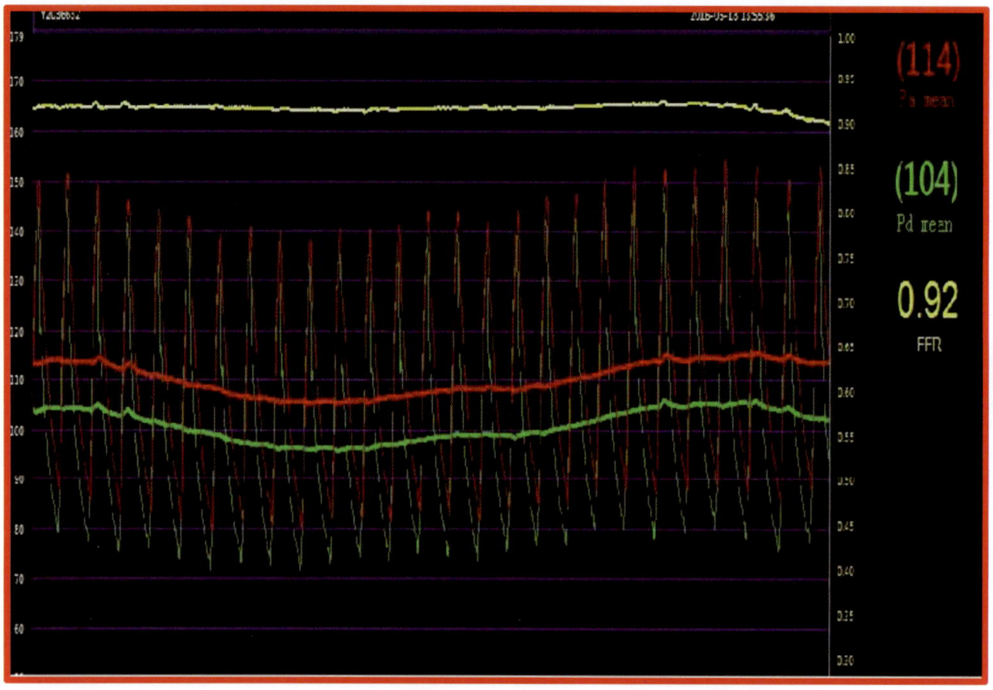

病例图 **7-7**　LAD 静息 Pd/Pa

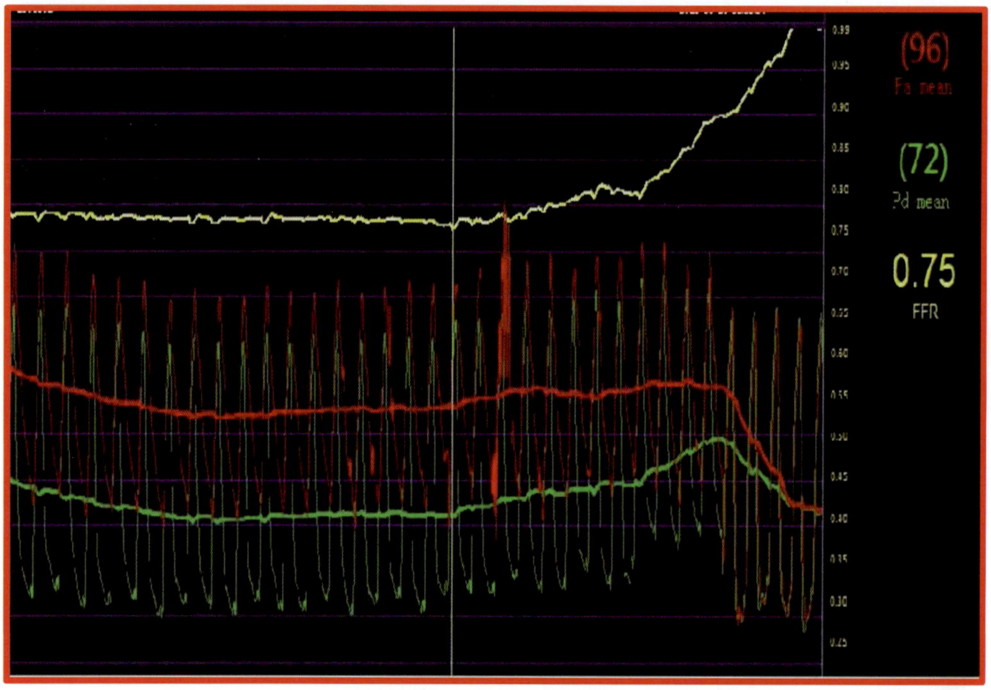

病例图 **7-8**　LAD-FFR

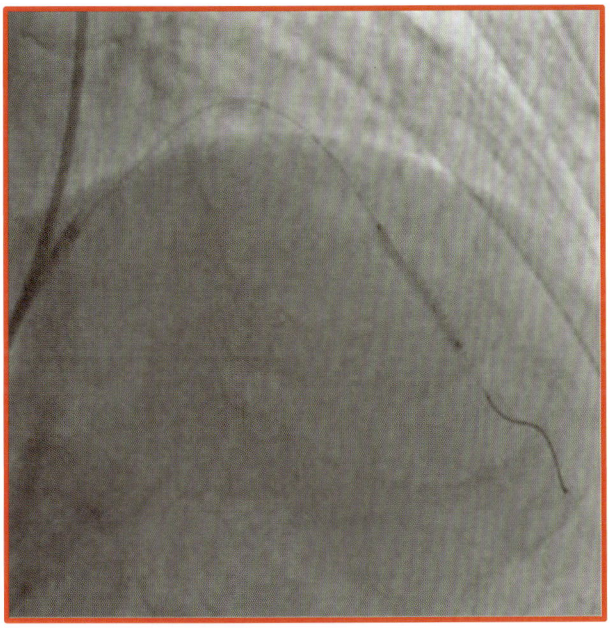

病例图 7-9　LAD-DCB 释放

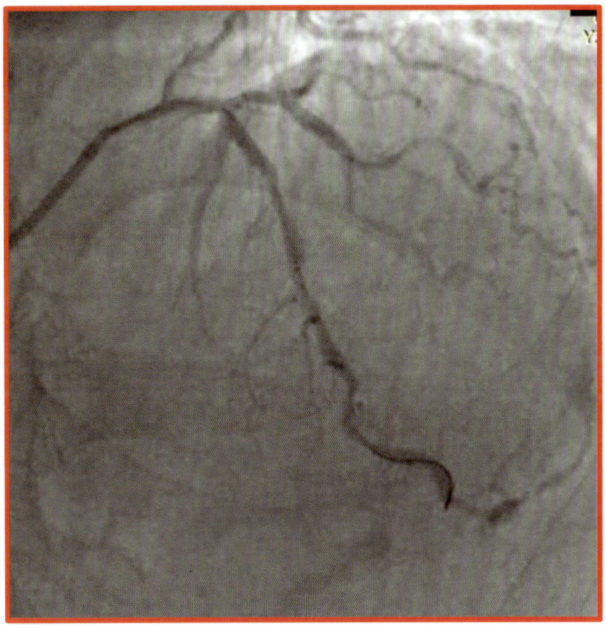

病例图 7-10　最终造影结果

动图 7-9

动图 7-10

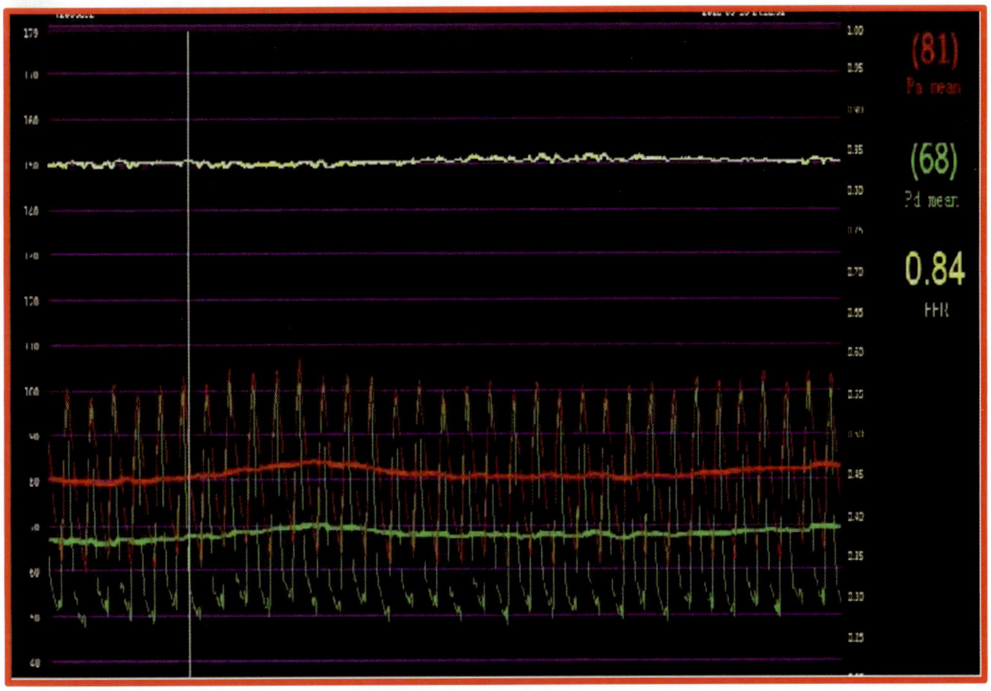

病例图 7-11　LAD-DCB 后 FFR

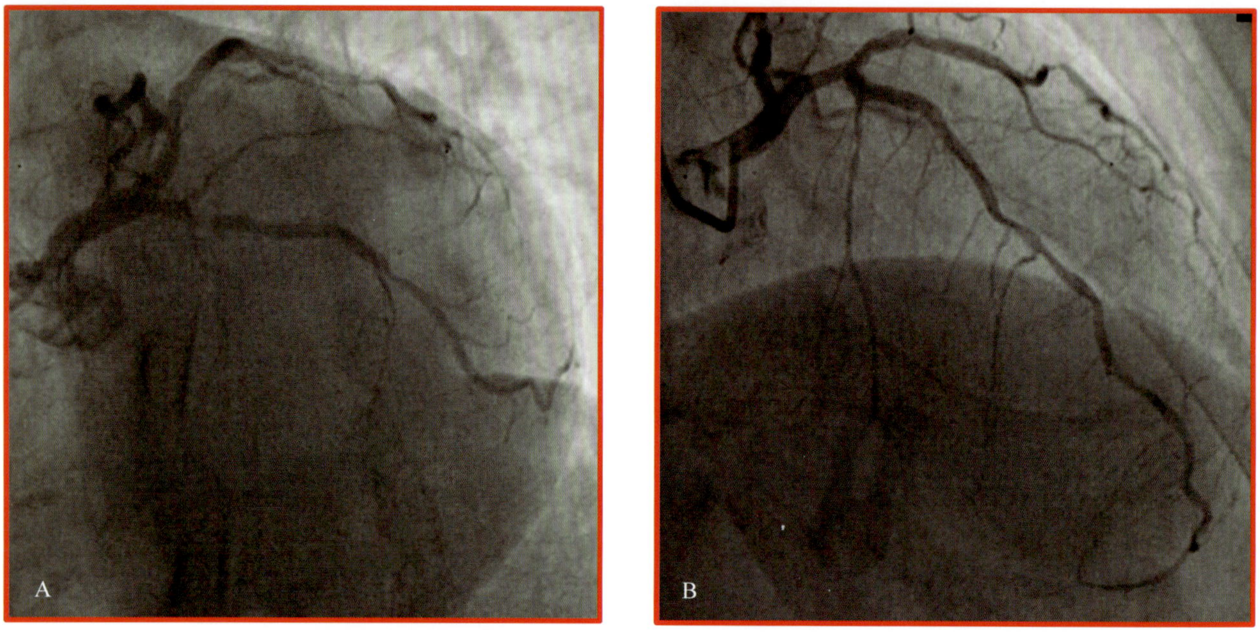

病例图 7-12　1 个月后 CAG 复查——左冠状动脉

动图 7-12A

动图 7-12B

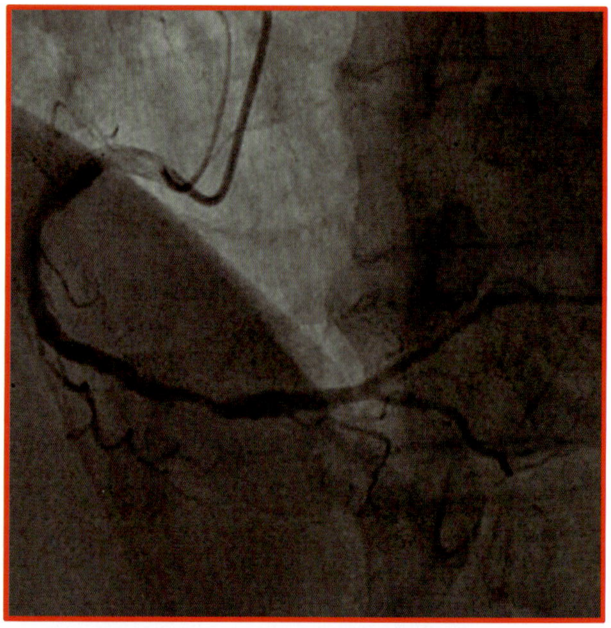

动图 7-13

病例图 7-13　1 个月后 CAG 复查——RCA

（王亚斌　樊景阳　曹丰）

病例 8　FFR 指导下 DCB 应用于 LAD 多处病变 1 例

患者陈某，女性，49 岁，主因“间断胸痛 2 年，再发加重 2 天”于 2020 年 11 月 25 日入院。

现病史： 入院前 2 年患者活动后出现胸痛，休息 2～3 min 可自行缓解，平均每年发作 2～3 次，未重视未诊治，近 2 日患者胸痛频繁发作，程度同前，每次含服硝酸甘油后 2～3 min 可缓解，门诊就诊，心电图提示窦性心律（96 次 / 分）、ST-T 轻度改变，为进一步诊治以“胸痛待查 不稳定型心绞痛 冠心病”收入院。

既往史： 2 型糖尿病 8 年，口服格列美脲 2 mg 1 次 / 日，阿卡波糖 50 mg 3 次 / 日，血糖控制差；高血压 10 年，血压最高 170/110 mmHg，口服苯磺酸氨氯地平，平时血压 130～140/80～90 mmHg，近 2 个月血压 140～150/90 mmHg；高脂血症 5 年。

个人史： 不嗜烟酒。

家族史： 否认家族遗传倾向疾病。

入院查体： T 36.3℃；P 87 次 / 分；R 19 次 / 分；BP 156/103 mmHg，神清，精神可，双肺呼吸音清，未闻及干湿啰音，心率 87 次 / 分，律齐，各瓣膜区未闻及病理性杂音，腹软，无压痛，肝脾肋下未触及，肠鸣音无亢进，双下肢无水肿。

入院化验： TNI ＜ 0.1 ng/ml；肌酸激酶（CK）、肌酸激酶同工酶（CK-MB）正常；LDL-C 2.7 mmol/L；HbA1c 10.5%；余血常规、肝肾功能等未见异常。

入院检查：

心电图：窦性心律，ST-T 改变（病例图 8-1）。

超声心动图：左心室舒张末期内径（LVEDD）39 mm；LVEF 62%，三尖瓣反流（轻度）（病例图 8-2）。

初步诊断： 不稳定型心绞痛，冠状动脉粥样硬化性心脏病，高血压 3 级极高危，高脂血症，2 型糖尿病。

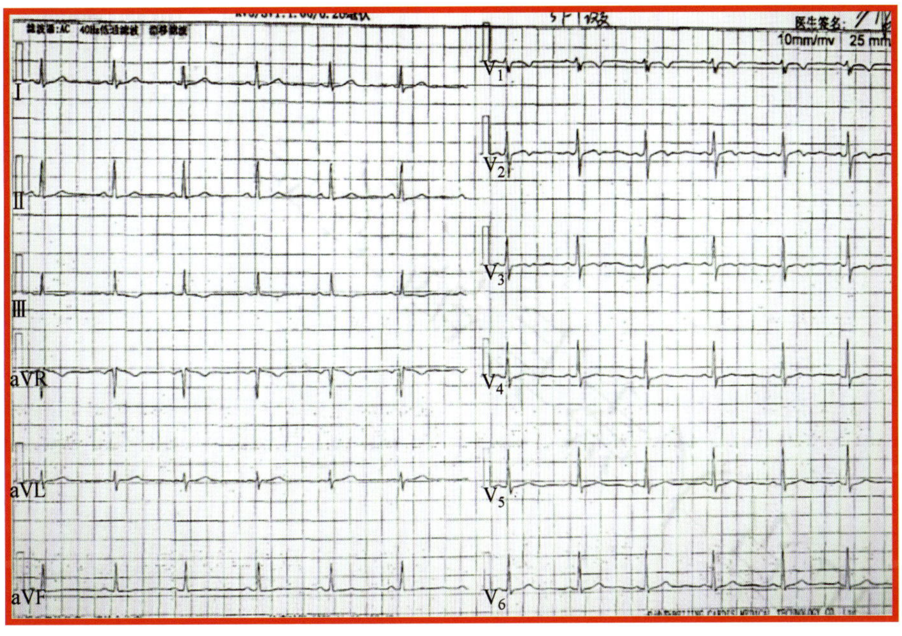

病例图 8-1　入院心电图

主要测值：

M型、二维测量	测值	单位	M型及多普勒测量	测值	单位	多普勒测量	测值	单位
升主动脉内径	25	mm	右心房横径	32	mm	主动脉瓣压差		mmHg
左心房前后径	34	mm	右心室横径	32	mm	肺动脉瓣Vmax		m/s
左心室前后径	39	mm	主肺动脉径	22	mm	二尖瓣E峰		m/s
室间隔厚度	8	mm	射血分数	62	%	二尖瓣A峰		m/s
左心室后壁厚度	8	mm	主动脉瓣Vmax	1.3	m/s	A/E比值	<1	

超声所见：

各房室大小正常。

各室壁厚度正常。静息状态下未见明显室壁运动异常。

各瓣膜形态及结构未见明显异常。CDFI：收缩期三尖瓣右房侧见少量反流信号，连续多普勒(CW)测Vmax：2.2 m/s。

升主动脉、主肺动脉未见明显异常。

未见明显心包积液。

超声提示：三尖瓣反流（轻度）

病例图 8-2 超声心动图

目前用药情况：酒石酸美托洛尔片 25 mg 2 次 / 日，阿司匹林肠溶片 100 mg 每晚 1 次，替格瑞洛片 90 mg 2 次 / 日，阿托伐他汀钙片 40 mg 每晚 1 次，培哚普利叔丁胺片 4 mg 1 次 / 日，盐酸二甲双胍片 0.50 g 3 次 / 日，阿卡波糖片 100 mg 3 次 / 日，甘精胰岛素注射液 12 IU 皮下注射每晚 1 次。

手术资料：

冠状动脉造影（病例图 8-3、8-4）：冠状动脉供血呈右优势型，LM 未见明显狭窄，前向血流

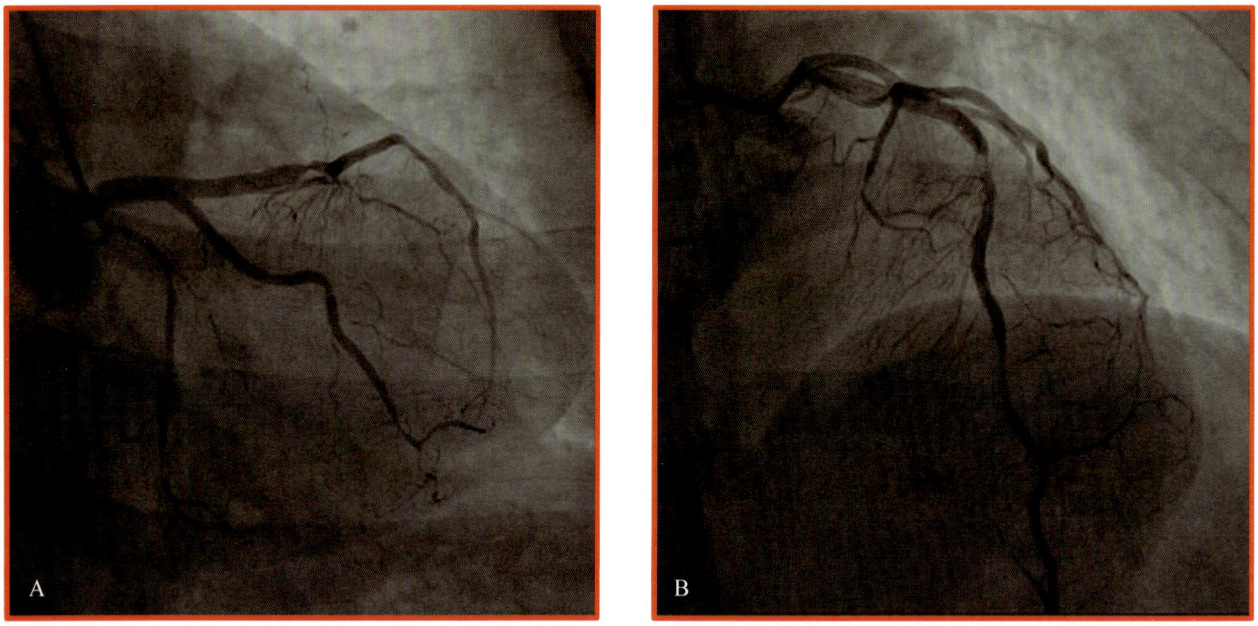

病例图 8-3 CAG——左冠状动脉

动图 8-3A

动图 8-3B

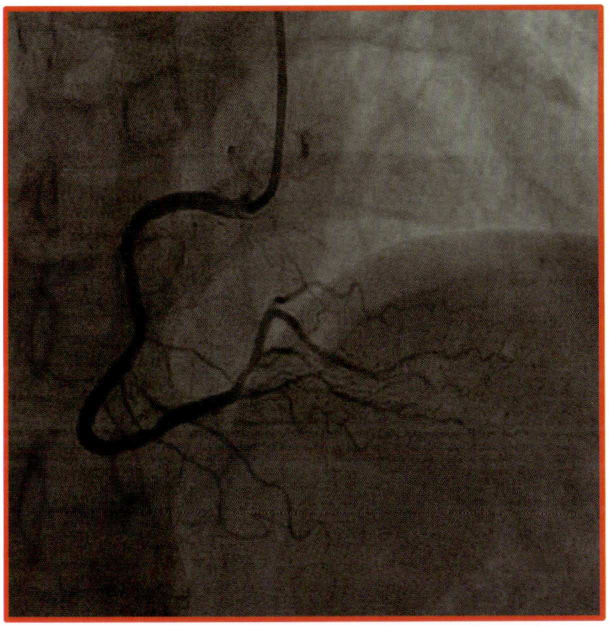

病例图 8-4　CAG——RCA

动图 8-4

TIMI 3 级；LAD 中段管状狭窄 95%，远段弥漫性狭窄 70%，前向血流 TIMI 2 级；中间支未见明显狭窄，前向血流 TIMI 3 级；LCX 近段管状狭窄 90%，远段管状狭窄 90%，前向血流 TIMI 3 级；RCA 散在斑块，前向血流 TIMI 3 级；PDA 次全闭塞，狭窄 99%，前向血流 TIMI 0 ～ 1 级。结论：冠状动脉三支病变，累及 LAD、LCX、RCA。患者 PDA、LCX 相对细小，遂拟优先行 LAD 血运重建（病例图 8-3、8-4）。

FFR 指导 LAD 血运重建（病例图 8-5 至 8-13）：

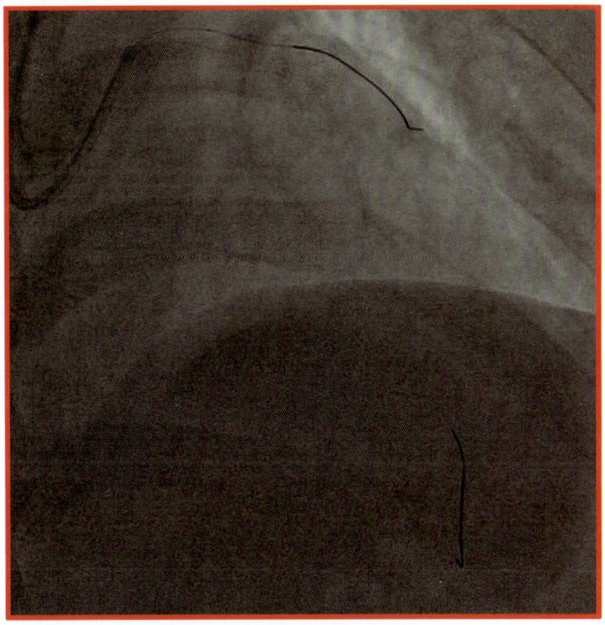

病例图 8-5　静息状态下 Pd/Pa

动图 8-5

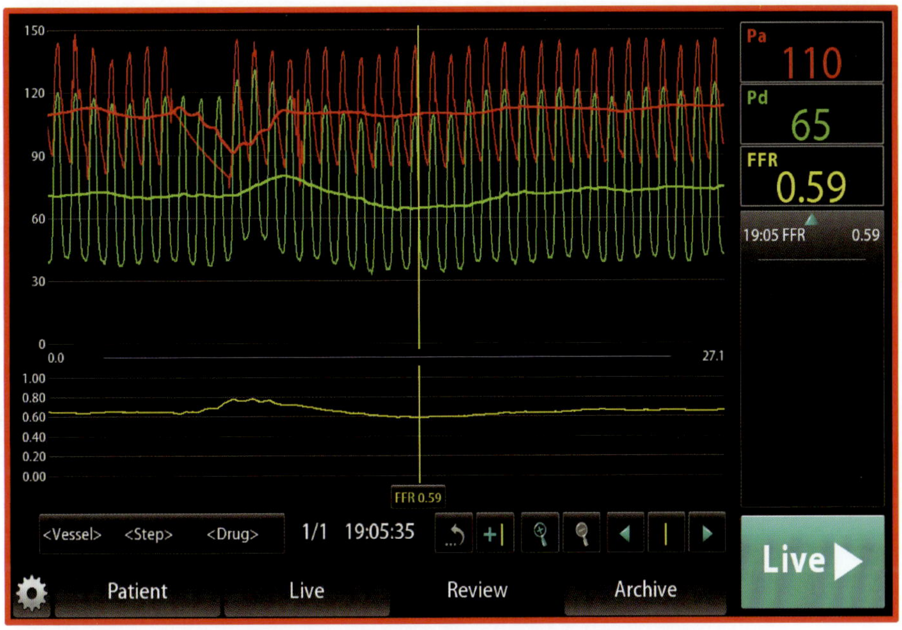

病例图 8-6　静息状态下 Pd（LAD 远端）/Pa

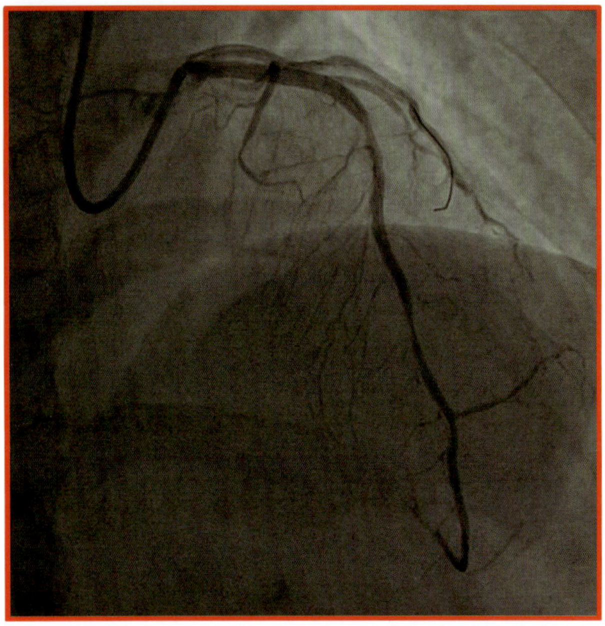

动图 8-7

病例图 8-7　LAD 中段病变预处理后测 FFR

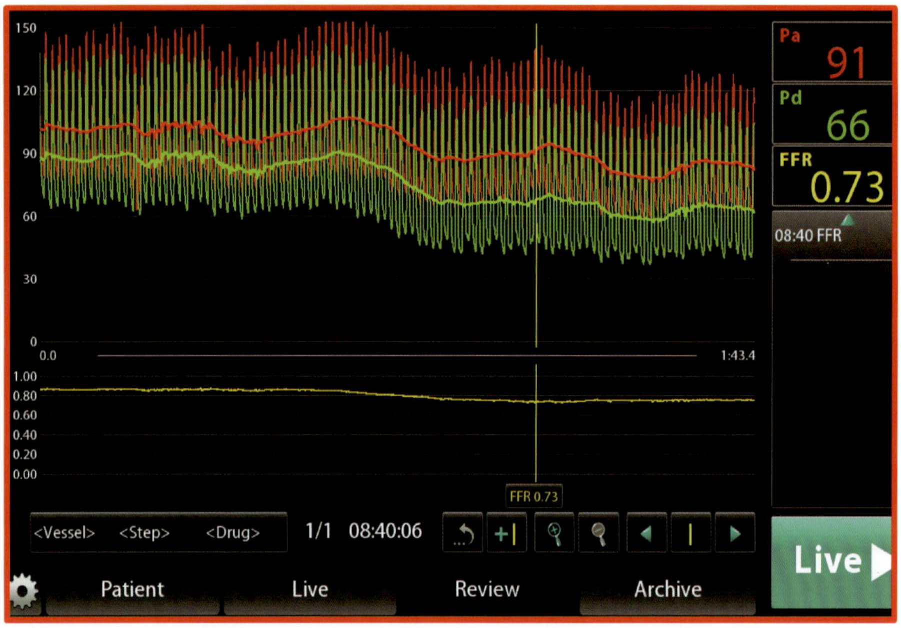

病例图 8-8　LAD 中段病变预处理后测 FFR：0.73

6 F XB3.0 指引导管，选导引导丝 Sion 送至中间支辅助支撑。将 FFR 压力导丝通过 LAD 病变处达远段，测得静息状态下 FFR 值：0.59［Pd（LAD 远端）/Pa］；先后以 SeQuent 球囊 2.0 mm×15 mm（8 atm×8 s、12 atm×9 s），NSE 棘突球囊 2.5 mm×13 mm（14 atm×20 s、10 atm×20 s，NSE 棘突球囊 3.0 mm×13 mm（10 atm×40 s）预处理 LAD 中段病变，后再次测 FFR，LAD 远端 FFR 值为：0.73；更换 Quantum 球囊 2.5 mm×15 mm（12 atm×25 s、16 atm×23 s、14 atm×30 s）扩张 LAD 远段病变；造影 LAD 中段可见 B 型夹层，远段可见 A 型夹层，残余狭窄≤30%，复测 FFR 值为 0.78，最终释放 SeQuent Please 药物涂层球囊 2.5 mm×26 mm 于 LAD 远段病变处（8 atm×60 s；球囊入血时间 29 s），释放 SeQuent Please 药物涂层球囊 3.0 mm×20 mm 于 LAD 中段病变处（8 atm×60 s），术后造影结果满意。

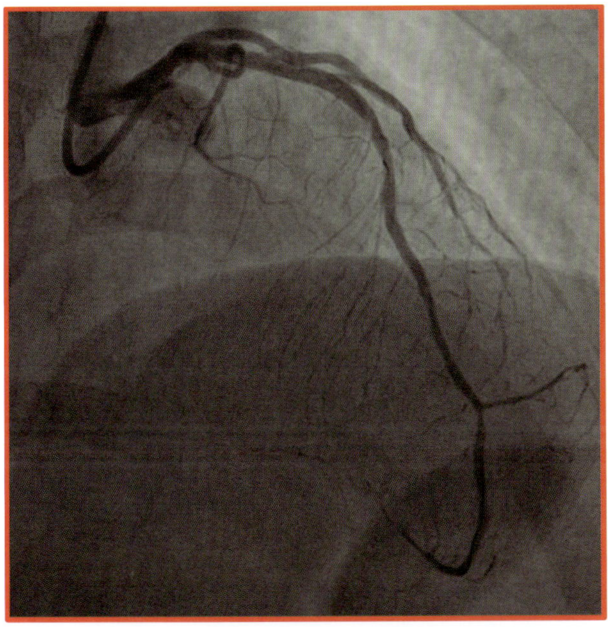

病例图 8-9　LAD 远段病变预处理后测 FFR

动图 8-9

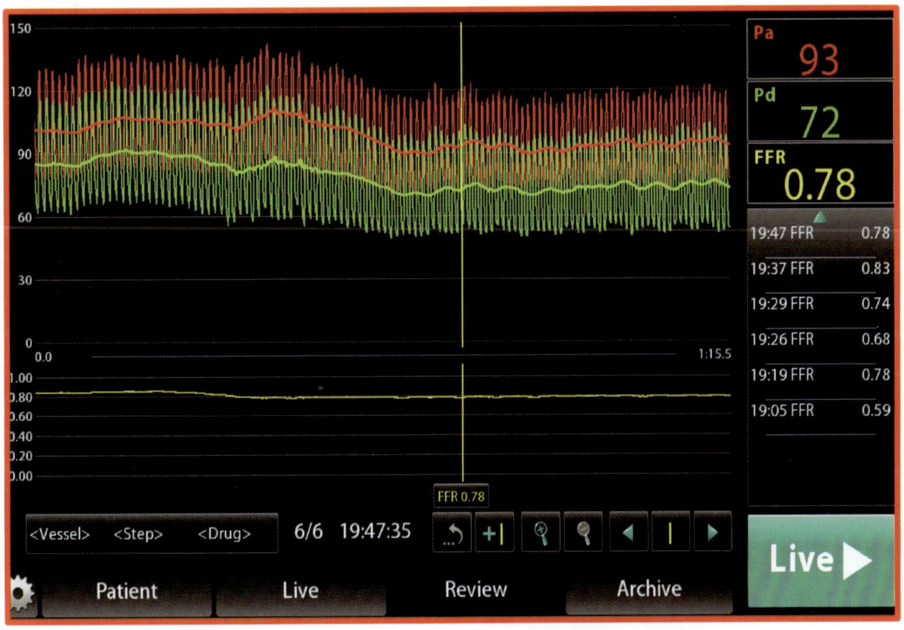

病例图 8-10　LAD 远段病变预处理后测 FFR：0.78

专家点评：

患者冠状动脉造影提示：LAD 中段重度狭窄达 95%，远段临界病变；LCX 细小可见两处重度狭窄，RCA 尚可，PDA 细小次全闭塞。结合患者冠状动脉造影考虑 LCX、PDA 细小，血运重建无意义，而 LAD 供血范围大，中段病变有血运重建指征，远段病变是否有功能学意义待评估。因此该病例关键点再次落到单支多处病变处理策略上，因此选择 FFR 指导。该患者术中压力导丝通过病变后静息状态下 Pd/Pa 仅 0.59，明确提示 LAD 有血运重建指征，但这种情况下静脉使用 ATP 等药物有加重缺血导致血流动力学不稳定风险，遂选择先预处理 LAD 中段重度狭窄病变，再行 FFR 评估。预处理 LAD 中段病变后，测 FFR 值为 0.73。考虑 LAD 远段病变亦有功能学意义，然后预处理 LAD 远段病变，复测 FFR 值为 0.78，造影结果提示 LAD 中段可见 B 型夹层，远段可见 A 型夹层，残余狭窄≤ 30%，符合 DCB 使用指征，遂顺利完成

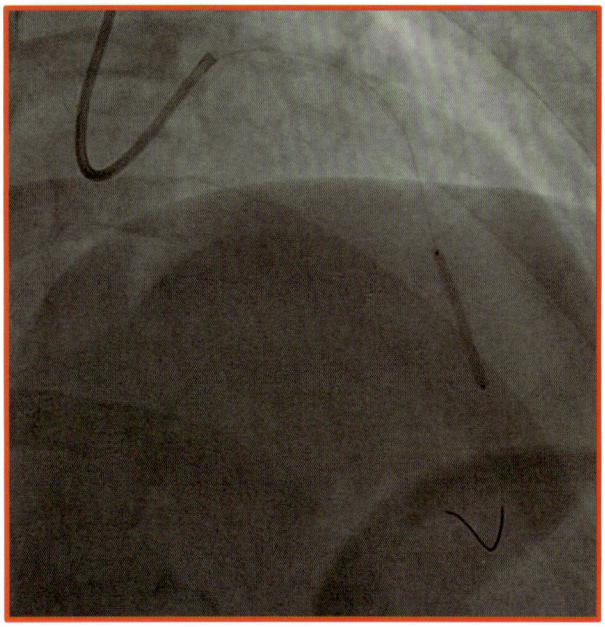

病例图 8-11 LAD 远段病变 DCB 释放

动图 8-11

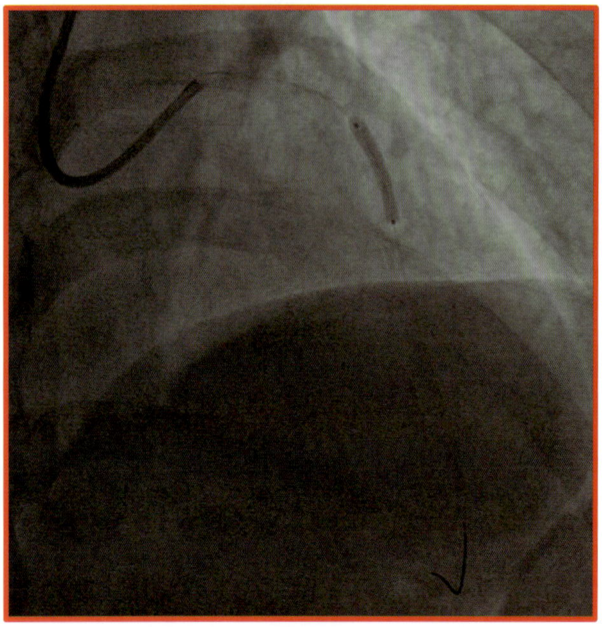

病例图 8-12 LAD 中段病变 DCB 释放

动图 8-12

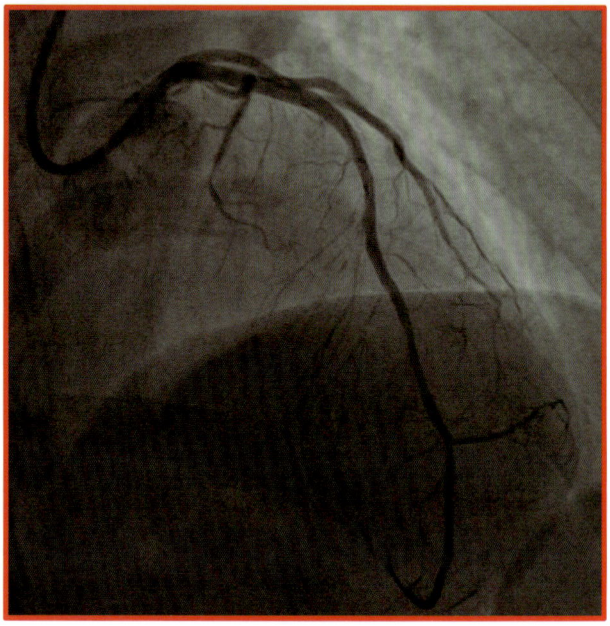

病例图 8-13 最终结果

动图 8-13

DCB 扩张成形术。该病例提示：FFR 是指导单支多处病变 PCI 策略的有力手段，但针对不同患者，需制订个体化评估方法。

（*唐强 姜浩*）

病例9　FFR 检测多节段病变无压力阶差1例

患者吴某，男性，45岁，主因“反复胸痛1年，活动和心累气促1周”于2019年3月7日入院。

现病史：1年前患者无诱因出现持续胸痛伴胸闷、大汗、恶心、呕吐，于当地医院急诊诊断急性心肌梗死，急诊行回旋支支架植入术，术后好转出院。术后3个月因再发胸闷胸痛于本院造影提示回旋支支架闭塞，开通闭塞给予球囊扩张治疗后好转出院。1周前出现活动后心累气促，同时为复查冠状动脉造影入院。

既往史：否认高血压、糖尿病、高脂血症病史。

个人史：吸烟20年，约20支/天，已戒。饮酒20年，100 g/d，已戒。

家族史：否认早发心血管疾病家族史。

入院查体：T 36.5℃；P 70次/分；R 19次/分；BP 105/62 mmHg。神清，精神可，双肺呼吸音粗，未闻及干湿啰音，心率70次/分，律齐，未闻及病理性杂音，腹部查体阴性，双下肢无水肿。

入院检查：

心电图：窦性心律，63次/分，Ⅲ导联QS波伴ST段轻度弓背抬高、T波倒置，aVF导联呈qRs波，ST段轻度弓背抬高、T波倒置。频发单源单形性室性早搏（病例图9-1）。

超声心动图：LA 33 mm；LV 53 mm；LVEF（simpson）63%；左心室舒张功能减低。左心室后壁心肌回声变薄，最薄处4 mm，搏幅消失。左心室后壁节段性运动异常（病例图9-2）。

入院化验：心肌酶学（－），LDL-C 1.62 mmol/L，肝肾功能等均在正常范围。BNP 17.3 pg/ml。

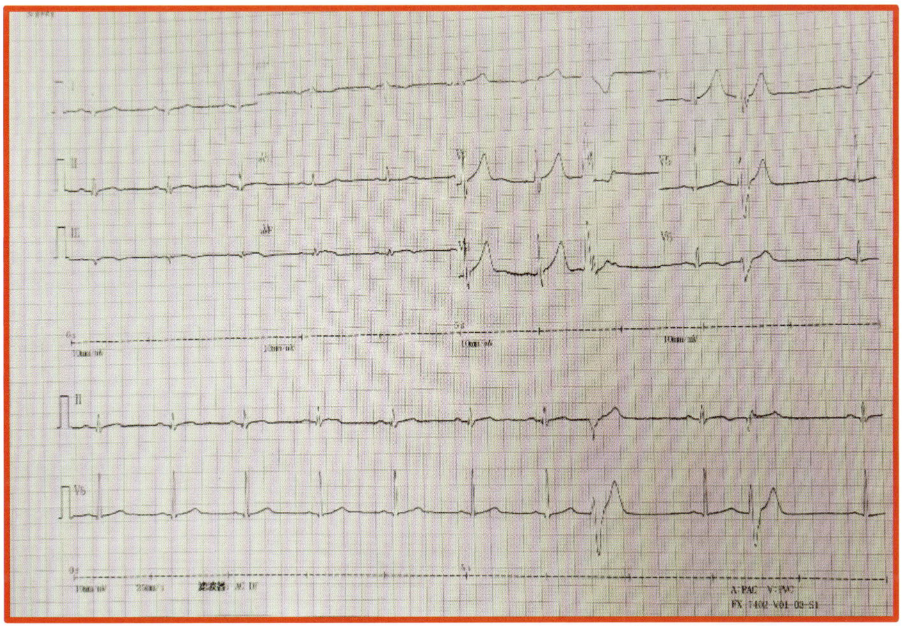

病例图9-1　入院心电图

超声所见：

[单位]径线mm；血流速度m/s；压差（PG）mmHg；瓣口面积cm^2；SV：ml；

心脏测值

AAO:28	LA:33	LVPW:4	LV(D):53	IVS:8
RV:20	HA:49*37	MPA:25	PV:1.20	PVG:5.76
AV:1.25	AVG:6.25	MV_E:0.82	MV_EG:2.69	MV_A:1.1
MV_AG:4.84	E/A:0.75	MV_e:0.07	MV_a:0.09	MV_E/MV_e:11.71
EF(Simpson):63%				

心脏：

1. 各房室内径正常。
2. 左心室后壁心肌回声变薄，最薄处约4 mm，搏幅消失；室间隔厚度正常。
3. 主动脉、肺动脉内径正常。
4. 各瓣膜形态未见明显异常。
5. 房间隔、室间隔回声未探及确切中断。
6. 心包内未见液性暗区及其他异常回声。
7. Doppler及CDFI：舒张期二尖瓣前向血流频谱E<A；余瓣膜区未探及异常血流频谱；组织多普勒二尖瓣侧壁瓣环运动e<a。

检查结论：

左心室后壁节段性运动异常。

左心室舒张功能降低。

病例图 9-2 超声心动图

初步诊断：冠状动脉粥样硬化性心脏病，陈旧性下壁心肌梗死。

目前用药情况：阿司匹林肠溶片 100 mg 1 次 / 日；替格瑞洛 90 mg 2 次 / 日；瑞舒伐他汀钙片 10 mg 每晚 1 次；倍他乐克缓释片 47.5 mg 1 次 / 日；缬沙坦氢氯噻嗪片 80 mg 1 次 / 日；螺内酯 20 mg 1 次 / 日；盐酸曲美他嗪片（万爽力）20 mg 3 次 / 日。

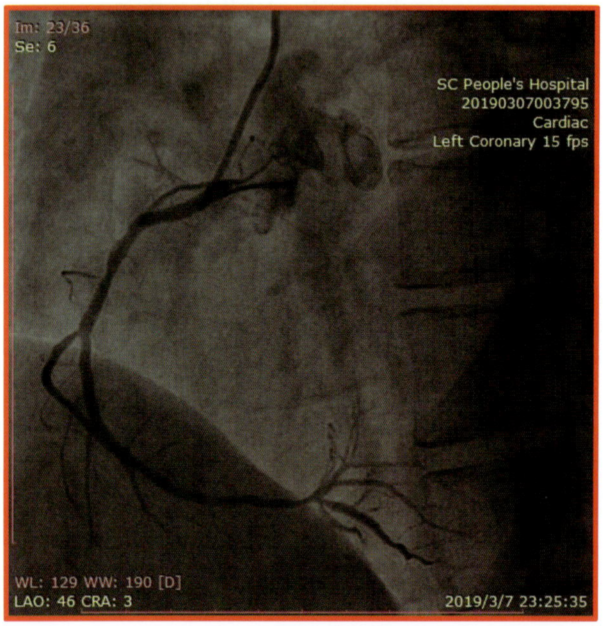

病例图 9-3 RCA 中段轻度狭窄

手术资料：

2019-03-07 行 CAG：左主干未见明显狭窄；LAD 多节段长病变，狭窄最重达 60%；LCX 开口近段狭窄 70%，原支架通畅，未见明显再狭窄；RCA 中段轻度狭窄（病例图 9-3 至 9-6）。

应用 FFR 评估 LAD 和 LCX 病变以指导 PCI 治疗（病例图 9-7 至 9-9）。在 6 F JL 3.5 Guiding 的支撑下，经 EQ 后送入 FFR 导丝顺利通过 LAD 近中段病变和 LCX 近段病变到达远端，持续 ATP 滴注达到最大充血状态后测得 LAD-FFR 0.77（“Pullback”全程无压力阶差），LCX-FFR 0.93，遂未对 LCX、LAD 病变处理。

患者年轻，本次因心累气促加重入院，多次表示愿意行 LAD-PCI，经 FFR 检测后行心肌发射型计算机断层扫描（ECT）、负荷超声、运动平板及心脏 MRI 等检查无创性评估心肌缺血情况，未提示 LAD 支配区域缺血。

2019-3-12 静息心肌 ECT：左心室侧壁、下侧壁心肌血流灌注缺损；前壁偏侧下壁心肌血流灌注明显减低。

2019-3-13 心肌负荷超声结果：平板运动试验：左心室侧壁、后壁、尖下壁节段性运动异常；负荷状态提示：左心室后壁、尖下壁心肌功能受损。血压波动尚可，休息后期血压偏低。

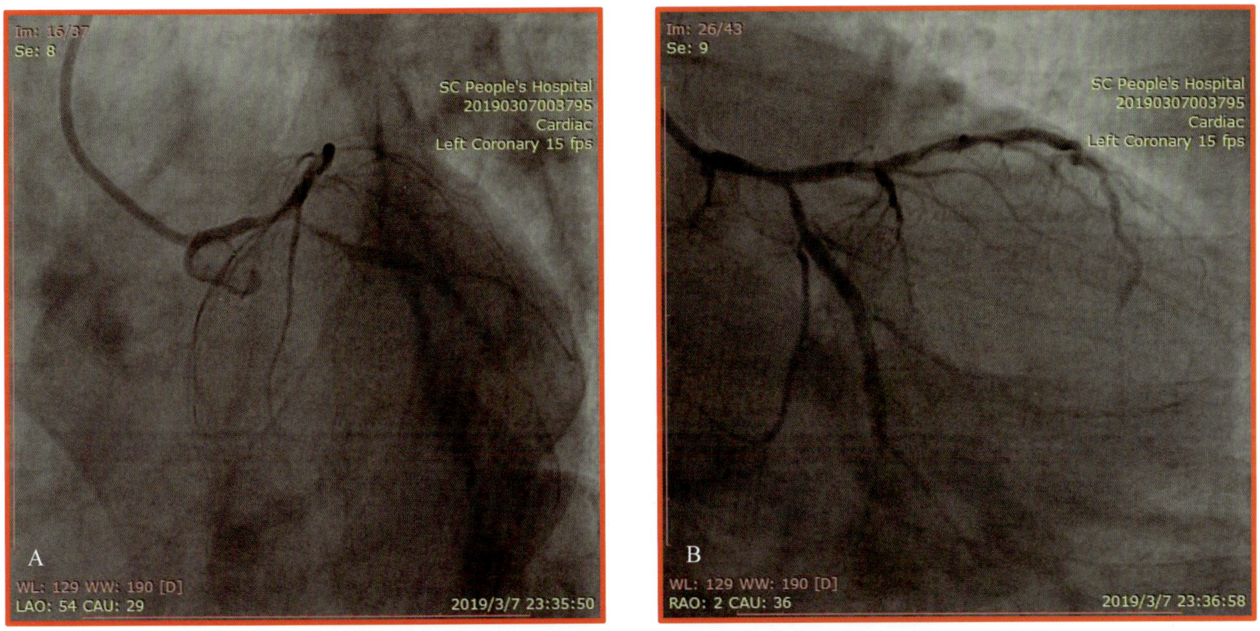

病例图 9-4　LCX 近段临界病变

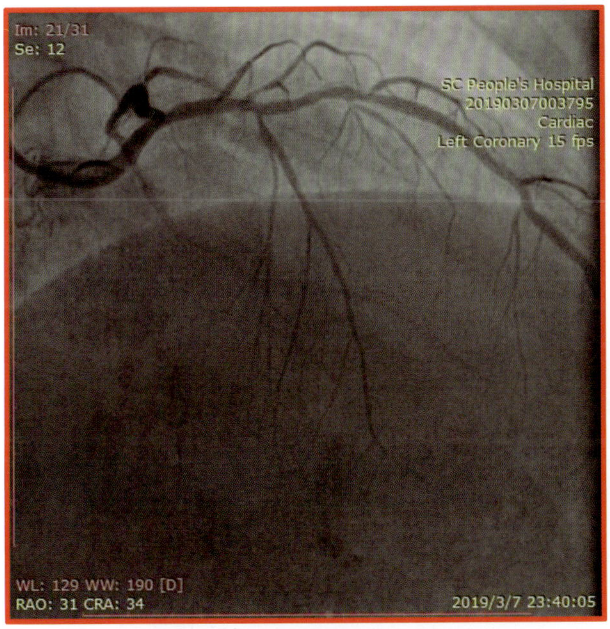

病例图 9-5　LAD 右头位中段临界病变

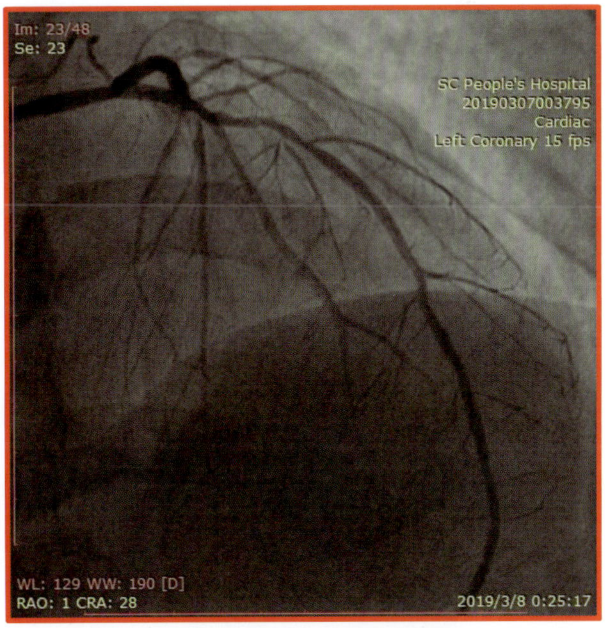

病例图 9-6　LAD 头位远段临界病变

2019-3-14 心脏 MRI： LCX 供血区域左心室下侧壁陈旧性梗死伴纤维瘢痕形成。

2019-3-13 运动平板试验： 运动中未见明显 ST-T 改变。

专家点评：

FFR 在弥漫多节段病变中优化 PCI 作用：对于弥漫多节段病变虽然 FFR 值低于 0.8，但是病变无明显压力阶差和跃升者不宜进行 PCI 治疗，冠状动脉弥漫动脉粥样硬化将使 Pd 由血管近端到远端逐渐降低[1]，FFR 值的降低可能与病变表面摩擦阻力升高有关，由于不存在局部严重狭窄使血流受限，故弥漫病变无法通过解除狭窄来解决心肌血流灌注。同时，本病例结合非侵入性心肌缺血负荷检查证实，LAD 供应心肌区域不存在明显心肌缺血，患者呼吸困难气促考虑与 LCX 闭塞导致陈旧性心肌梗死从而降低心脏舒张功能有关。

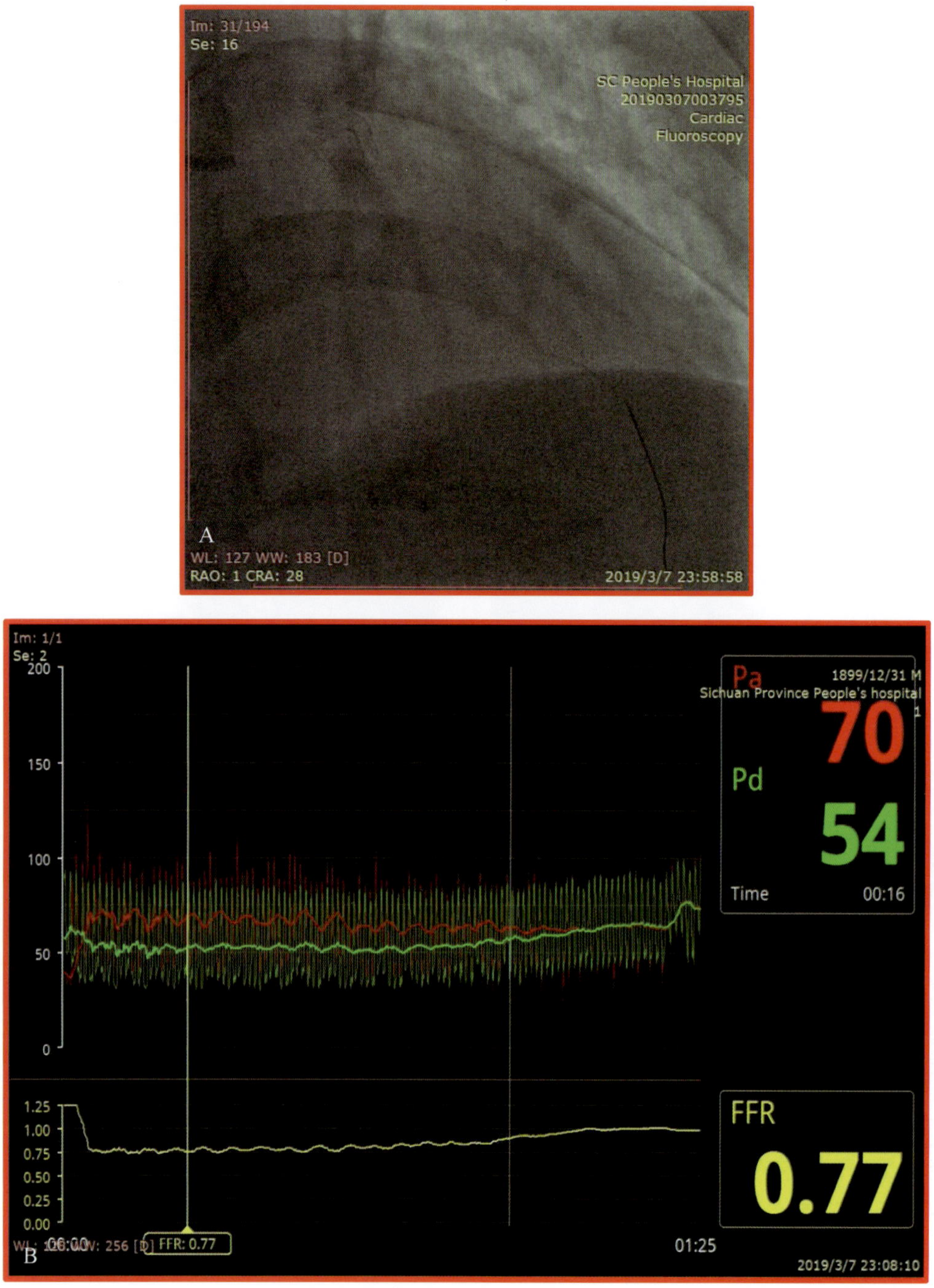

病例图 9-7　LAD-FFR 检查

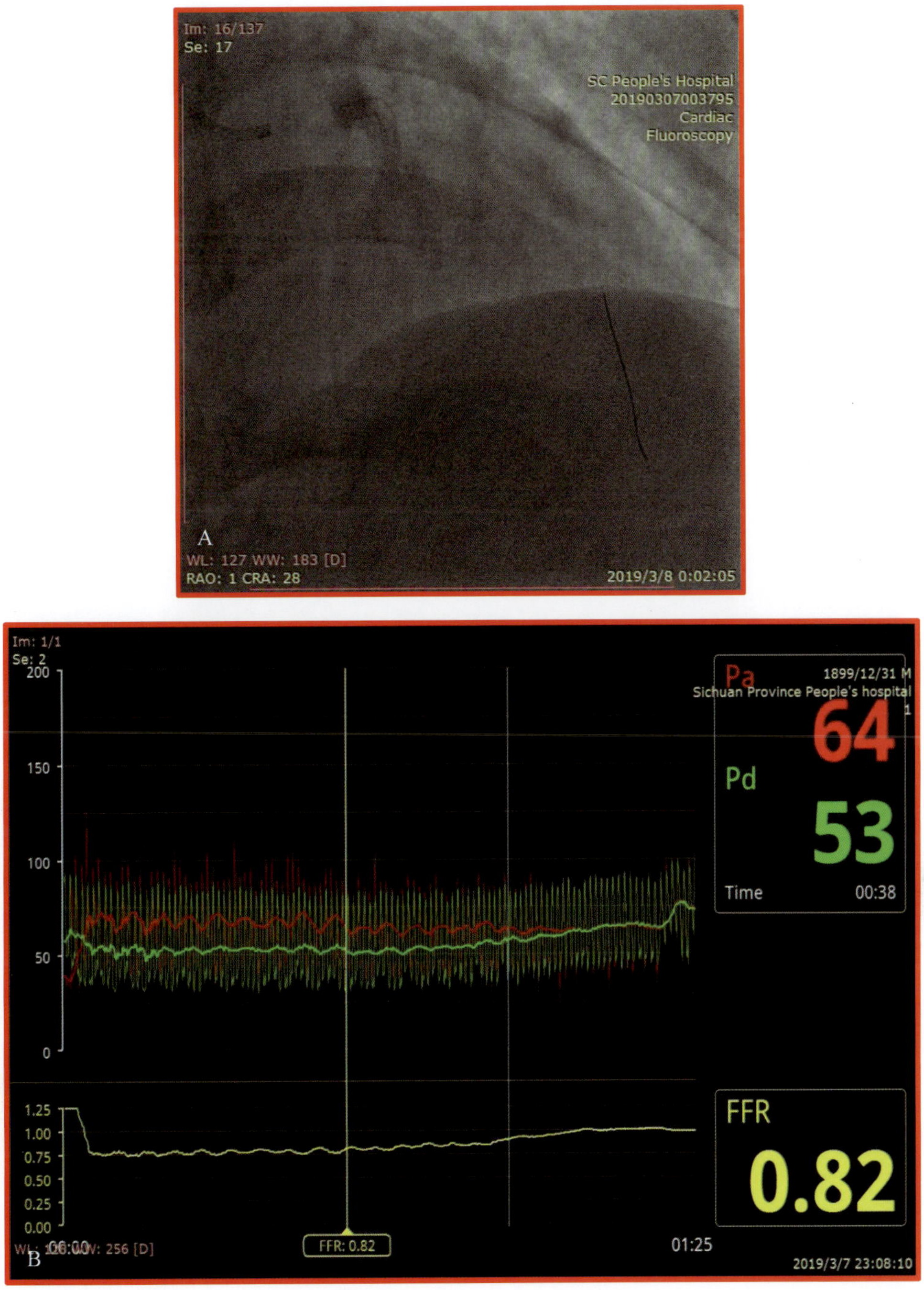

病例图 **9-8**　LAD-FFR“Pullback”

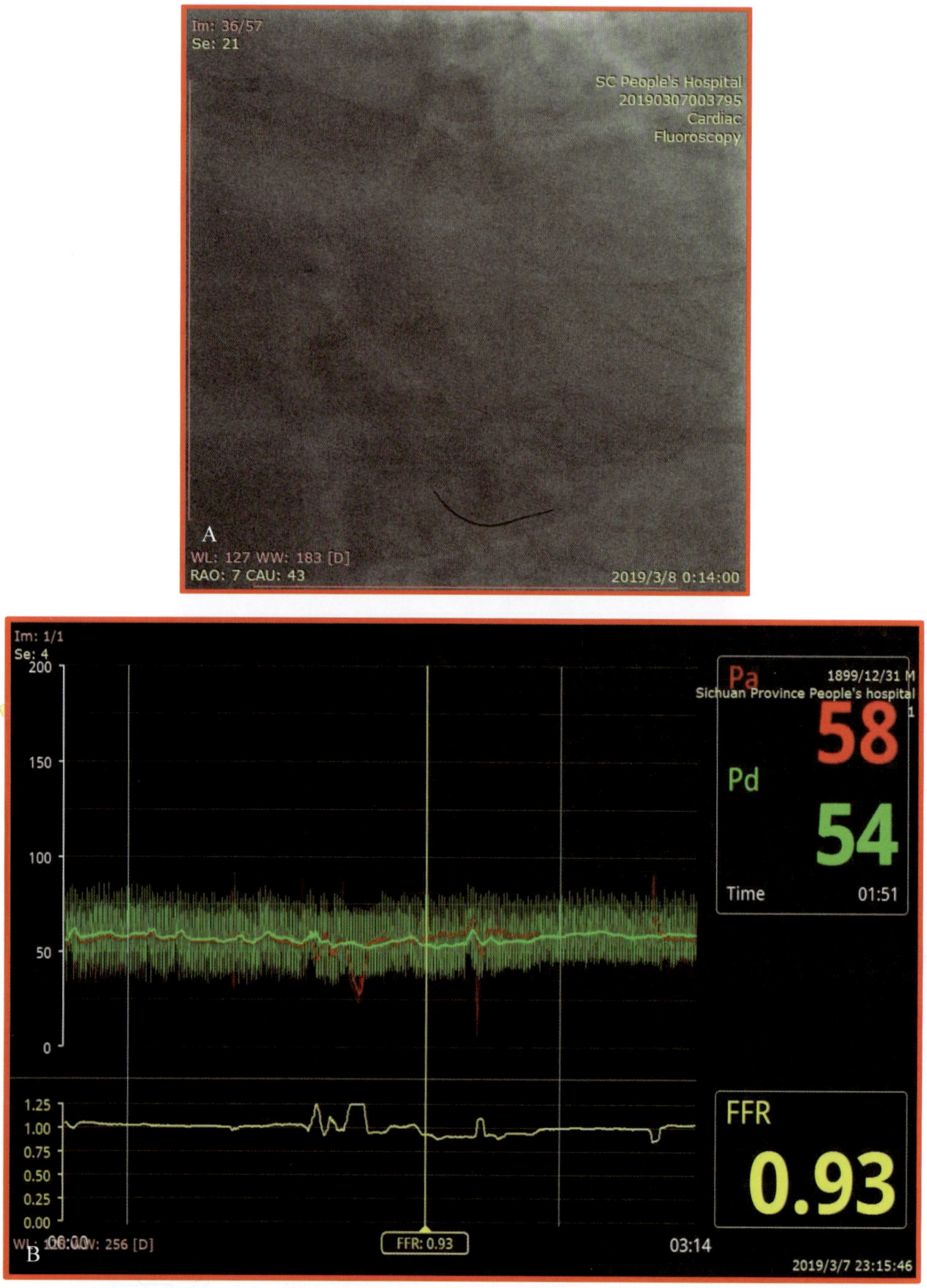

病例图 9-9　LCX-FFR 检查

（李进嵩　李刚）

参考文献

[1] De Bruyne B, Hersbach F, Pijls N H, et al. Abnormal epicardial coronary resistance in patients with diffuse atherosclerosis but "Normal" coronary angiography. Circulation, 2001, 104 (20): 2401-2406.

病例 10　FFR 优化多支合并弥漫多节段病变介入治疗 1 例

患者马某，男性，63 岁，主因“胸痛 7 天”于 2018 年 9 月 19 日入院。

现病史：患者 7 天前开始出现胸痛，无肩背部放射痛，与活动后相关，休息后可好转，症状持续 3 ～ 5 min，无头晕以及四肢乏力不适感，遂就诊于我院。

既往史：高血压病史 10 年，最高血压 190/105 mmHg，目前应用苯磺酸氨氯地平片 5 mg 1 次 / 日，血压控制欠佳；否认糖尿病、高脂血症病史。

个人史：吸烟 50 年，约 30 支 / 天，未戒，饮酒 50 年，100 g/d，未戒。

家族史：母亲患有高血压。

入院查体：T 36.5℃；P 70 次 / 分；R 19 次 / 分；BP 150/85 mmHg。神清，精神可，双肺呼吸音粗，未闻及干湿啰音，心率 70 次 / 分，律齐，未闻及病理性杂音，腹部查体阴性，双下肢无水肿。

入院检查：

心电图：窦性心律，心率 68 次 / 分，Ⅰ、aVL 导联 T 波低平，V_5 ～ V_6 导联 ST 段轻度压低（病例图 10-1）。

超声心动图：LA 36 mm；LV（D）44 mm；LVEF 63%；左心室舒张功能减低。

入院化验：心肌酶学（－），LDL-C 3.41 mmol/L，肝肾功能等均在正常范围。

初步诊断：冠状动脉粥样硬化性心脏病，稳定型心绞痛，高血压 3 级（极高危）。

目前用药情况：阿司匹林肠溶片 100 mg 1 次 / 日；硫酸氢氯吡格雷 75 mg 1 次 / 日；瑞舒伐他汀钙片 10 mg 每晚 1 次；苯磺酸氨氯地平片 5 mg 1 次 / 日；厄贝沙坦片 0.15 g 1 次 / 日。

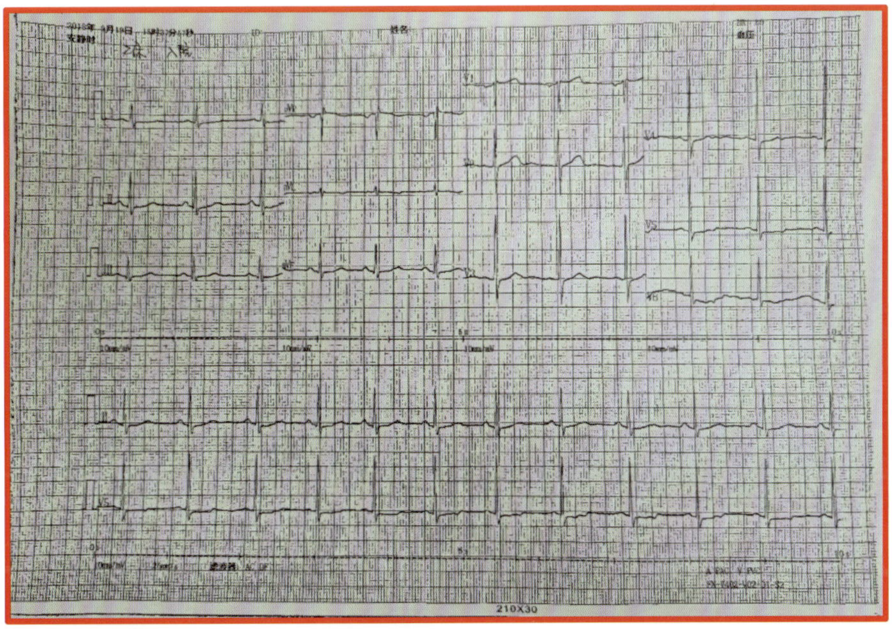

病例图 10-1　心电图

手术资料：

2018-9-20 行 CAG 检查（病例图 10-2 至 10-6）

冠状动脉造影结果：左主干未见明显狭窄；回旋支中远段多节段偏心性狭窄病变，狭窄最重达 60%；左前降支弥漫多节段病变，狭窄最重达 80%；右冠状动脉近中段多节段偏心性狭窄病变，狭窄最

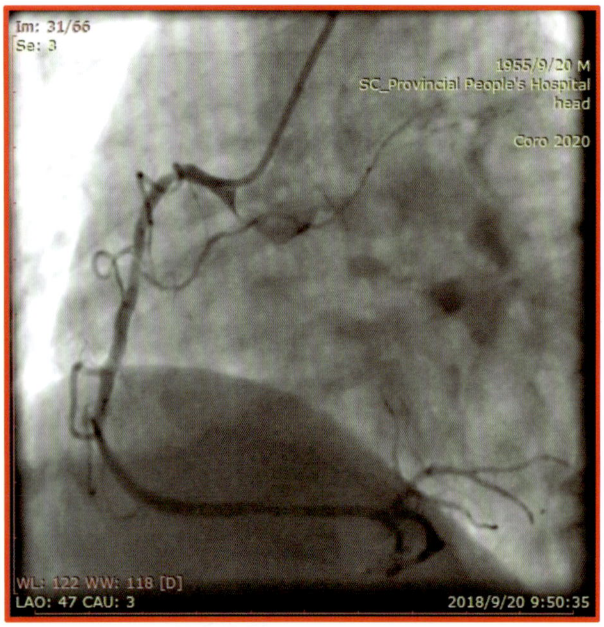

病例图 10-2 RCA 近中段病变

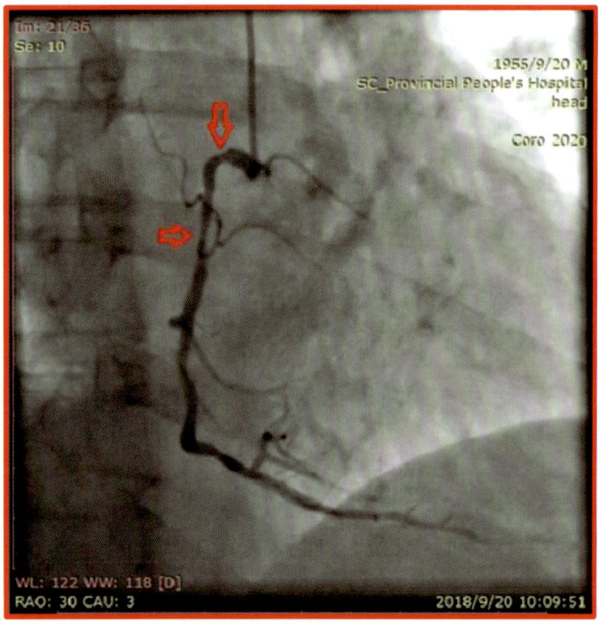

病例图 10-3 RCA 近中段病变（右前斜位 30°）

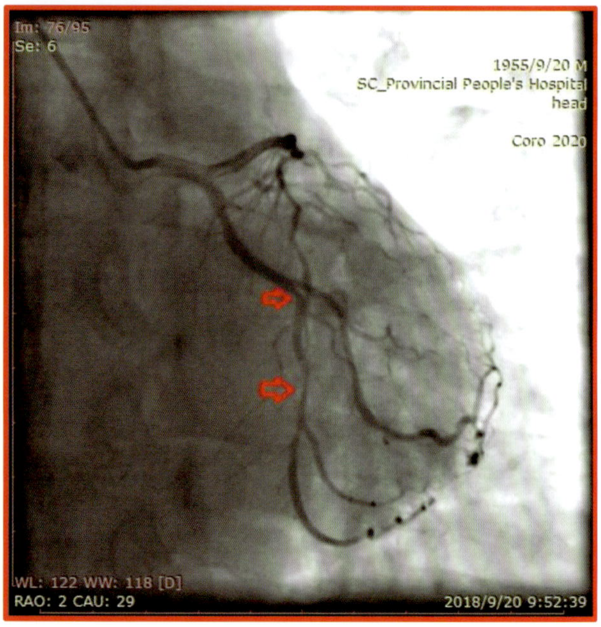

病例图 10-4 LCX 远段病变

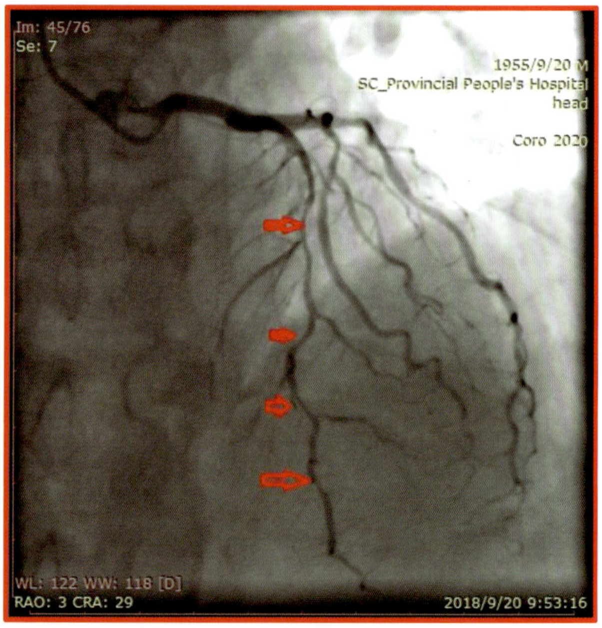

病例图 10-5 LAD 弥漫多节段病变（正头位）

重达 70%。

2018-9-25 择期行 FFR 检查＋必要时支架植入术（病例图 10-7 至 10-18）

在 6 F JR 3.5 Guiding 的支撑下，送入 FFR 压力导丝顺利通过 RCA 病变达远端，最大充血状态下 FFR 值为 0.80（病例图 10-7 至 10-9），未予 PCI。

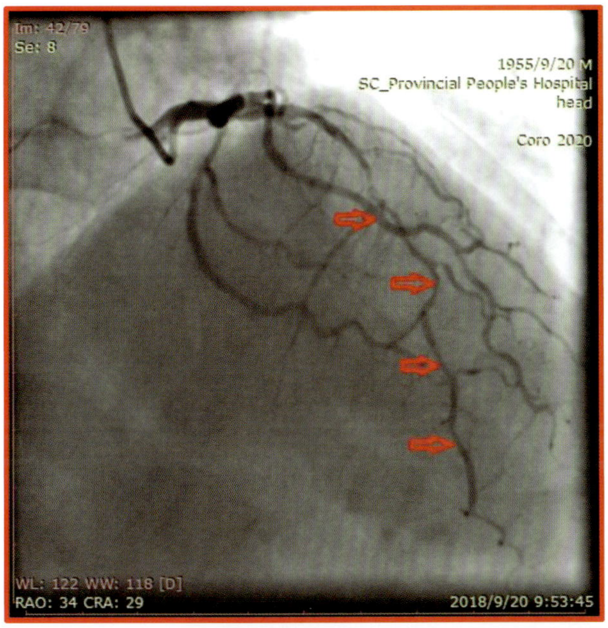

病例图 10-6　LAD 弥漫多节段病变（右头位）

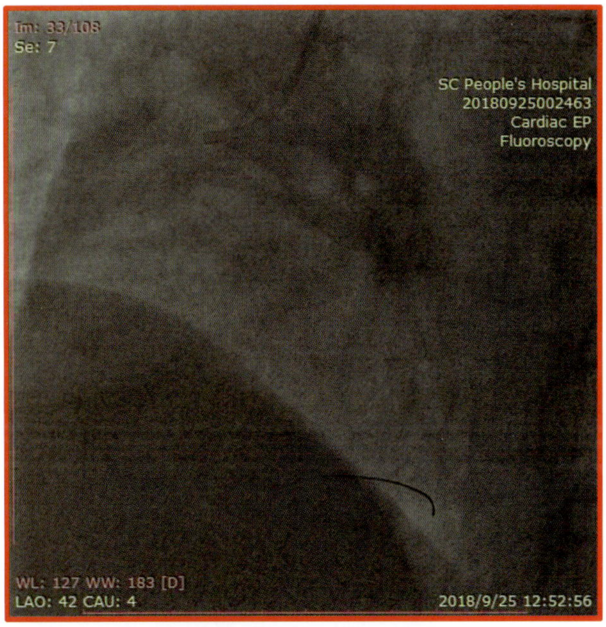

病例图 10-8　RCA-FFR 检查

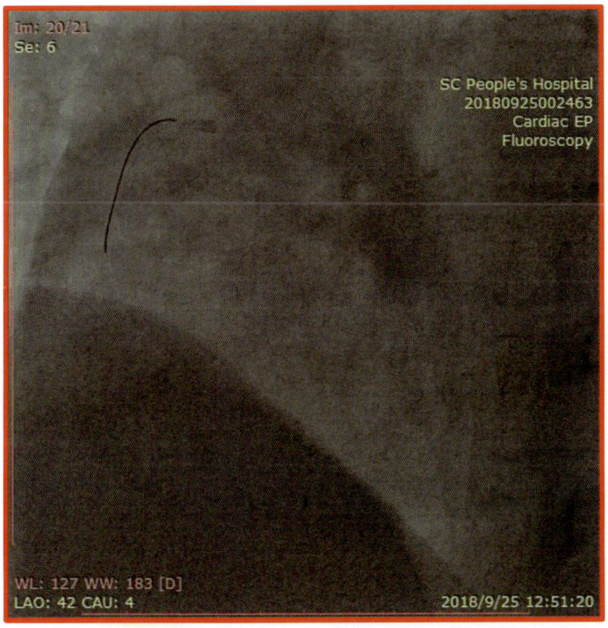

病例图 10-7　RCA-FFR 检查（EQ）

随后在 6 F EBU 3.5 Guiding 的支撑下，送入 FFR 压力导丝顺利通过 LAD 病变达远端，最大充血状态下 FFR 值为 0.57，随后“Pullback”至近端第二个病变（病变 2）处发现 Pd 压力开始上升，至近端病变处压力变化大于 10 mmHg，考虑干预近端两个病变，故应用顺应性球囊 2.0 mm×15 mm 以 12 atm×15 s 预扩张，顺序植入 2.5 mm×29 mm、3.0 mm×23 mm 支架，以 2.5 mm×15 mm、3.0 mm×15 mm 非顺应性球囊后扩张，造影提示支架扩张贴壁充分，未见夹层，残余狭窄＜ 10%，复测 FFR 值为 0.87（病例图 10-10 至图 10-16）。最后在 6 F EBU 3.5 Guiding 的支撑下，送入 FFR 压力导丝顺利通过 LCX 病变达远端，最大充血状态下 FFR 值为 0.88（病例图 10-17、10-18），未予 PCI。

专家点评：

FFR 在多支和多节段病变中优化 PCI 作用：确定靶血管：多支变为单支；确定靶病变：长病变缩短，不需要更多支架，或者采用点支架，避免长支架及靶血管“钢管”化带来的不利。“不该放的不放，该放的正确去放”——把复杂病变变得简单，把困难病变变得容易，减少支架内血栓形成、再狭窄风险从而优化 PCI 策略。正如本例患者，对于此类病变，需要进行 FFR 检测确定 PCI 的必要性及对于多节段病变需要进行“Pullback”来确定压力跃升的局灶病变，从而精准进行 PCI 干预。

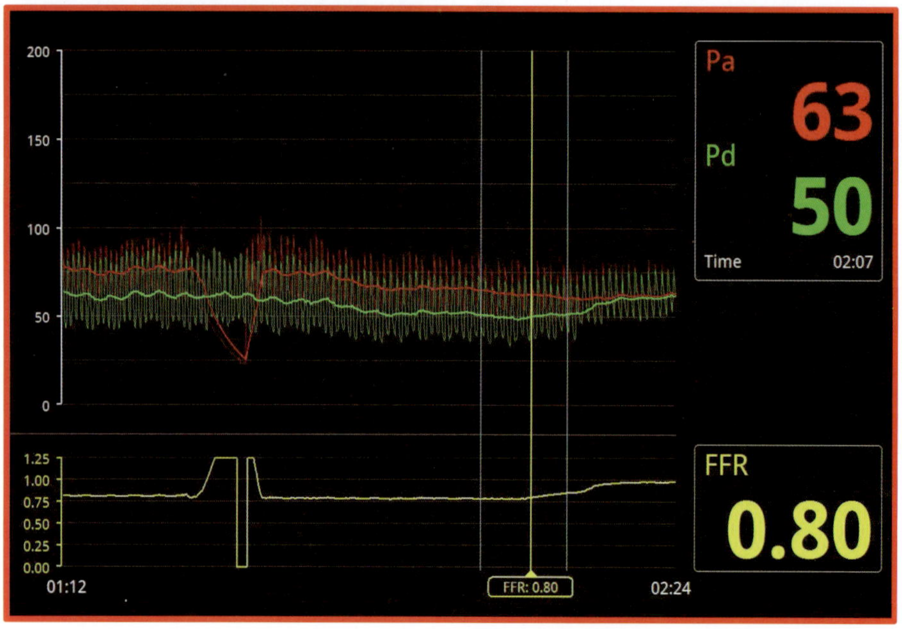

病例图 **10-9**　RCA-FFR：0.80

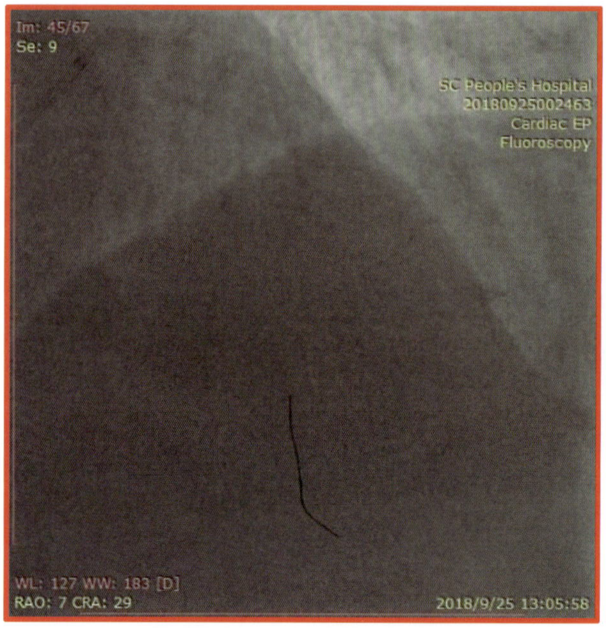

病例图 **10-10**　LAD-FFR 检查

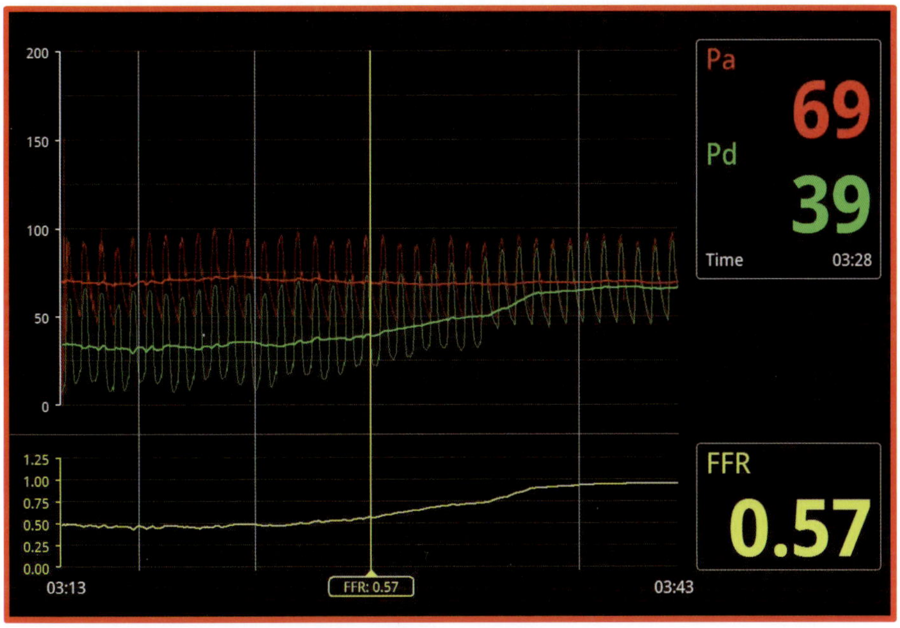

病例图 **10-11**　LAD-FFR：0.57

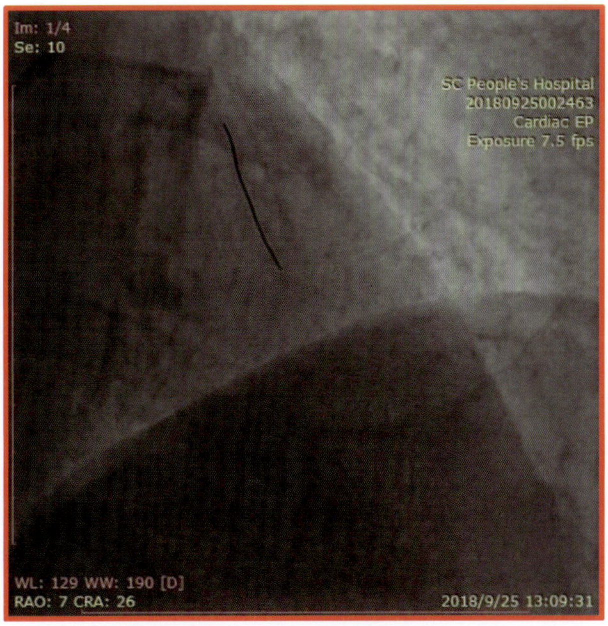

病例图 **10-12**　LAD-FFR：“Pullback”

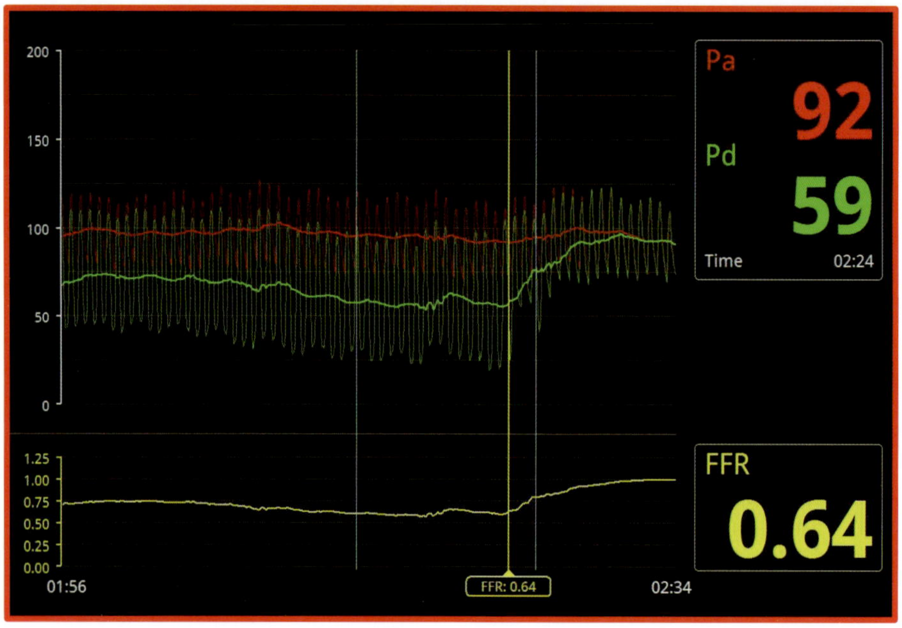

病例图 10-13 LAD-FFR："Pullback" 至病变 2 以远

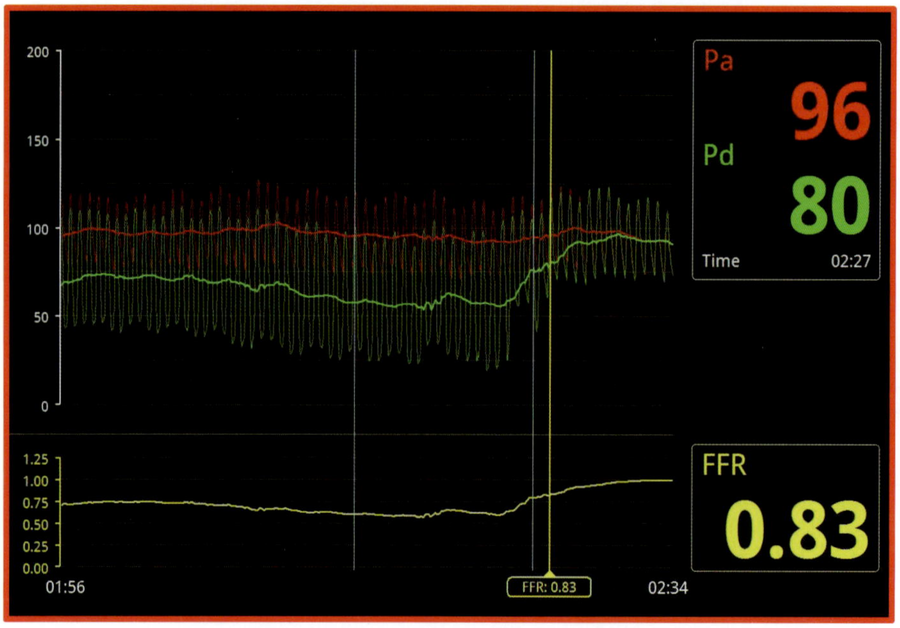

病例图 10-14 LAD-FFR："Pullback" 至病变 2 以近

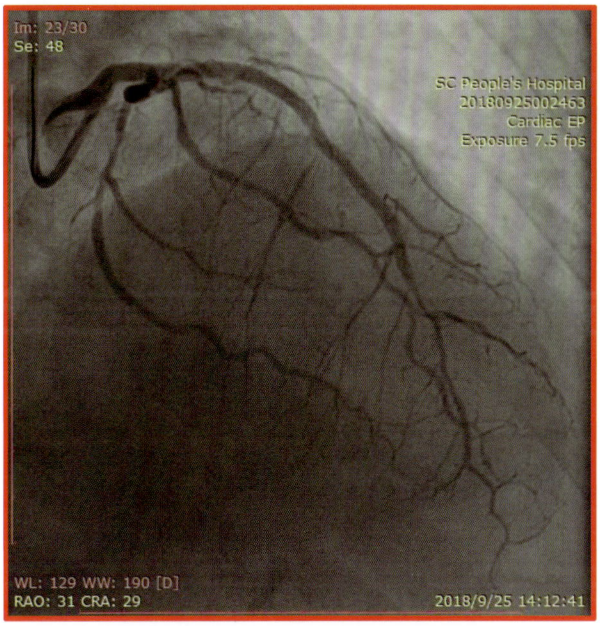

病例图 10-15　LAD 支架后造影效果

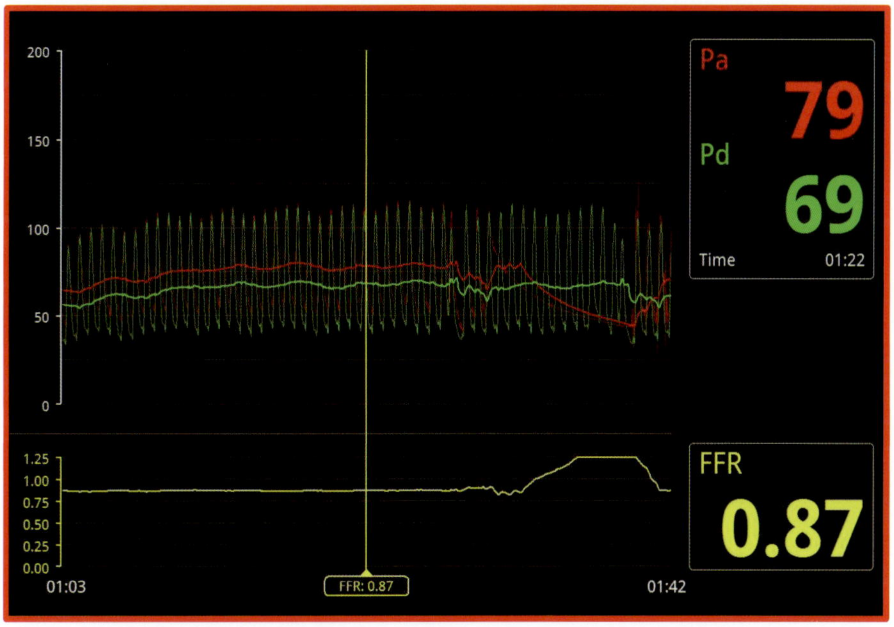

病例图 10-16　LAD 支架后 FFR：0.87

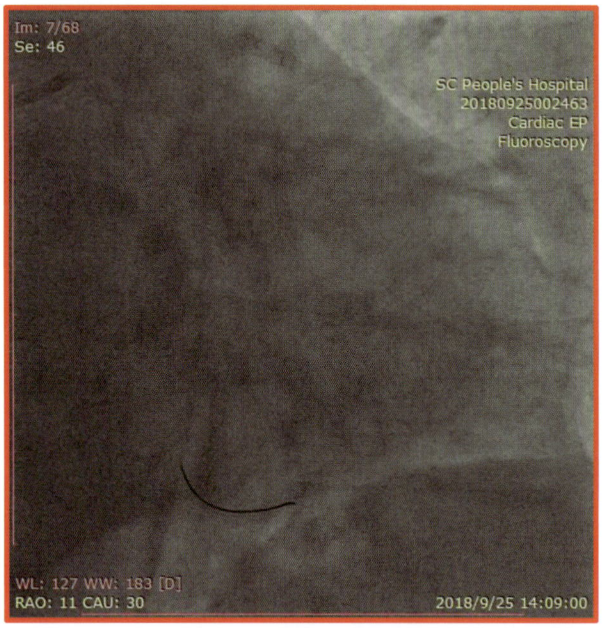

病例图 **10-17**　LCX-FFR

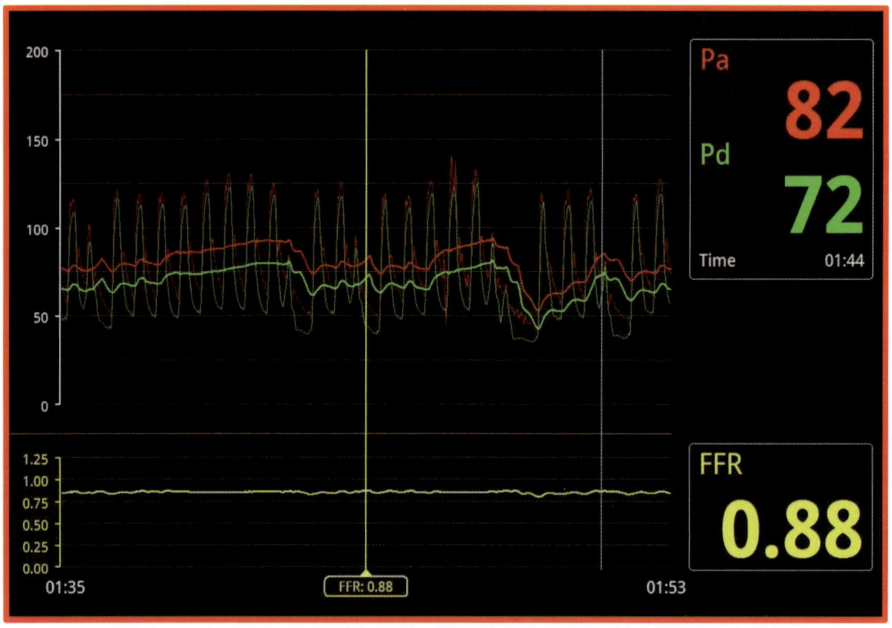

病例图 **10-18**　LCX-FFR：0.88

（李进嵩　李刚）

病例 11　FFR 在非 ST 段抬高型心肌梗死（NSTEMI）患者中应用 1 例

患者闫某，男性，47 岁，主因“发作性胸痛 1 天”于 2020 年 7 月 1 日入院。

现病史：入院前 1 天患者下夜班回家洗澡后出现胸痛，呈闷痛，无明显肩背部放射痛，伴有憋气，出大汗，含服速效救心丸 10 粒，症状约 3 min 后可好转，20 min 后患者再次出现胸痛不适感，再次含服速效救心丸 10 粒症状稍缓解，并呼叫“120”送至当地医院，行心电图检查提示窦性心律，Ⅰ、aVL 导联 ST 段抬高 0.05 mV（病例图 11-1），肌钙蛋白 0.87 ng/ml，遂转至我院进一步诊治。

既往史：既往体健。

个人史：吸烟 20 余年，约 20 支 / 天，否认饮酒史。

家族史：否认家族性冠心病及遗传疾病。

入院查体：T 36.4℃；P 70 次 / 分；R 19 次 / 分；BP 130/80 mmHg。神清，精神可，双肺呼吸音粗，未闻及干湿啰音，心室率 70 次 / 分，律齐，未闻及病理性杂音，腹部查体阴性，双下肢无水肿。

入院检查：超声心动图示 LA 35 mm；LV（舒张末）52 mm；LVEF 55%；二尖瓣反流（轻度）（病例图 11-2）。

入院化验：TNI 0.87 ng/ml，CK 124 U/L，CK-MB 17 U/L；LDL-C 3.1 mmol/L；余血常规、肝肾功能等未见异常。

初步诊断：冠心病，急性非 ST 段抬高型心肌梗死 Killip 1 级。

目前用药情况：阿司匹林 100 mg 每晚 1 次；替格瑞洛 90 mg 2 次 / 日；低分子量肝素 6400 U 2 次 / 日；瑞舒伐他汀 10 mg 每晚 1 次。

手术资料：

冠状动脉造影（病例图 11-3、11-4）：

冠状动脉右优势型；LM（－）；LAD 近－中

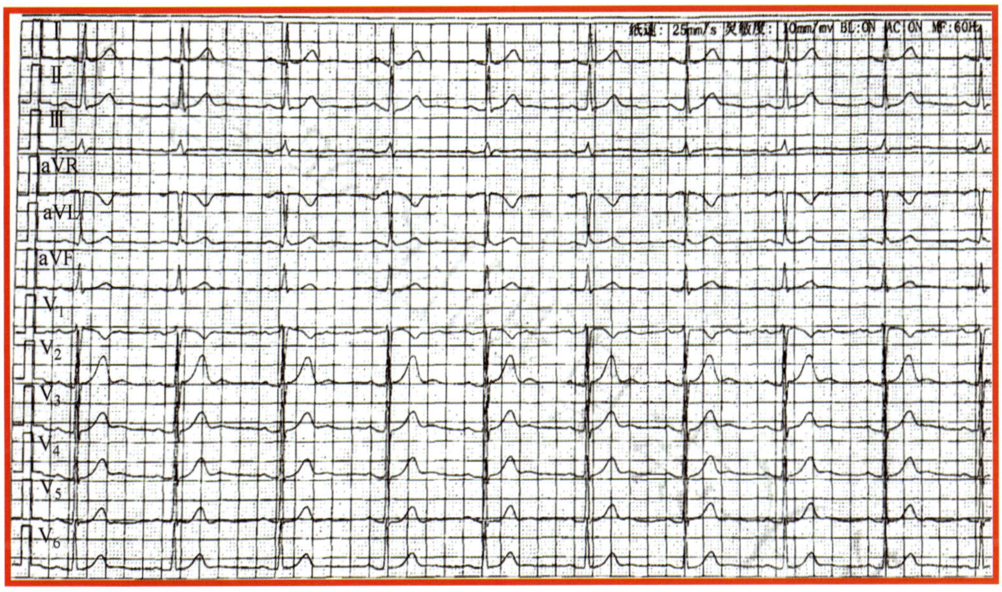

病例图 11-1　入院心电图

主要测值:(单位mm)

[基本测量]
升主动脉内径：33 mm
主动脉窦内径：32 mm
左心室舒张末内径：52 mm
左心室收缩末内径：38 mm
射血分数：55%
左心室短轴缩短率：31%
室间隔厚度：9 mm
左心室后壁厚度：9 mm
左心房前后径：31 mm
左心房左右径：35 mm
左心房上下径：47 mm
右心房左右径：33 mm
右心房上下径：45 mm
[其他测量]
肺动脉瓣上Vmax:82 cm/s
主动脉瓣上Vmax:115 cm/s
二尖瓣口E峰速度：88 cm/s
二尖瓣口A峰速度：61 cm/s
主肺动脉：23 mm

超声所见:

各房室内径正常:
室间隔及左心室后壁厚度正常；静息状态下未见明显左壁运动异常，左心室射血分数正常低限。
各瓣膜形态结构及启闭未见异常：CDFI：收缩期二尖瓣左心房侧可见少量反流信号；收缩期三尖瓣右房侧可见微量反流信号：PW：二尖瓣前向血流E>A。
升主动脉、主肺动脉未见明显异常。
无心包积液。

超声提示 二尖瓣反流（轻度）

病例图 11-2 超声心动图

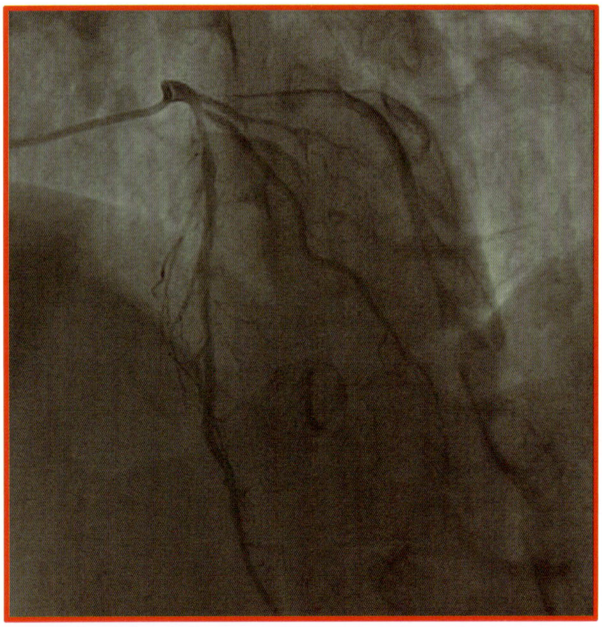

病例图 11-3 CAG——左冠状动脉

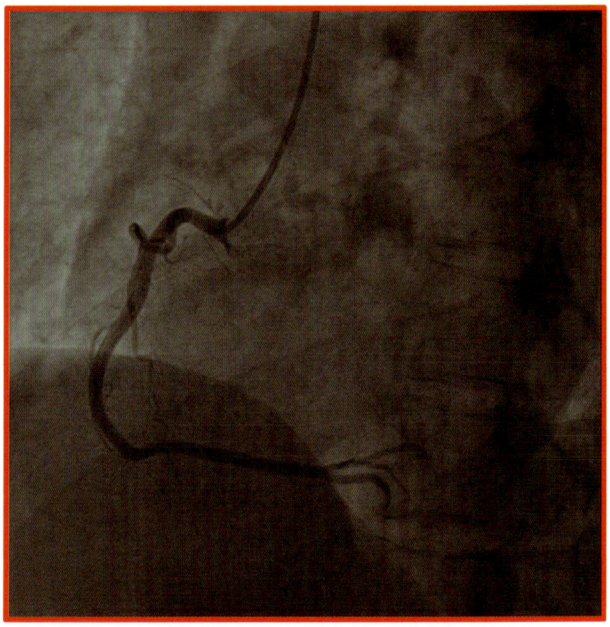

病例图 11-4 CAG——右冠状动脉

动图 11-3

动图 11-4

段局限性病变狭窄 80%；LCX（－）；RCA（－）。

FFR 指导 DCB 应用（病例图 11-5 至 11-10）： 在 6 F EBU 3.5 指引导管下送入 FFR 压力导丝顺利通过 LAD 病变达远端，最大充血状态下 FFR 值为 0.66。后应用棘突球囊 NSE 2.75 mm×13 mm 以 12 atm×30 s、12 atm×30 s 预扩张，再次造影未见夹层，残余狭窄＜ 30%，复测 FFR 值为 0.77，后置入药物涂层球囊 SeQuent Please 2.75 mm×17 mm，以 7 atm×60 s 释放，入血时间 50 s。

专家点评：

药物涂层球囊（DCB）一方面保留了药物洗脱支架抗再狭窄的作用，另一方面无植入理念又最大限度地降低了远期安全风险。同时随着 DCB 应用于冠状动脉原位病变的临床证据逐渐增加，

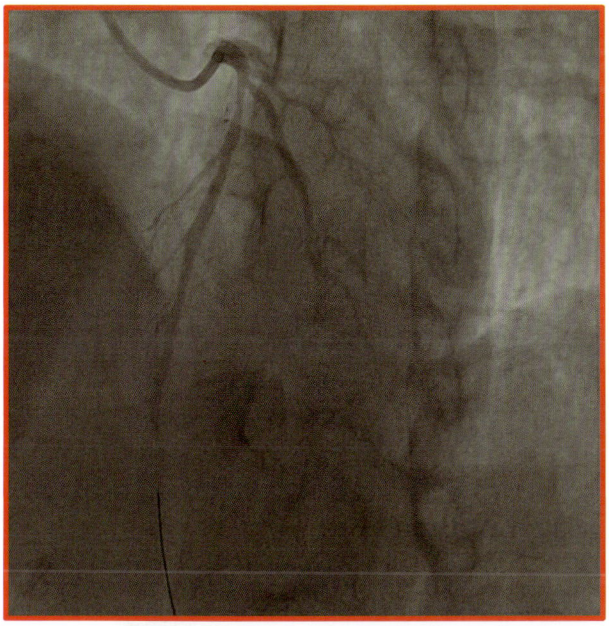

病例图 11-5　LAD-FFR 测量

动图 11-5

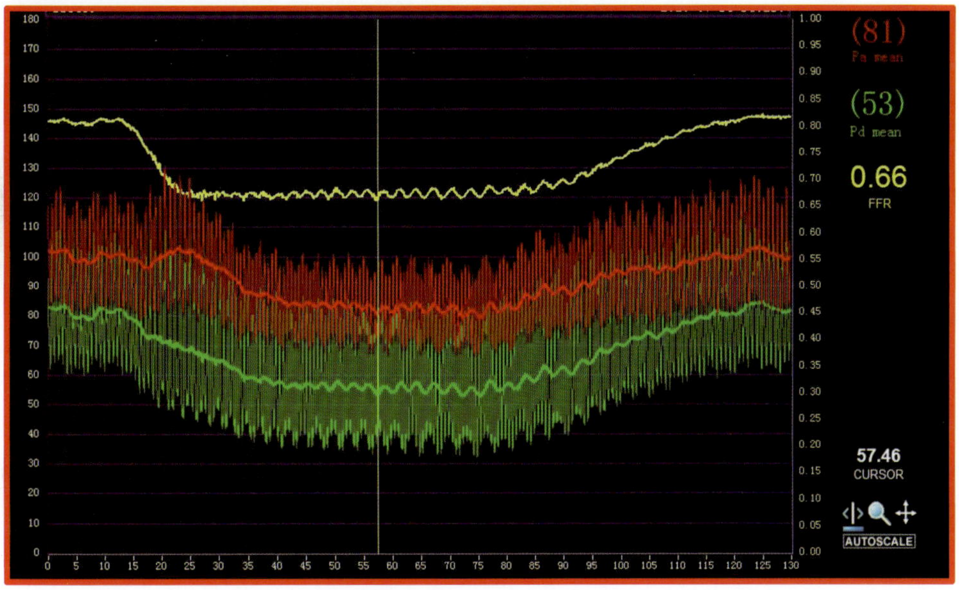

病例图 11-6　LAD-FFR：0.66

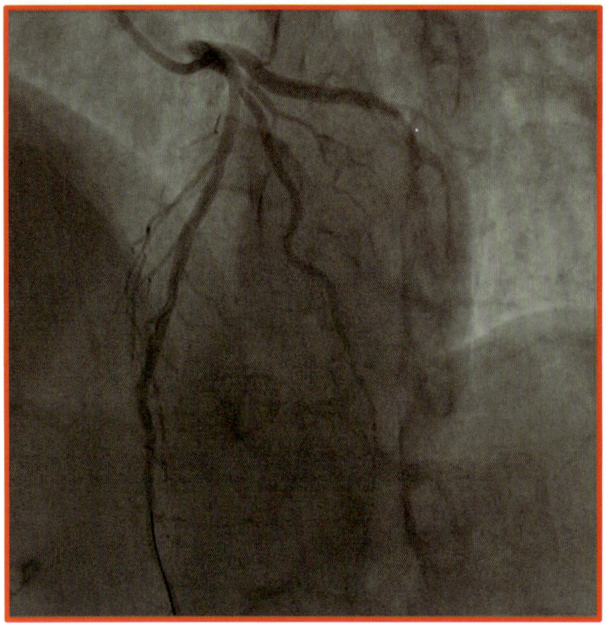

动图 11-7

病例图 11-7　LAD 球囊预扩张后

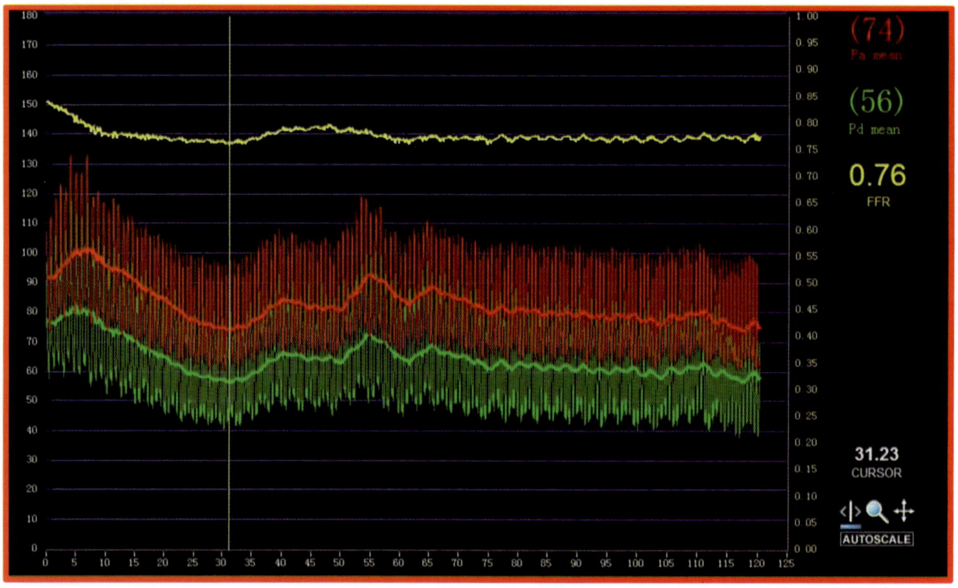

病例图 11-8　LAD-FFR：0.76

DCB 在冠状动脉原位病变的应用成为近年来冠状动脉介入治疗领域的重要进展之一。DCB 成功使用的关键在于成功的病变预处理。而如何评价预处理结果（病变预处理后是否适合 DCB 的使用）成为近几年专家讨论的焦点，尤其是大血管的近段病变，充分预处理后有夹层情况的发生更值得关注。2019 年 DCB 应用亚太专家共识、2020 年 DCB 国际专家共识均推荐影像学（冠状动脉造影）联合功能学（FFR 检查）作为评估预处理结果的方式[1-2]。该例为 FFR 指导 DCB 应用于冠状动脉原位大血管病变的经典病例。本中心经验为：对于关键部位的病变（大血管近段）尽量联合使用功能学以及影像学评估方法，以保证手术安全性及远期预后。

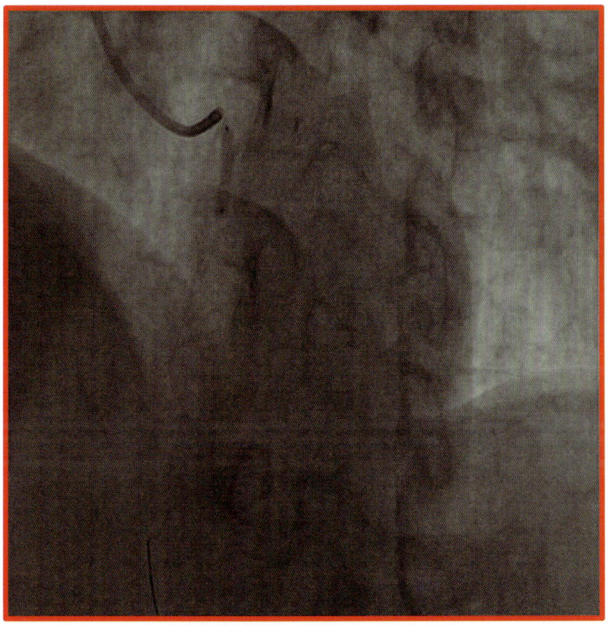

病例图 11-9　LAD-DCB 置入

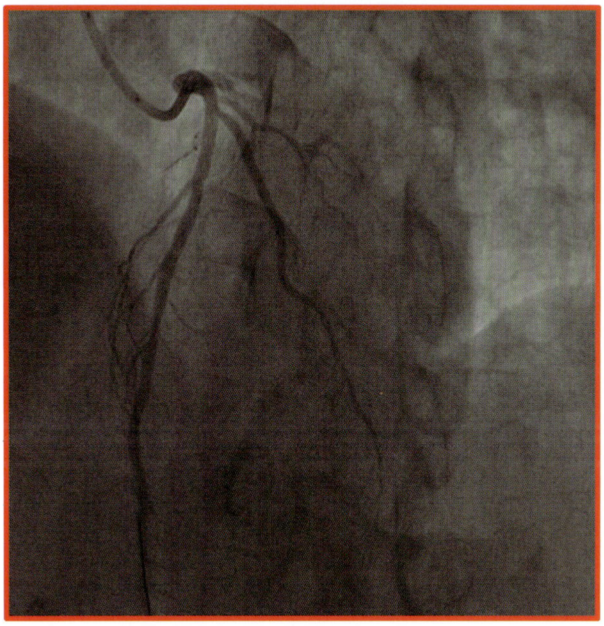

病例图 11-10　LAD-DCB 置入后结果

动图 11-9

动图 11-10

（*唐强　姜浩*）

参考文献

［1］Her AY，Shin ES，Bang LH，et al. Drug-coated balloon treatment in coronary artery disease：Recommendations from an Asia-Pacific Consensus Group. Cardiol J，2021，28（1）：136-149.

［2］Jeger RV，Eccleshall S，Wan Ahmad WA，et al. Drug-Coated Balloons for Coronary Artery Disease：Third Report of the International DCB Consensus Group. JACC Cardiovasc Interv，2020，13（12）：1391-1402.

病例 12　FFR 指导分叉病变边支球囊拘禁后的介入策略

患者许某某，男性，66 岁，主因“胸痛 2 个月”于 2020 年 7 月 11 日入院。

现病史：2 个月前患者活动后出现胸痛，伴胸闷、心悸，无头晕、黑矇等，持续 20 min 左右，休息后可自行缓解。后症状多于活动后发作，休息后可缓解，今为求进一步治疗，至我院就诊。

既往史：无特殊。

个人史：吸烟史 30 年，平均 20 支 / 天，未戒烟。

家族史：无。

入院查体：T 36.5℃；P 71 次 / 分；R 18 次 / 分；BP 123/70 mmHg；神志清，精神可，心浊音界正常，心律齐，各瓣膜听诊区未闻及杂音，无心包摩擦音。周围血管搏动正常，无脉搏短绌，无奇脉，无交替脉，无水冲脉，无异常血管征。

入院检查：

心电图：窦性心律，Ⅱ、Ⅲ、aVF、V_2～V_6 导联 T 波倒置（病例图 12-1）。

超声心动图：LVEF 63%，二尖瓣轻度关闭不全，主动脉瓣轻度关闭不全，左心室舒张功能减低（病例图 12-2）。

入院化验：糖化血红蛋白：5.20%，血脂：总胆固醇 3.70 mmol/L，甘油三酯 0.90 mmol/L，LDL-C 2.94 mmol/L，HDL-C 0.95 mmol/L。

初步诊断：冠心病，急性冠脉综合征。

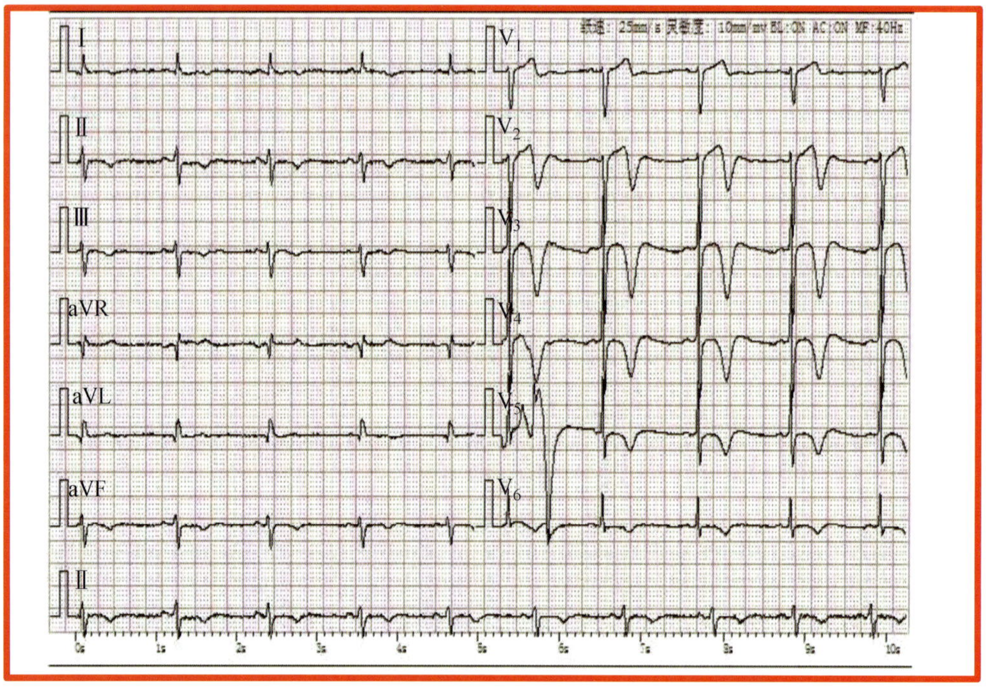

病例图 12-1　入院心电图

右心室径　17 mm　(<20)	室间隔厚　8 mm　(7-10)	左心室径　47 mm　(女<50/男<55)
左心室后壁厚　8 mm　(7-10)	主动脉环径　21 mm　(<26)	左心房径　32 mm　(<36)
升主动脉径　32 mm　(<36)	肺动脉环径　19 mm　(<26)	肺动脉瓣　0.9 m/s　(<1.8)
E峰　0.8 m/s	A峰　0.7 m/s	主动脉瓣　1.4 m/s　(<1.8)
右心房　39 mm×45 mm (<39×49)	三尖瓣反流　/　m/s	肺动脉压　/　mmHg
EDV　100 ml	ESV　37 ml	EF　63%　(≥55)
SV　63 ml	FS　34%	括号内为正常参考值范围（成人心脏）

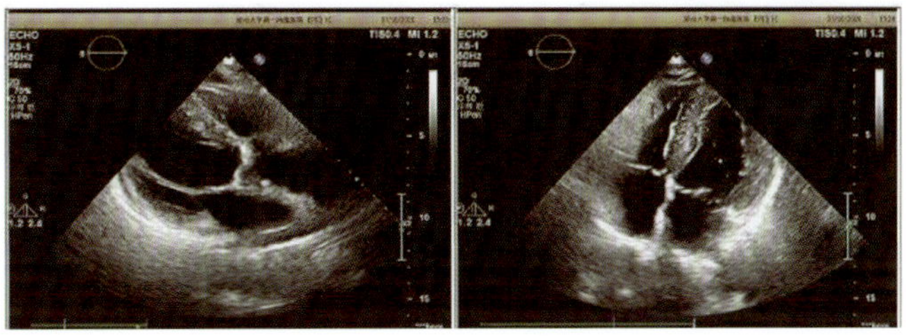

超声所见：

2D及M型特征：
1. 各房室内径及大动脉根径在正常范围。
2. 室壁厚度及搏动幅度在正常范围。
3. 各瓣膜形态、回声、运动正常。
4. 房室间隔连续性完整。

CDFI：1. 心房水平无分流。心室水平无分流。大动脉水平无分流。
2. 二尖瓣口：E/A>1，二尖瓣口收缩期可及少量反流信号；主动脉瓣舒张期可及少量反流信号；余瓣口未见异常血流信号。
3. 二尖瓣环：TDI E/A<1。

超声提示：

二尖瓣轻度关闭不全
主动脉瓣轻度关闭不全
左心室舒张功能减低

病例图 12-2　超声心动图

目前用药情况：阿司匹林肠溶片 100 mg 1 次 / 日，替格瑞洛片 90 mg 2 次 / 日，琥珀酸美托洛尔缓释片 47.5 mg 1 次 / 日，瑞舒伐他汀 10 mg 每晚 1 次。

手术资料：

冠状动脉造影：LM-LAD 重度狭窄，LAD 中远段重度狭窄，LCX 远段重度狭窄。

手术策略：①分别于 LAD 中远段植入支架、LCX 中远段植入支架，②左主干分叉病变处采用主支支架植入、边支球囊拘禁后对吻，③造影示 LCX 开口狭窄程度较前明显加重，FFR 检查测得 FFR 为 0.87，暂不行 LCX-LM 支架植入（病例图 12-3 至 12-6）。

专家点评：

本病例为左主干分叉病变，采用单支架技术处理，左主干支架“crossover”植入至左前降支后，造影发现回旋支狭窄程度明显加重。故主支植入支架后而分支血流 TIMI 3 级的情况下需完善功能学 FFR 检查来指导下一步治疗。本病例行 FFR

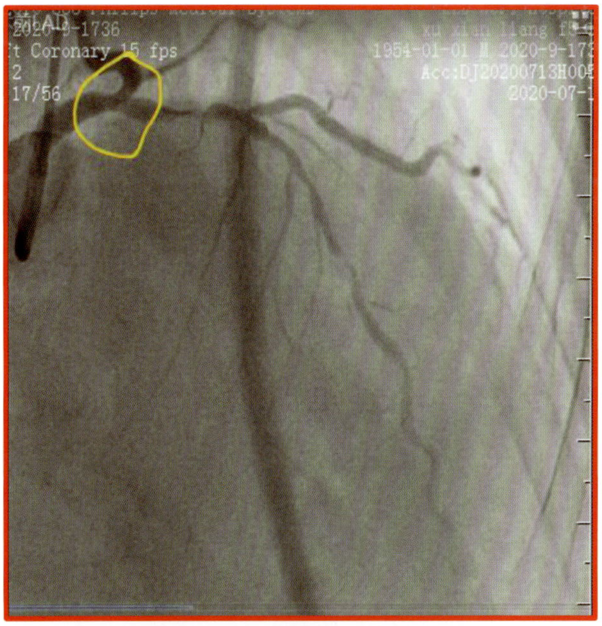

病例图 12-3　CAG——左冠状动脉

动图 12-3

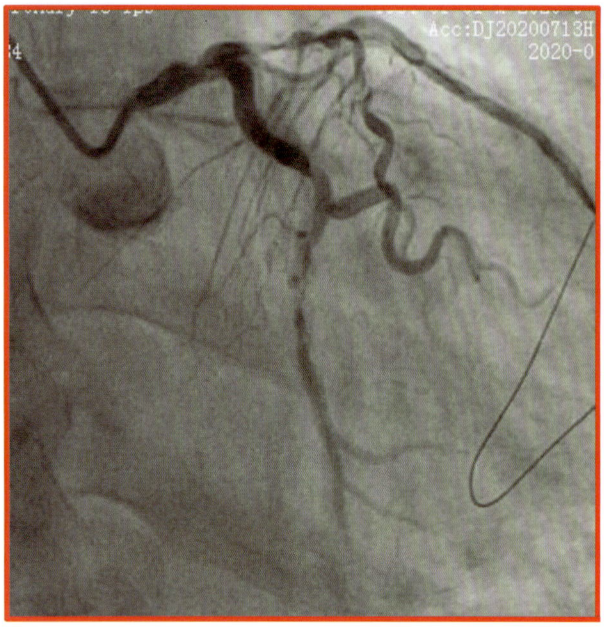

病例图 **12-4**　CAG——LCX 远段重度狭窄

动图 **12-4**

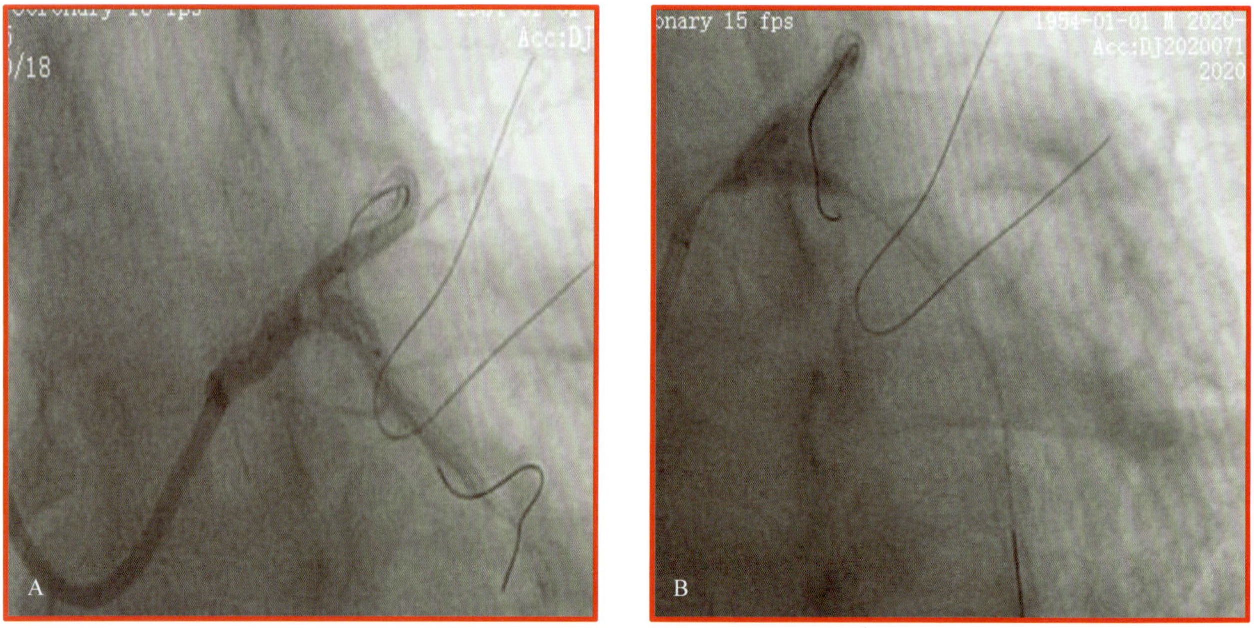

病例图 **12-5**　球囊对吻

动图 **12-5A**

动图 **12-5B**

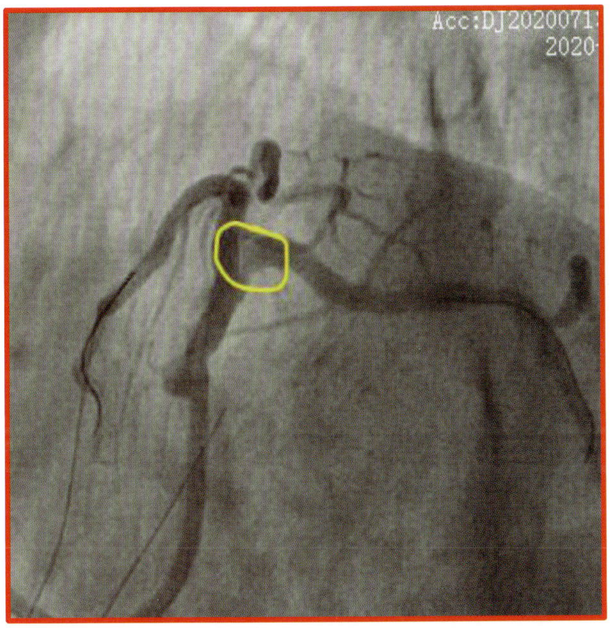

病例图 12-6　最终结果

动图 12-6

检查，测得 FFR 值为 0.87，遂决定暂不行左主干至回旋支支架植入术[1]。

（刘鑫　陈魁）

参考文献

[1] Koo BK，Kang HJ，Youn TJ，et al. Physiologic assessment of jailed side branch lesions using fractional flow reserve. J Am Coll Cardiol，2005，46（4）：633-637.

病例13　FFR评估：左主干-左前降支（LM-LAD）支架植入术后左回旋支（LCX）开口受累功能学意义1例

患者于某，男性，76岁，主因“发作性胸闷、胸痛14年，再发加重1周”于2020年9月11日入院。

现病史：入院前14年患者活动时出现胸闷，胸骨后疼痛，伴有心悸、出汗，休息数分钟可缓解，未就医。6年前患者再次发作胸闷、胸痛，我科住院治疗，于LAD、对角支植入支架各一枚，术后规律用药。1周前患者再发活动后胸闷、胸痛，性质同前，口含硝酸甘油后数分钟可缓解。门诊冠状动脉CTA提示管腔多发狭窄，今为求进一步诊疗以“冠心病，不稳定型心绞痛”收入院。

既往史：高脂血症6年，他汀药物治疗；否认高血压、糖尿病等慢性病病史。

个人史：不嗜烟，嗜酒250 g/d，10年，未戒。

家族史：否认家族遗传倾向的疾病。

入院查体：T 36.5℃；P 60次/分；R 20次/分；BP 110/70 mmHg，神清，精神可，双肺呼吸音清，未闻及干湿啰音，心率60次/分，律齐，各瓣膜区未闻及病理性杂音，腹软，无压痛，肝脾肋下未触及，肠鸣音无亢进，双下肢无水肿。

入院化验：TNI < 0.1 ng/ml；CK、CK-MB正常；LDL-C 2.38 mmol/L；余血常规、肝肾功能等未见异常。

入院检查：

心电图：窦性心律，肢体导联低电压，ST-T改变，QT间期延长，U波改变（病例图13-1）。

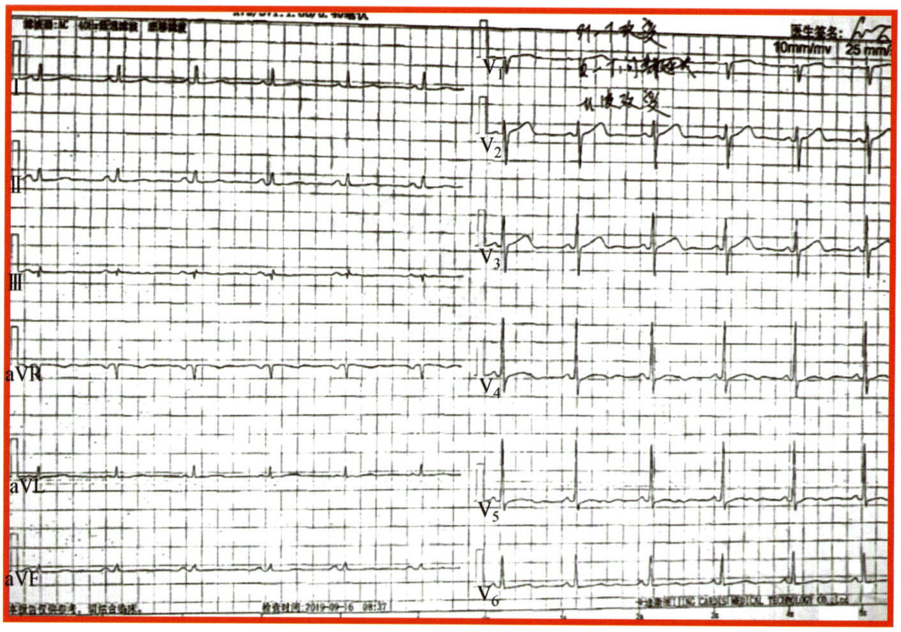

病例图13-1　入院心电图

超声心动图：LVEDD 52 mm，LVEF56%，升主动脉增宽，主动脉瓣钙化伴轻度反流，二、三尖瓣轻度反流，左心室舒张功能减低（病例图 13-2）。

初步诊断：不稳定型心绞痛，冠状动脉粥样硬化性心脏病，冠状动脉支架植入术后状态，心功能Ⅱ级（NYHA 分级），高脂血症。

目前用药情况：替格瑞洛片 90 mg 2 次 / 日，阿司匹林肠溶片 100 mg 每晚 1 次，硝酸异山梨酯片 10 mg 3 次 / 日，瑞伐他汀钙片 10 mg 每晚 1 次

手术资料：

冠状动脉造影（病例图 13-3A-C）：冠状动脉供血呈右优势型，LM 可见钙化，远段狭窄 80%，前向血流 TIMI 3 级；LAD 近段钙化，散在斑块，近中段支架血流通畅、未见再狭窄，D2 支架血流通畅、未见再狭窄，D2 分支近段狭窄 85%（直径＜ 2 mm），前向血流 TIMI 3 级；LCX 迂曲，近段狭窄 60%，远段狭窄 50%，前向血流 TIMI 3 级；RCA 迂曲，散在斑块，PDA 中段狭窄 80%，前向血流 TIMI 3 级。结论：冠状动脉多支病变，累及 LM、LAD、LCX 及 RCA。LAD 近中段支架未见再狭窄。

LM-LAD 血运重建（病例图 13-4 至 13-10）：6 F EBU 3.5 指引导管下将 BMW 导丝送至 LAD 远段；IVUS 检查：最小管腔面积 2.78 mm^2，面积狭窄 86%，局部可见＜ 180° 钙化。送入 FFR 导丝至 LCX 远段，测得 FFR：0.84。撤回 FFR 导丝，送

M型/二维测量和计量(参考正常值)

左心室	舒张末内径	52	mm(37～52)		收缩末内径	37	mm(23～36)
	室间隔	11	mm(8～11)		后壁	10	mm(8～11)
	LVEF	56	%(50～70)		FS	29	%
左心房	前后径	33	mm(<40)	右心室	左右径	38	(33～43)
	上下径		mm(31～55)		左心室/右心室		
	左右径		mm(25～38)	右心房	上下径		mm(<45)
	左心房压力		mmHg		左右径	37	
主动脉	根部径	20	mm(<25)	肺动脉	主肺动脉		(15～25)
	窦内径		mm(<35)		右肺动脉		(8～16)
	升主动脉	40	mm(<35)		左肺动脉		(8～16)
下腔静脉		10	(14～21)	下腔静脉塌陷率			

多普勒测量和计算

二尖瓣口E峰速度	62	cm/s	主动脉瓣口峰值流速	103	cm/s
二尖瓣口A峰速度	76	cm/s	主动脉瓣口峰值压差		mmHg
二尖瓣E/A值			肺动脉最大流速	73	cm/s
E'峰值速率		cm/s	肺动脉反流速度		cm/s
E/E'			肺动脉收缩压		mmHg
三尖瓣反流峰值流速	192	cm/s	三尖瓣反流峰值压差	16	mmHg

超声描述:

心房　双房径大小、形态正常，房间隔连续性完整。

左心室　左室径大小、形态正常，左心室壁厚度正常，静息状态下未见室壁运动障碍，左心室收缩功能正常，左心室舒张功能减低，室间隔连续性完整。

右心室　右室径大小和室壁厚度正常。

二尖瓣　二尖瓣结构和功能未见明显异常。CDFI：二尖瓣少量反流。

三尖瓣　三尖瓣结构和功能未见明显异常。CDFI：三尖瓣少量反流。

主动脉瓣　主动脉瓣结构和功能未见明显异常。CDFI：主动脉瓣未见反流。

肺动脉瓣　肺动脉瓣结构和功能未见明显异常。

心包　心包未见增厚，心包腔未探及无回声区。

超声结论：
1. 升主动脉增宽
2. 主动脉瓣钙化伴轻度反流
3. 二、三尖瓣轻度反流
4. 左心室舒张功能减低

病例图 13-2　超声心动图

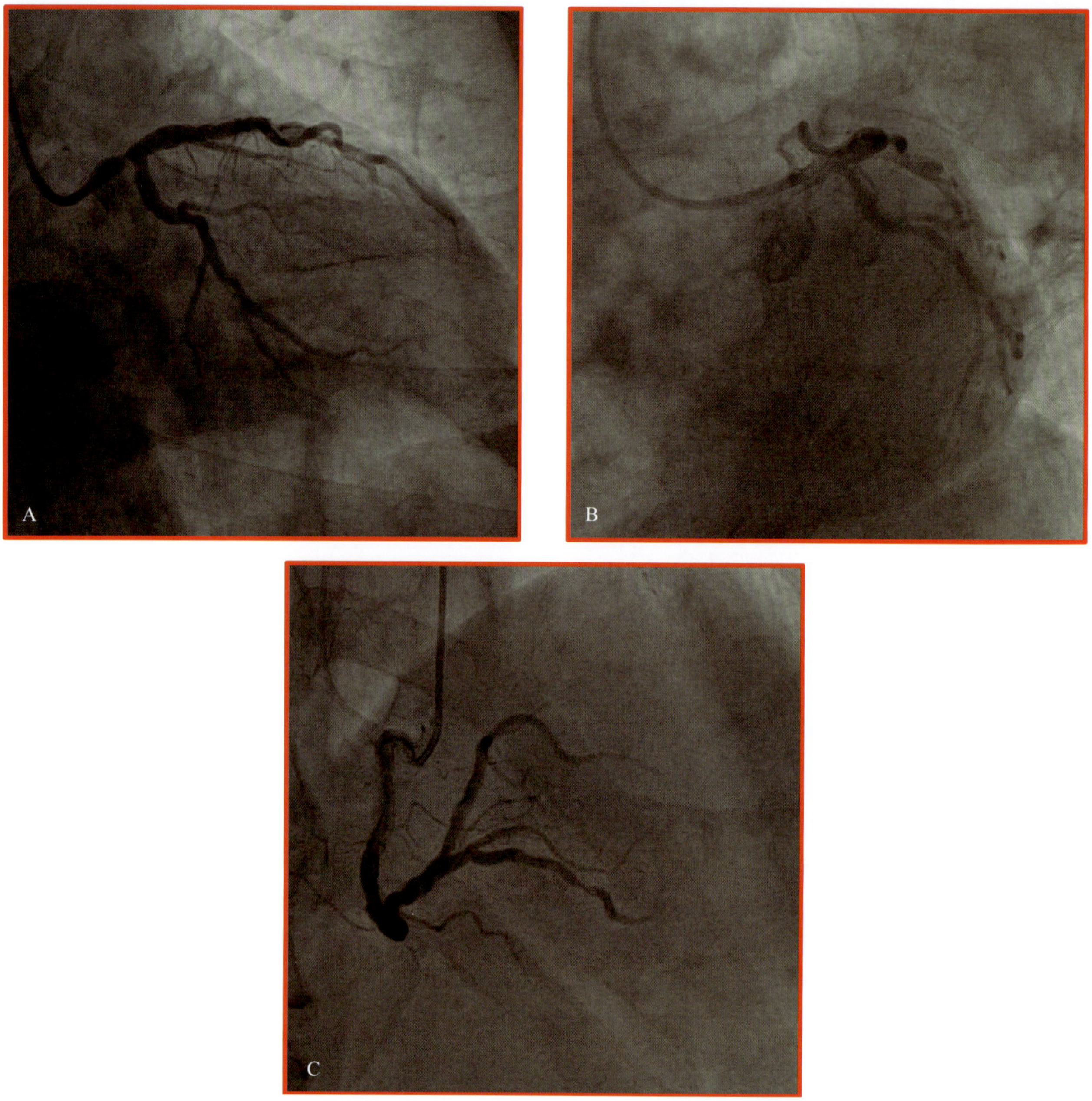

病例图 13-3　CAG——左、右冠状动脉

动图 13-3A

动图 13-3B

动图 13-3C

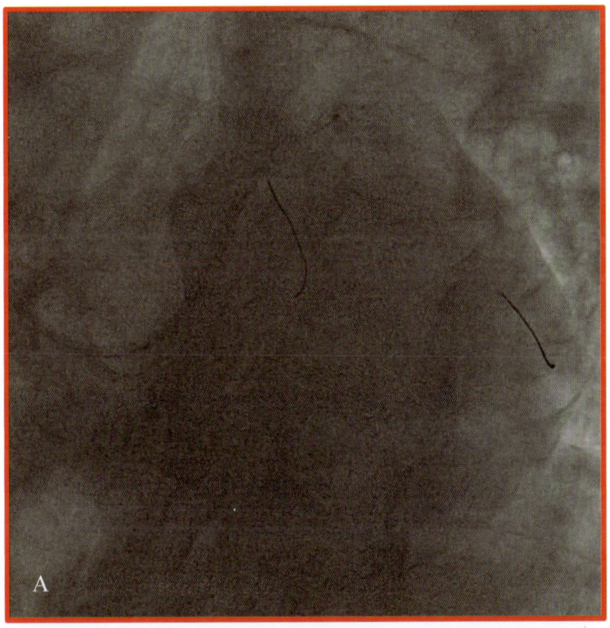

动图 13-4A

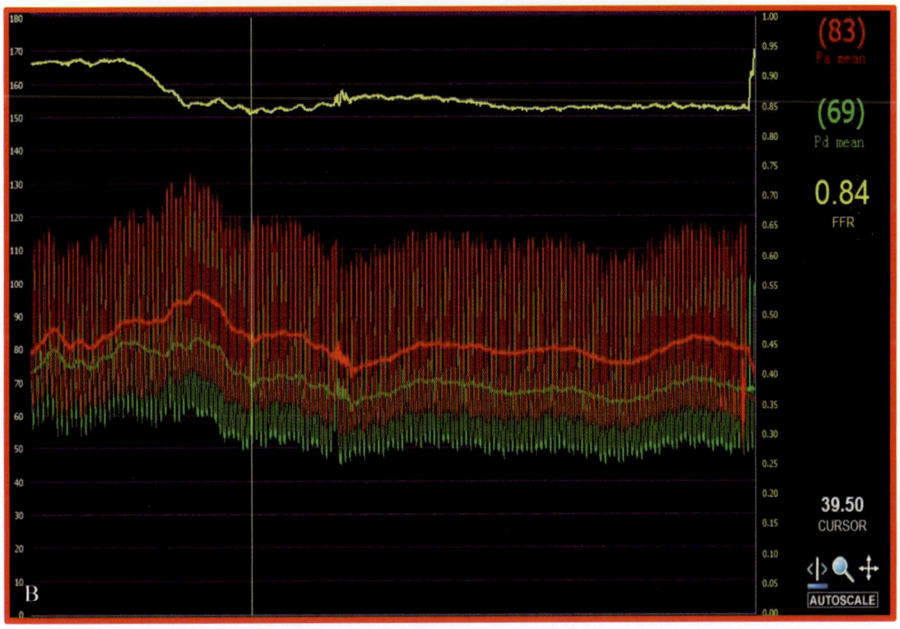

病例图 13-4 LCX 术前 FFR：0.84

动图 13-5A

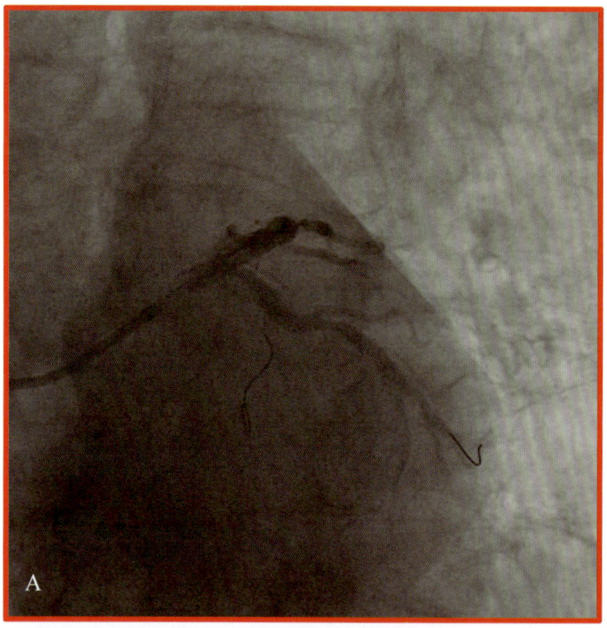

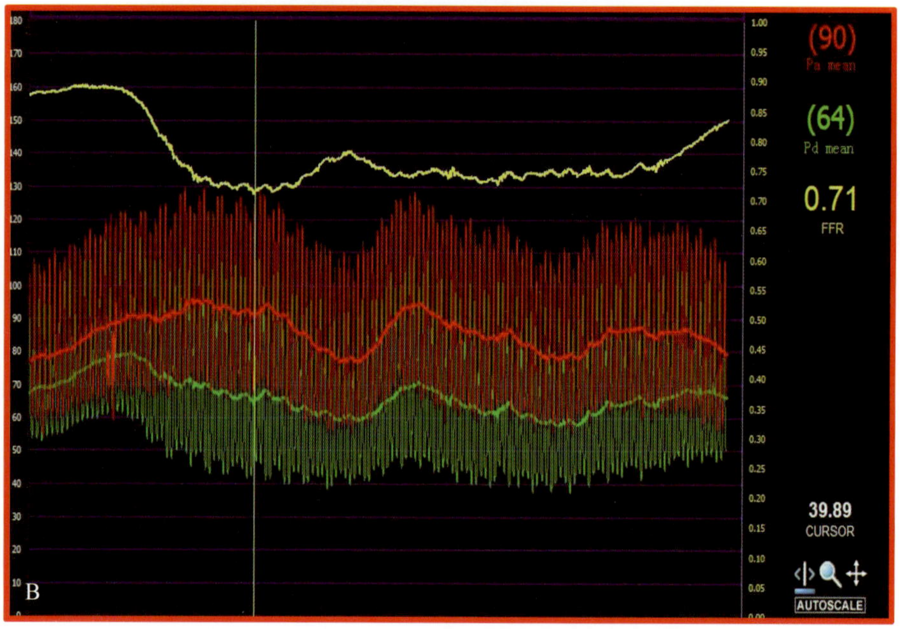

病例图 13-5 主支支架植入后 LCX 开口受累 -FFR：0.71

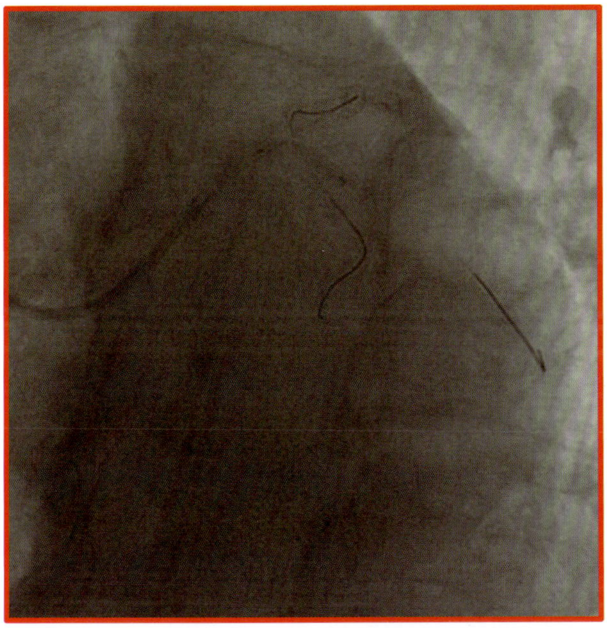

病例图 13-6　LCX 开口预处理

动图 13-6

入 Rinato 导丝至 LCX 远段以保护边支；Quantum 3.0 mm×15 mm 球囊（14 atm×9 s、16 atm×11 s），Cutting Balloon 3.0 mm×10 mm 切割球囊（10 atm×16 s、12 atm×9 s、14 atm×13 s），Quantum 3.5 mm×15 mm（16 atm×9 s）预处理 LM-LAD 病变后；植入 Xience Xpedition 4.0 mm×18 mm 支架（7 atm×12 s）扩张释放，Sion Blue 导丝"Rewire"（分叉病变中，主支植入支架后导丝经支架内通过分叉开口至分支远段为 Rewire 技术）进入 LCX；Quantum 5.0 mm×12 mm 球囊至 LM-LAD 支架内后扩张（16 atm×10 s、18 atm×4 s）。造影提示 LCX 开口受累。在 Finecross130、Extension 辅助下回撤 Sion Blue 导丝，更换为压力导丝，测得 FFR 值为 0.71。考虑 LCX 开口病变有功能学意义。以 Quantum 3.0 mm×15 mm 球囊（14 atm×20 s、16 atm×8 s、12 atm×7 s）预处理，随后测 FFR 为 0.94；释放 SeQuent Please 3.0 mm×15 mm 药物涂层球囊于 LCX 开口病变处。最后以 Quantum 3.5 mm×15 mm 球囊与 LCX 开口病变处的台上 SeQuent Please 3.0 mm×15 mm 行对吻扩张（Quantum3.5 mm×15 mm 以 16 atm×8 s、SeQuent Please 3.0 mm×15 mm 以 6 atm×8 s）。

专家点评：

该患者造影提示左主干尾部重度狭窄，分支（回旋支）开口术前未见明显狭窄。术式选择 provisional 支架（LM-LAD）。考虑到分支（回旋支）重要性，术前评估 LCX 功能学（FFR：0.84），同时常规使用工作导丝保护边支。主支支架植入后造影提示边支开口受累，微导管辅助下交换压力导丝至分支（LCX），复测 FFR：0.71，考虑主支支架后分支开口受累，且有功能学意义，最终决定干预分支开口。该病例提示：在处理分支相对重要的分叉病变时，可常规评估分支功能学情况，以指导主支处理后是否进一步干预分支（尤其是大分支时）尤其重要。

动图 13-7A

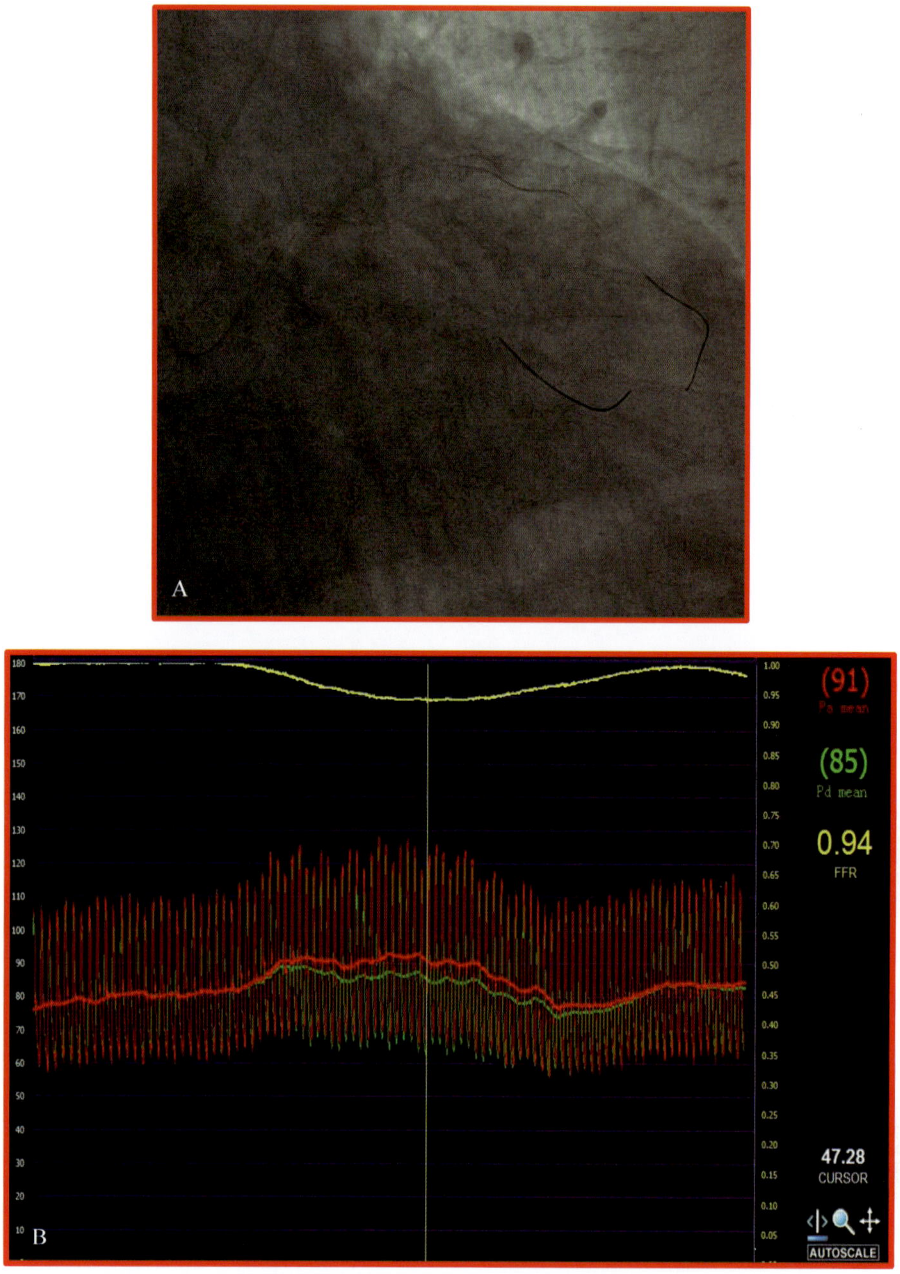

病例图 13-7 LCX 开口预处理后 FFR：0.94

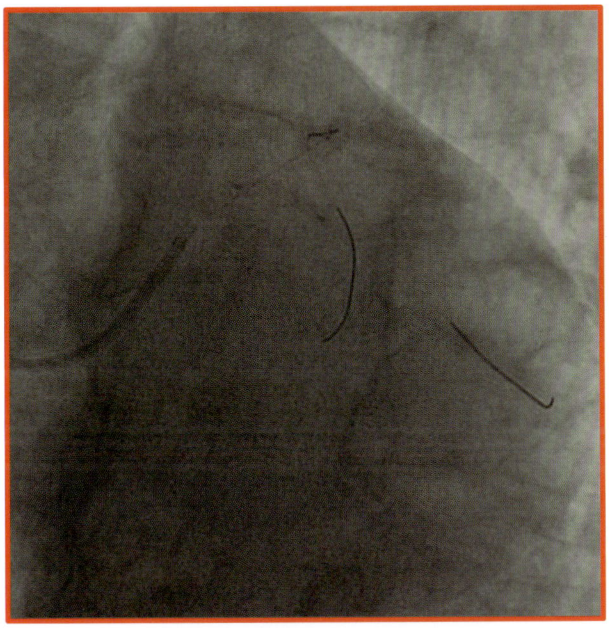

病例图 13-8　LCX-DCB

动图 13-8

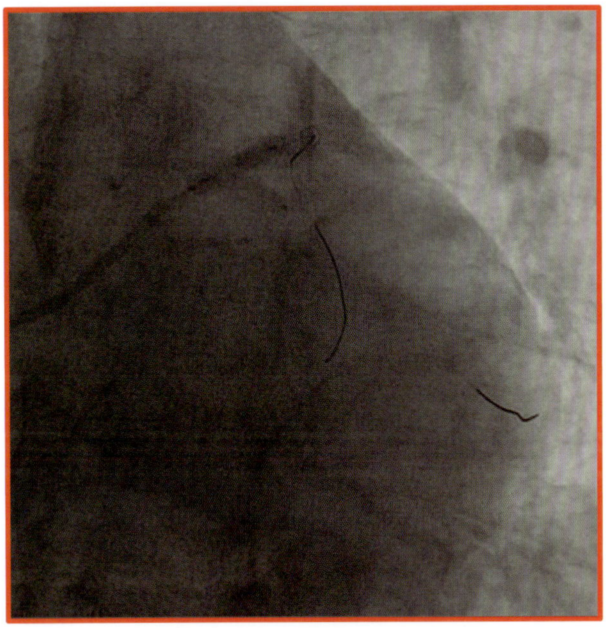

病例图 13-9　球囊对吻扩张

动图 13-9

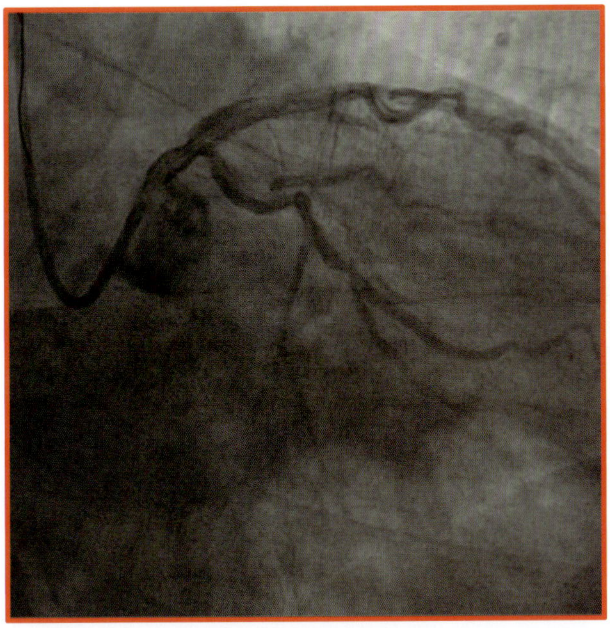

病例图 13-10　最终结果

动图 13-10

（唐强　梁超）

病例14　FFR及血管内超声（IVUS）指导下DCB应用于LM-LAD病变1例

患者曹某，男性，40岁，主因“发作性胸痛2个月，加重伴心悸1个月”于2020年10月27日入院。

现病史：患者2个月前快走时出现胸痛，为胸骨后绞痛，伴憋气，持续5～10 min后自行缓解，未予特殊处理。此后于快走、爬楼等活动时反复发作上述胸痛不适，可自行缓解，口含硝酸甘油或速效救心丸可迅速缓解。近1个月患者自觉胸痛发作较前频繁，有时伴心悸，就诊于我科门诊，冠状动脉CTA示LAD近段重度狭窄，为进一步诊治以“冠心病、不稳定型心绞痛”收入院。

既往史：2型糖尿病3年；高脂血症5年；1个半月前胃镜提示“重度胃炎伴糜烂”，幽门螺杆菌阳性，应用口服根除幽门螺杆菌药物2周。

个人史：吸烟20年，约20支/天，未戒烟。偶少量饮酒。

家族史：父亲35岁时因“肝癌”病故，母亲体健。

入院查体：T 36.5℃；P 84次/分；R 19次/分；BP 151/97 mmHg。神清，精神可，双肺呼吸音清，未闻及干湿啰音，心率84次/分，律齐，各瓣膜区未闻及病理性杂音，腹软，全腹无压痛、反跳痛及肌紧张，肝脾肋下未触及，双下肢无水肿。

入院化验：TNI < 0.1 ng/ml；CK、CK-MB正常；LDL-C 2.89 mmol/L；HbA1c 6.3%；余血常规、肝肾功能等未见异常。

入院检查：

心电图：窦性心律，正常心电图（病例图14-1）。

超声心动图：LA 37 mm；LVEDD 49 mm；LVEF 64%，静息状态下，心脏结构、功能及血流速度未见明显异常（病例图14-2）。

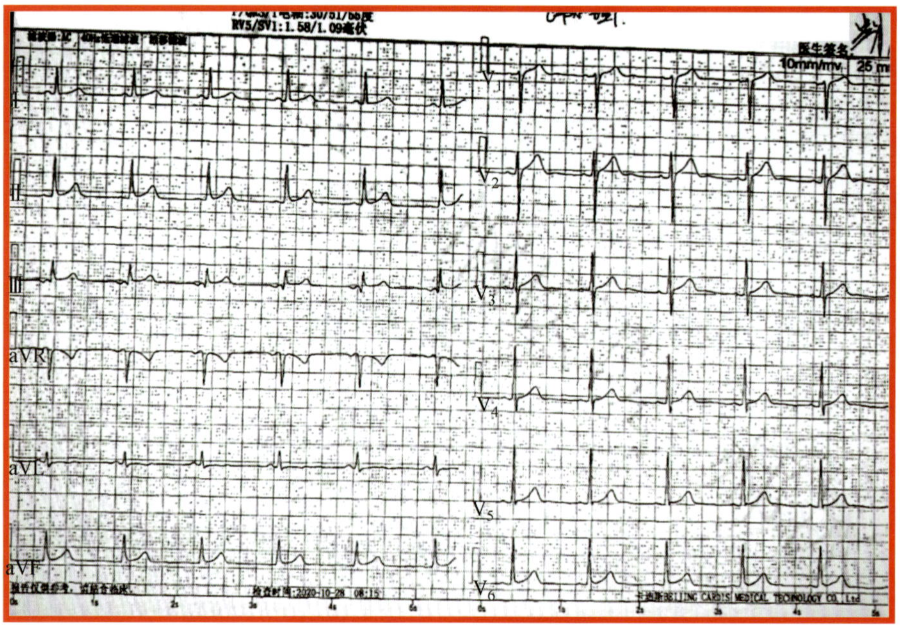

病例图 **14-1**　入院心电图

主要测值:(单位mm)

[基本测量]
升主动脉内径:31 mm
主动脉窦内径:30 mm
室间隔厚度:10 mm
左心室舒张末内径:49 mm
左心室后壁厚度:10 mm
左心室收缩末内径:31 mm
射血分数:64%
短轴缩短率:34%
左心房前后径:37 mm
左心房左右径:33 mm
左心房上下径:45 mm
右心室基底内径:33 mm
右心房左右径:32 mm
右心房上下径:42 mm
[其他测量]
肺动脉瓣上Vmax:87 cm/s
主动脉瓣上Vmax:138 cm/s
二尖瓣口E峰速度:88 cm/s
二尖瓣口A峰速度:77 cm/s
主肺动脉:22 cm/s

超声所见:
各房室内径正常。
室间隔及左心室后壁厚度正常；静息状态下未见明显室壁运动异常。
各瓣膜形态结构及启闭未见异常；CDFI：舒张期主动脉瓣下可见少量反流。收缩期二尖瓣左心房侧可见少量反流信号；收缩期三尖瓣右房侧可见微量反流信号；PW：二尖瓣前向血流E<A。
升主动脉、主肺动脉未见明显异常。
无心包积液。

超声提示　静息状态下
心脏结构、功能及血流速度未见明显异常

病例图 14-2　超声心动图

初步诊断：不稳定型心绞痛，冠状动脉粥样硬化性心脏病，2 型糖尿病，高脂血症，慢性胃炎。

目前用药情况：替格瑞洛片 90 mg 2 次 / 日，阿司匹林肠溶片 100 mg 每晚 1 次，达格列净片 10 mg 1 次 / 日，培哚普利叔丁胺片 4 mg 1 次 / 日，瑞舒伐他汀钙片 20 mg 每晚 1 次，泮托拉唑钠肠溶胶囊 40 mg 1 次 / 日。

手术资料：

冠状动脉造影（病例图 14-3 至 14-5）：冠状动脉供血呈右优势型，LM 尾部 -LAD 开口狭窄 80%，前向血流 TIMI 3 级；LAD 近中段弥漫性病变，最重狭窄 50%；远段弥漫性狭窄 70%，前向血流 TIMI 3 级；D1 开口至近段弥漫性狭窄 50%，前向血流 TIMI 3 级；LCX 未见明显狭窄，前向血流 TIMI 3 级；RCA 散在斑块，前向血流 TIMI 3 级；后侧支（PLA）近段局限性狭窄 50%，前向血流 TIMI 3 级。结论：冠状动脉病变累及 LM、LAD、RCA。

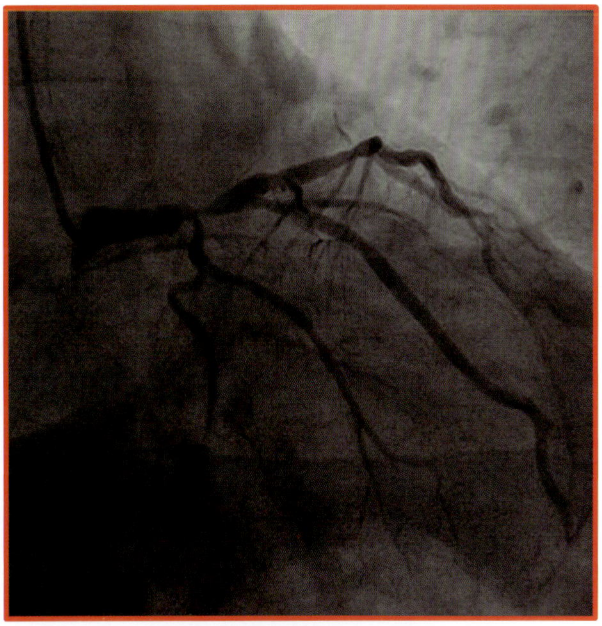

病例图 14-3　CAG——右足位

动图 14-3

FFR、IVUS 指导下 DCB 应用于 LM-LAD 病变（病例图 14-6 至 14-18）：7 F XB3.0 指引导管

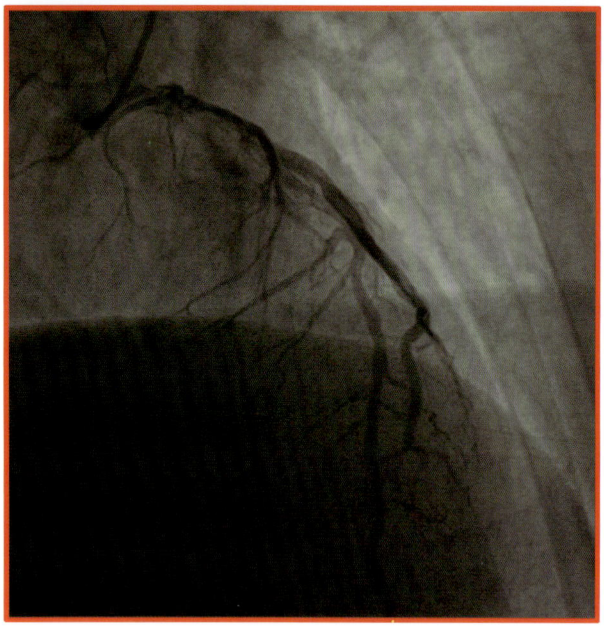

病例图 14-4　CAG——右肩位

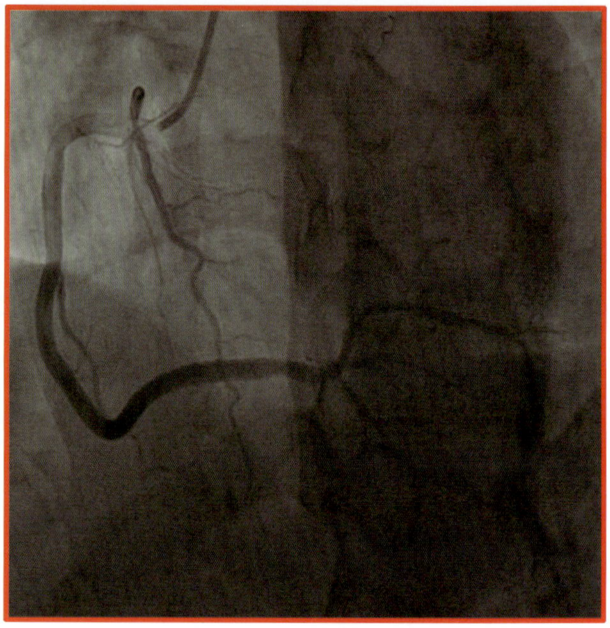

病例图 14-5　CAG——RCA

动图 14-4

动图 14-5

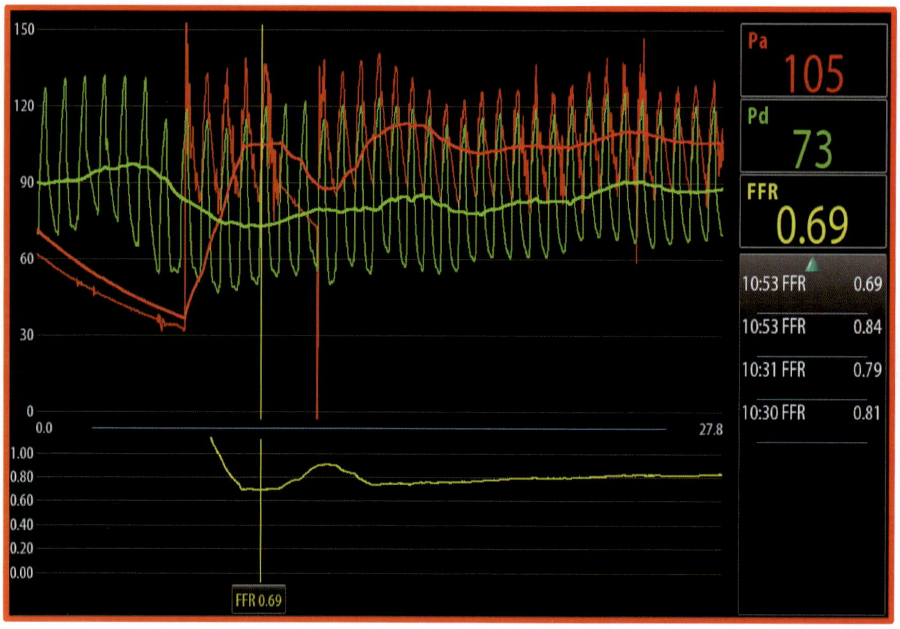

病例图 14-6　导丝通过病变后静息状态下 Pd/Pa：0.69

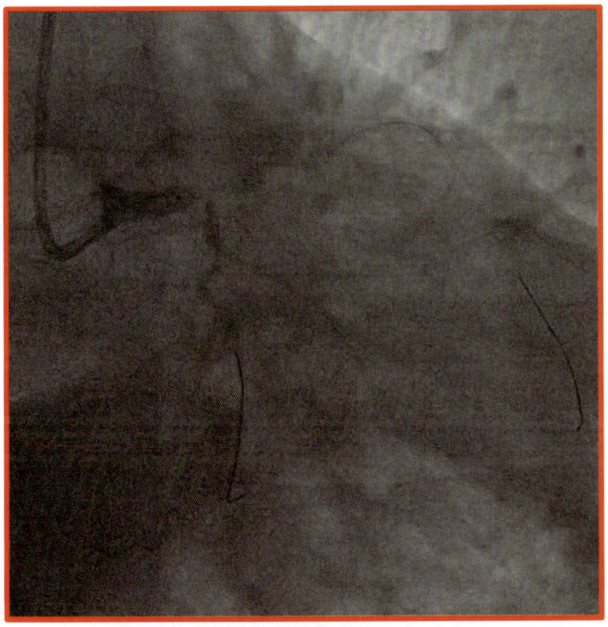

病例图 14-7　棘突球囊预处理改善 LAD 前向血流

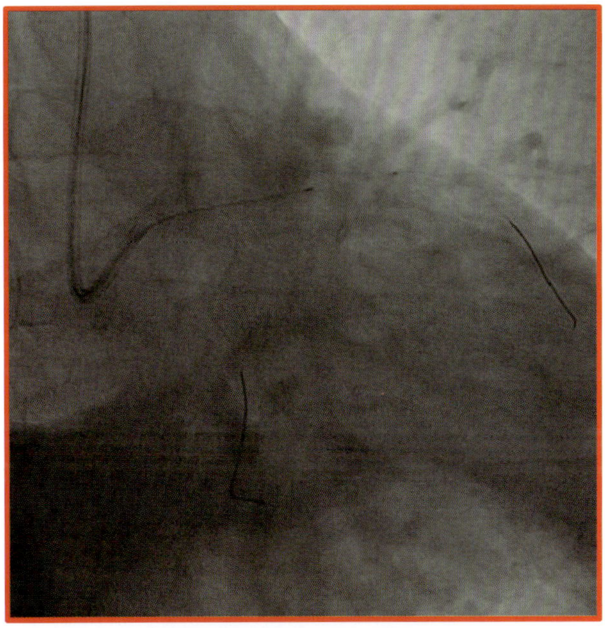

病例图 14-8　IVUS 检查

动图 14-7

动图 14-8

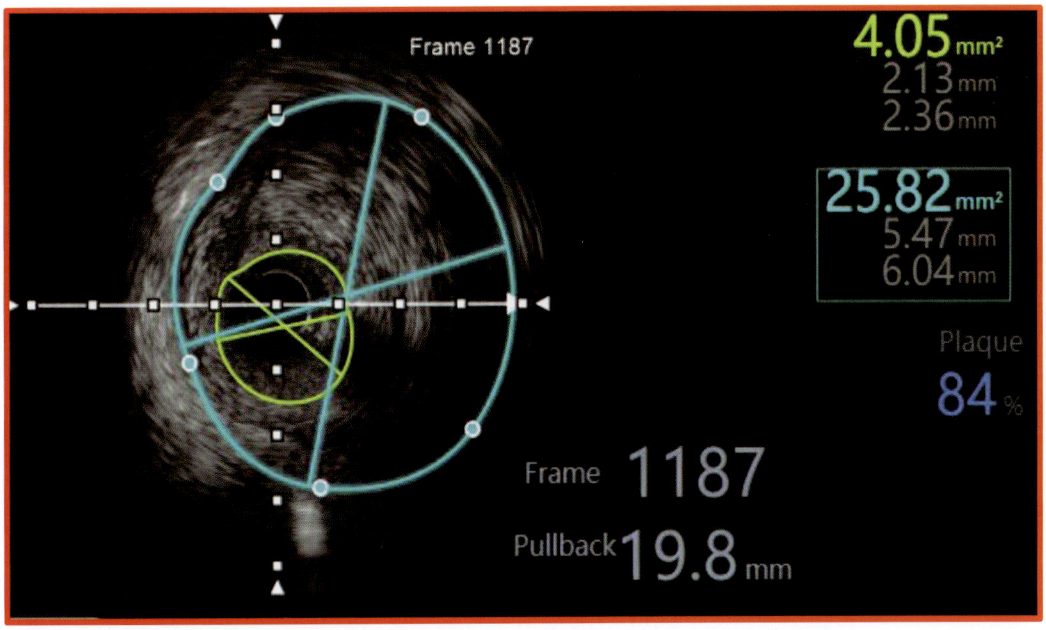

病例图 14-9　IVUS 结果，最小管腔面积（MLA）：4.05 mm^2

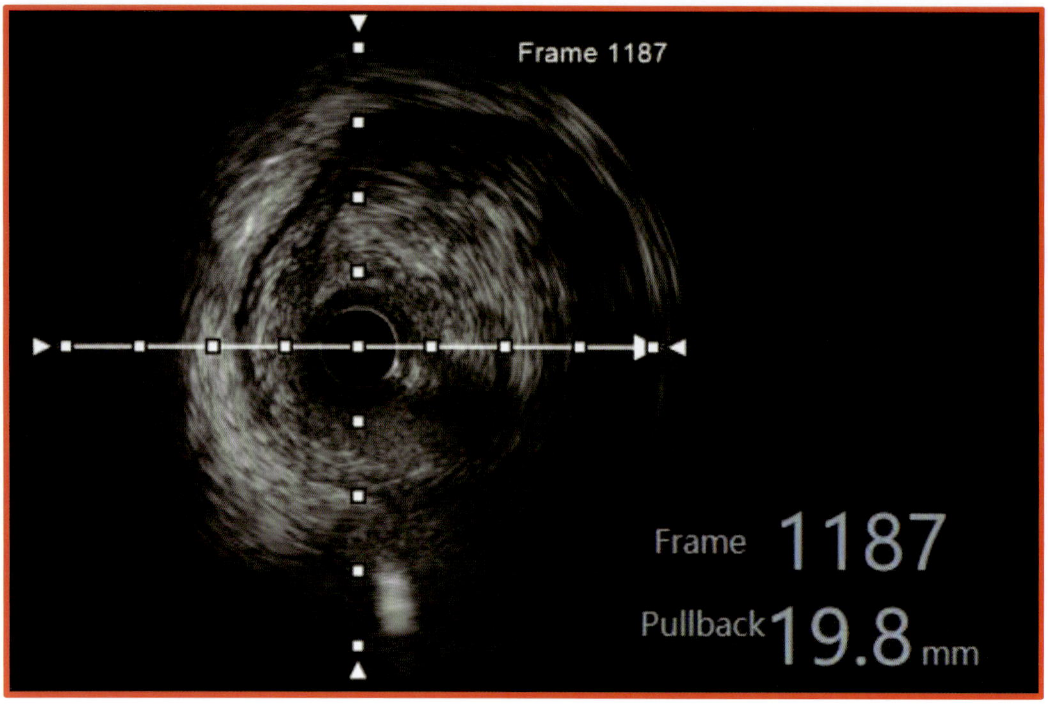

病例图 14-10 IVUS 结果，局部可见夹层

动图 14-10

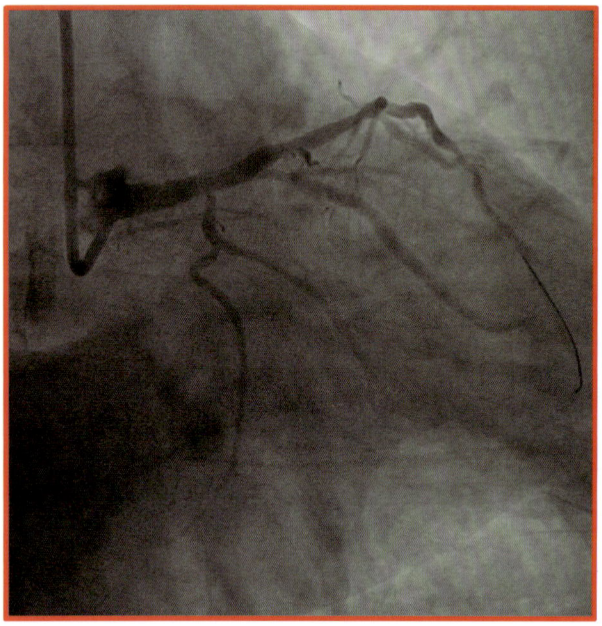

病例图 14-11 预处理后造影效果

动图 14-11

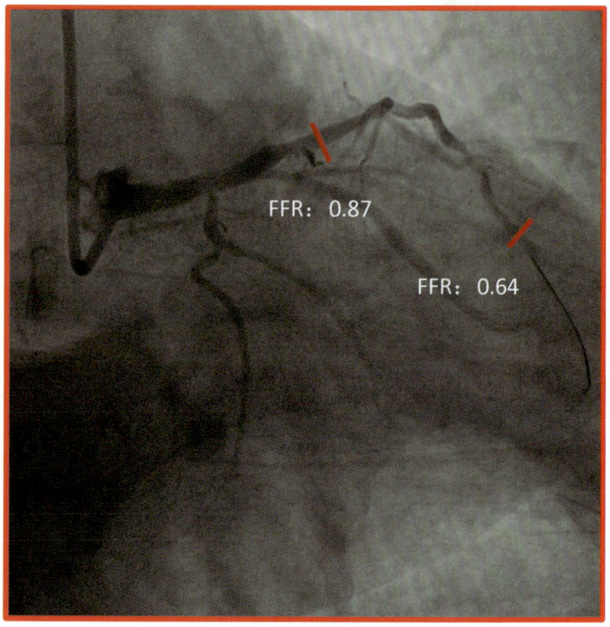

病例图 14-12 预处理后 FFR

动图 14-12

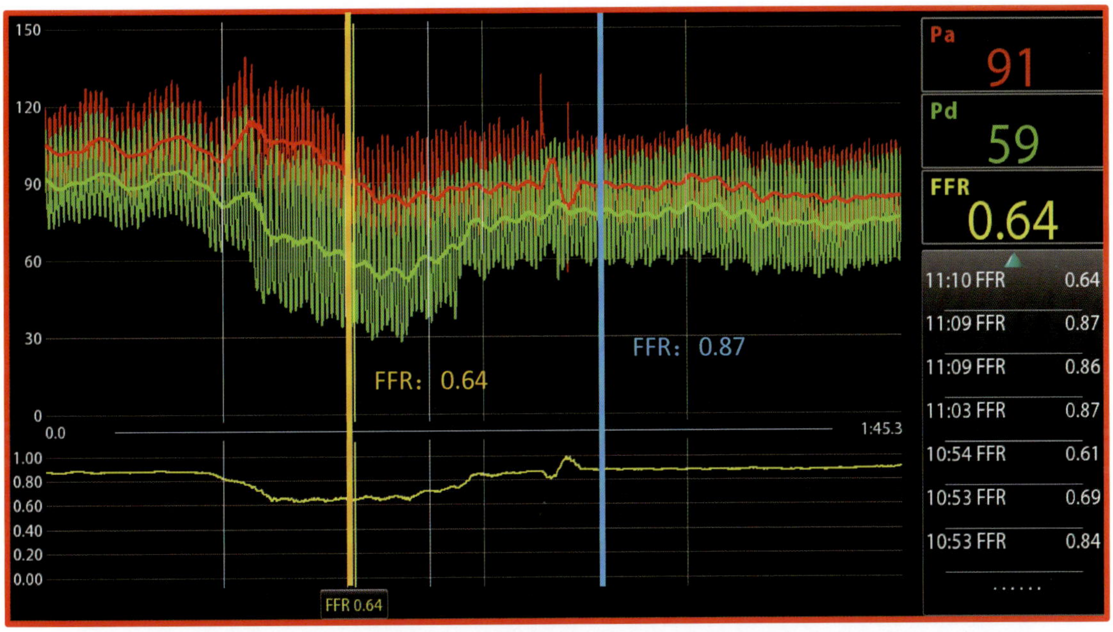

病例图 14-13 预处理后 LAD 远端 FFR：0.64

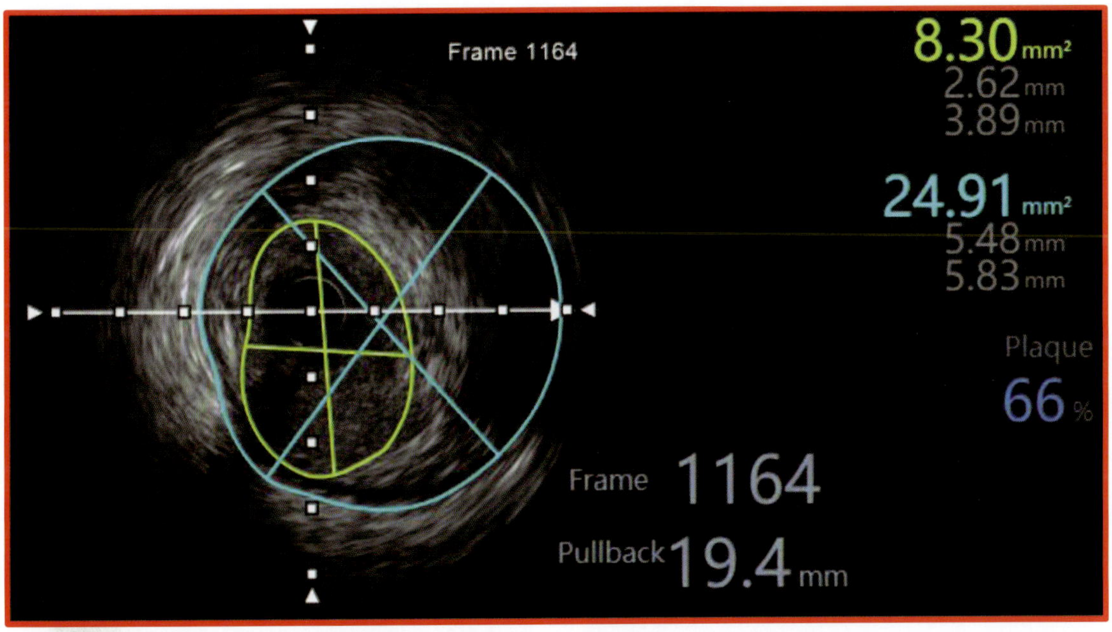

病例图 14-14 第二次 IVUS 结果，MLA：8.3 mm²

下将 FFR 导丝通过病变送达 LAD 远端，静息状态下，Pd（LAD 远端）/Pa 为 0.69，患者诉胸闷、胸痛，透视见 LAD 前向血流缓慢，迅速送入 Sion 导丝至 LCX 保护边支，以 NSE2.5 mm×13 mm 棘突球囊于 LM-LAD 病变处（14 atm×14 s、14 atm×12 s）改善 LAD 前向血流。对 LM-LAD 病变行 IVUS 检查：血管管腔面积 25.82 mm²，最小管腔面积 4.05 mm²，斑块负荷面积 21.77 mm²，最重狭窄约 84%；随后以 Cutting Balloon3.0 mm×10 mm 切割球囊（12 atm×30 s、12 atm×10 s），Quantum 3.75 mm×15 mm 球囊（12 atm×30 s、12 atm×10 s），Quantum4.0 mm×15 mm 球囊（12 atm×25 s、10 atm×20 s）对病变预处理。造影显示残余狭窄＜30%。第二次 IVUS 检查：血管管腔面积 24.91 mm²，狭窄最重处最小管腔面积 8.3 mm²，最重狭窄约 66%，局部可见夹层；复测 FFR（Pd-LAD 远端）为：0.64，回撤压力导丝 FFR（Pd-LAD 中段）为 0.87；于 LM-LAD 病变释放 SeQuent Please3.5 mm×20 mm 药物

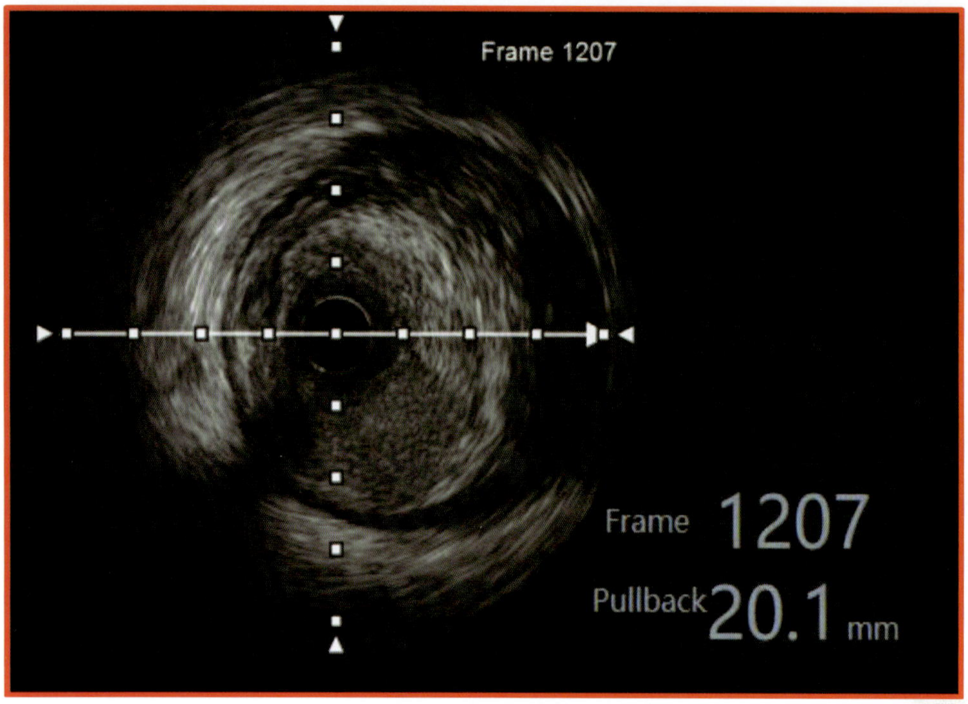

病例图 14-15　第二次 IVUS 结果

动图 14-15

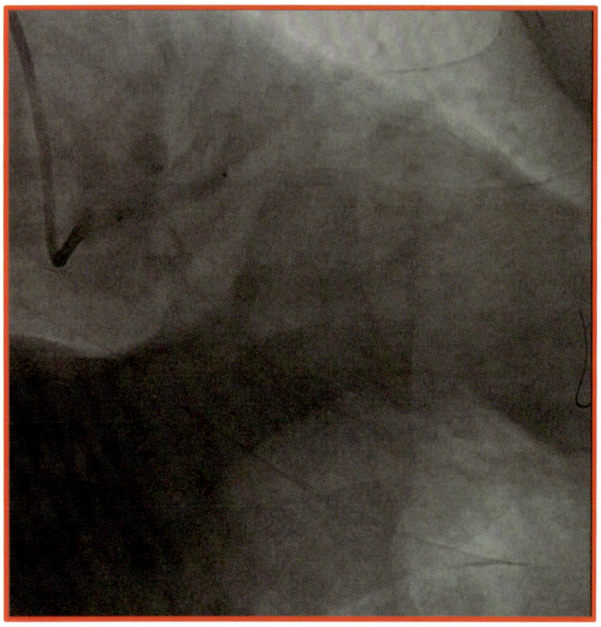

病例图 14-16　DCB 释放

动图 14-16

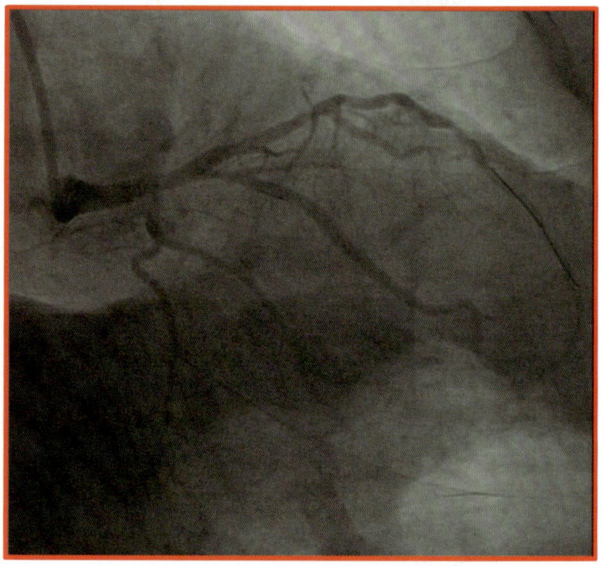

病例图 14-17　术后造影结果

动图 14-17

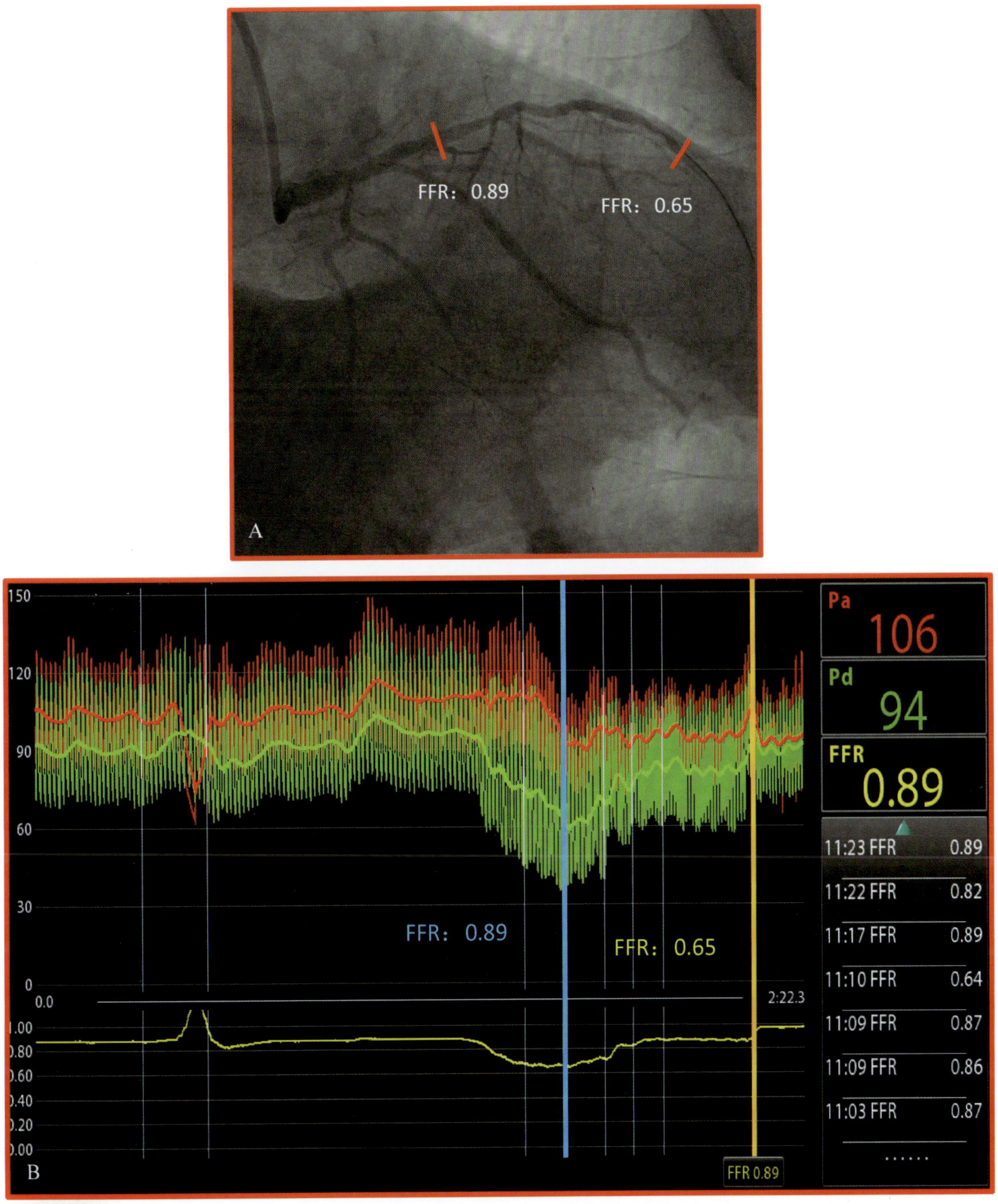

病例图 14-18　术后 FFR

涂层球囊后第三次测 FFR（Pd-LAD 远端）为 0.65，回撤压力导丝 FFR（Pd-LAD 中段）为 0.89，各体位造影局部可见 A 型夹层，未见明显弹性回缩，残余狭窄＜ 30%，前向血流 TIMI 3 级。

专家点评：

中青年男性患者，典型缺血性胸痛症状，冠状动脉造影提示 LM-LAD 重度狭窄，LAD 远段弥漫性临界病变。导丝通过 LM-LAD 病变后出现胸痛症状，LAD 前向血流缓慢，侧面证实 LM-LAD 病变即为患者心肌缺血靶病变。球囊预处理改善血流后 IVUS 检查提示最小管腔面积约 4 mm^2，再次证实该病变有血运重建指征。考虑到：① IVUS 及造影可见 LM-LAD 病变两端参考血管管腔直径差异大，②植入支架后患者同时面临远期支架内再狭窄及重要分支——LCX 开口受累的风险，③ 1 个月前患者胃镜检查提示重度胃炎伴糜烂，考虑消化道风险相对高，因此策略上优先选择药物涂层球囊。对病变充分预处理后，造影结果显示残余狭窄＜30%，前向血流 TIMI 3 级，同时 IVUS 提示最小管腔面积达 8.3 mm^2，且未见壁内血肿及明显夹层，解剖学评估上该病变已达到应用 DCB 标准。但考虑到该病变重要性，术中选择在预处理后进行功能学评估：FFR（Pd-LAD 远端）为：0.64，回撤压力导丝 FFR（Pd-LAD 中段）为 0.87。该患者 LM-LAD 病变经预处理后在冠状动脉造影、腔内影像学、功能学多重评估下均达到 DCB 使用标准，最终顺利以 DCB 行球囊扩张成形术。至于该患者 LAD 远段弥漫性临界病变，建议必要时择期 FFR 检查评估是否存在功能学意义。该病例提示：对于关键部位病变（左主干、LAD 根部、前三叉等）的血运重建，冠状动脉造影、腔内影像学、功能学多角度评估能保证手术的安全及远期效果。

（唐强　姜浩）

病例15 FFR在medina分型（0,0,1）分叉病变中的妙用

患者尚某，男性，56岁，主因“胸闷1个月，加重10天”于2020年11月18日入院。

现病史：入院前1个月患者快走400～500米出现胸闷，伴胸骨后灼烧感，休息10 min可缓解，未诊治。10天前上诉症状发作较前频繁，活动耐量减低，休息10 min左右可缓解，以“不稳定型心绞痛”收住入院。

既往史：2型糖尿病4年，口服磷酸西格列汀片，血糖控制尚可；发现血压升高数年，血压最高153/95 mmHg，未服药。

个人史：吸烟30余年，约20支/天。否认饮酒史。

家族史：否认家族遗传疾病。

入院查体：T 36.4℃；P 97次/分；R 18次/分；BP 153/95 mmHg，双肺听诊呼吸规整，双肺呼吸音粗，未闻及干湿啰音，未及明显胸膜摩擦音；心率97次/分，心律齐，未闻及明显额外心音，各瓣膜区未闻及病理性杂音，未闻及心包摩擦音；腹软，无压痛，肝脾肋下未触及，肠鸣音无亢进，双下肢无水肿。

入院检查：

心电图：窦性心律，心率69次/分，大致正常（病例图15-1）。

超声心动图：LVEF 72%；室间隔增厚（12 mm），左心室舒张功能减低（病例图15-2）。

入院化验：TNI＜0.1 ng/ml；CK、CK-MB正常；LDL-C 2.36 mmol/L；余血常规、肝肾功能等未见异常。

初步诊断：冠状动脉粥样硬化性心脏病，不稳定型心绞痛，心功能Ⅰ级（NYHA分级），高血压1级，2型糖尿病。

目前用药情况：阿司匹林肠溶片100 mg每晚1次，硫酸氢氯吡格雷片75 mg 1次/日，缬沙坦胶囊80 mg 1次/日，阿托伐他汀钙片20 mg每晚1次，阿卡波糖50 mg 3次/日。

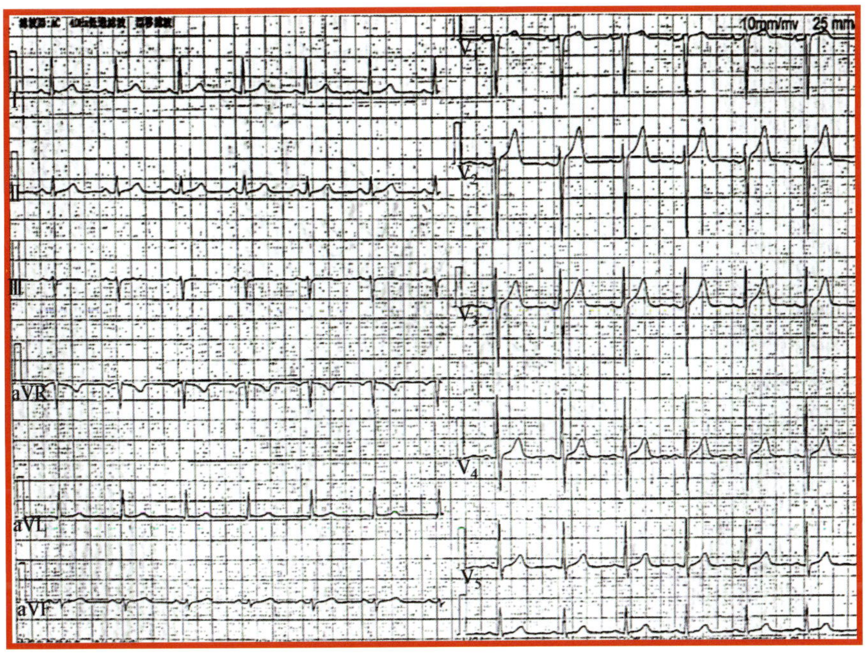

病例图15-1 入院心电图

主要测值:(单位mm)

[基本测量]	射血分数:72%	右心房上下径:40%
升主动脉内径:32 mm	短轴缩短率:41%	[其他测量]
主动脉窦内径:33 mm	左心房前后径:35%	肺动脉瓣上Vmax:67 cm/s
室间隔厚度:12 mm	左心房左右径:35%	主动脉瓣上Vmax:111 cm/s
左心室舒张末内径:44 mm	左心房上下径:42%	二尖瓣口E峰速度：53 cm/s
左心室后壁厚度:10 mm	右心室基底内径:29%	二尖瓣口A峰速度：65 cm/s
左心室收缩末内径:26 mm	右心房左右径:36%	主肺动脉：20 mm

超声所见:

各房室内径正常。
室间隔增厚，左心室后壁厚度正常；静息状态下未见明显室壁运动异常。
各瓣膜形态结构及启闭未见异常；CDFI：收缩期二尖瓣左心房侧可见微量反流信号：收缩期三尖瓣右房侧可见微量反流信号：PW：二尖瓣前向血流E<A。
升主动脉、主肺动脉未见异常明显异常。
无心包积液。

超声提示

室间隔增厚
左心室舒张功能减低

病例图 15-2 超声心动图

手术资料：

冠状动脉造影（病例图 15-3、15-4）：冠状动脉供血呈右优势型，LM 未见明显狭窄，前向血流 TIMI 3 级；LAD 发出 D1 处局限性斑块，狭窄约

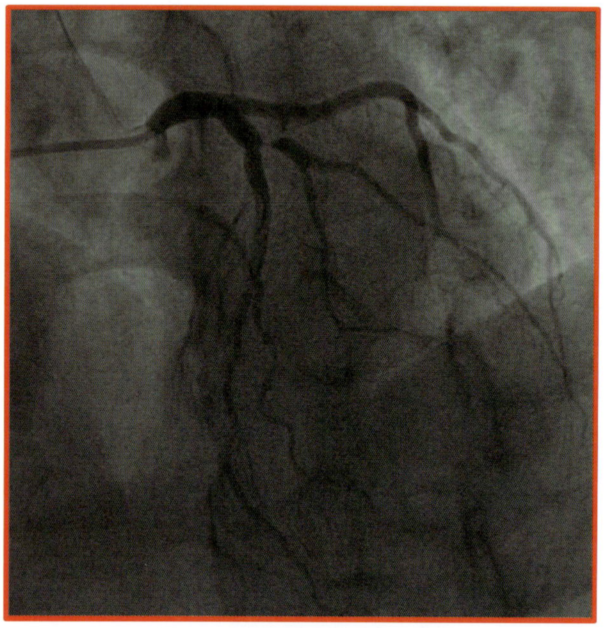

病例图 15-3 CAG-D1 开口重度狭窄

动图 15-3

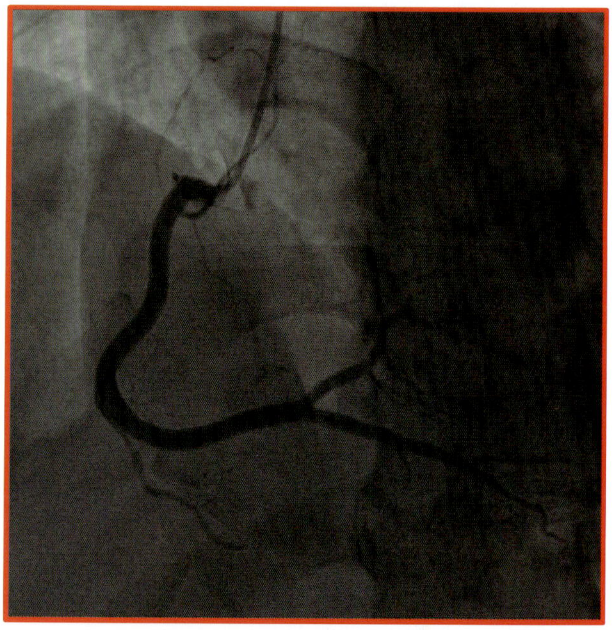

病例图 15-4 CAG——RCA

动图 15-4

30%，前向血流 TIMI 3 级；D1 开口狭窄 99%，前向血流 TIMI 3 级；LCX 未见明显狭窄，前向血流 TIMI 3 级；RCA 未见明显狭窄，前向血流 TIMI 3 级。结论：冠状动脉单支病变，累及 LAD-D1。

FFR 指导下处理 LAD-D1 分叉（0，0，1）病变（病例图 15-5 至 15-11）： 6 F EBU3.5 指引导管下将压力导丝送至 LAD 远段，测得 FFR 值为 0.83。Sion blue 导丝送至 D1 远端，以 Emerge1.5 mm×15 mm 球囊、NSE2.5 mm×13 mm 棘突球囊预处理 D1 开口病变后，第二次测得 LAD 远端 FFR 值为 0.79，回撤导丝至 LAD 病变以远 FFR 值为 0.94。于 D1 开口病变处释放 SeQuent Please2.5 mm×15 mm 药物涂层球囊后，第三次测得 LAD 远端 FFR 值为 0.77，回撤导丝至 LAD 病变以远 FFR 值为 0.96。考虑对角支血运重建后左前降支功能不受影响。

专家点评：

Medina（0，0，1）型分叉病变处理的关键点

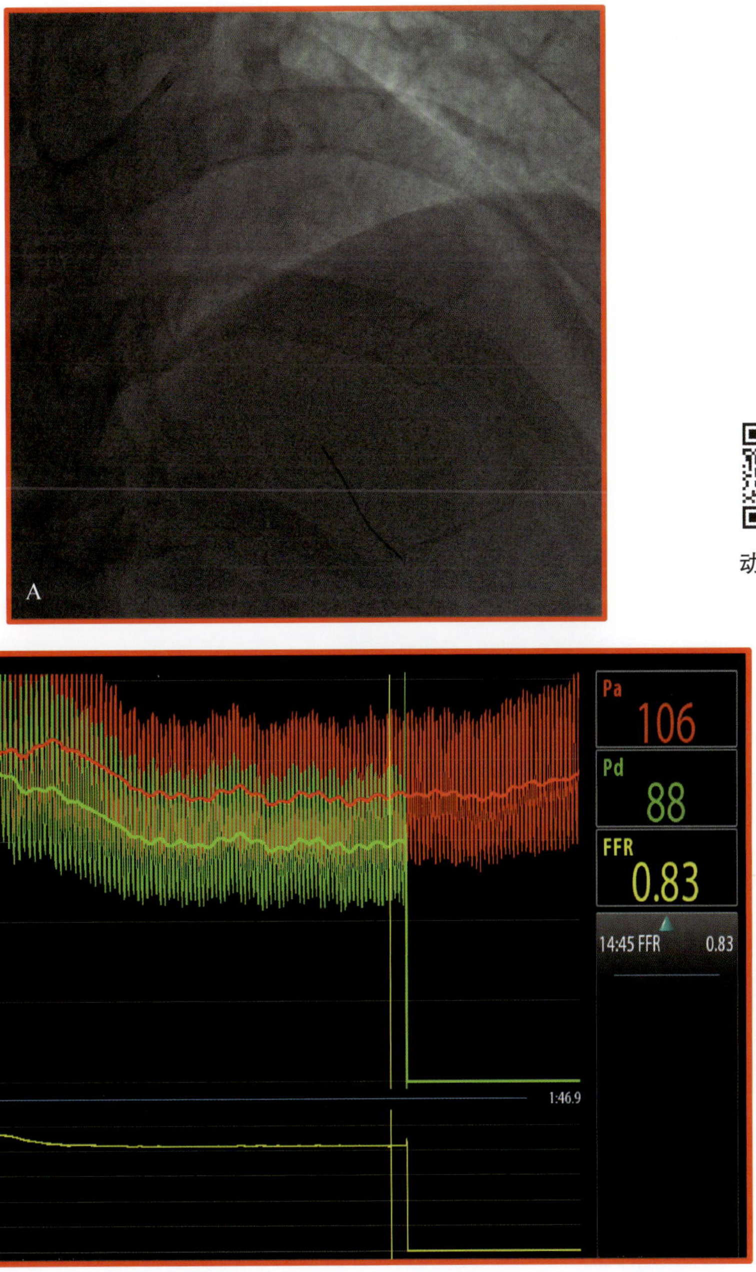

动图 15-5A

病例图 15-5　术前 LAD-FFR 0.83

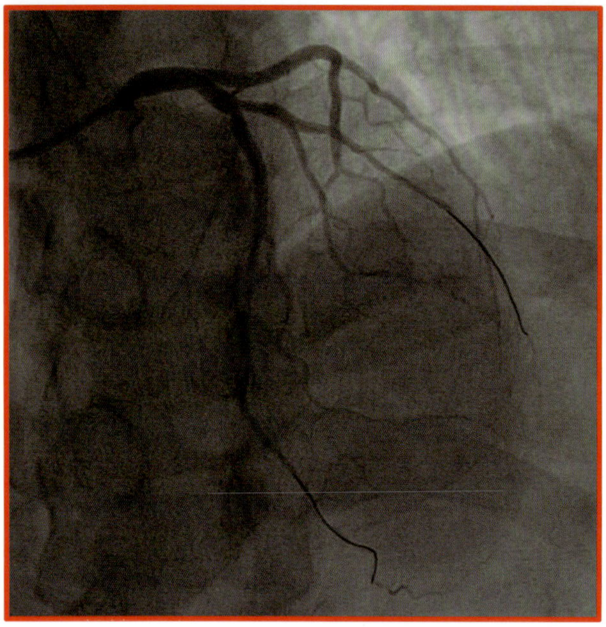

病例图 15-6 球囊预处理 D1 后造影结果

动图 15-6

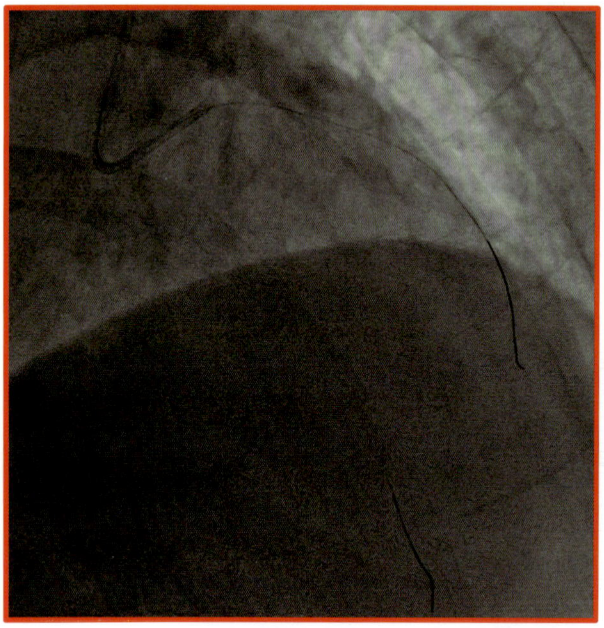

病例图 15-7 D1 开口病变预处理后测得 LAD 远端 FFR：0.79

动图 15-7

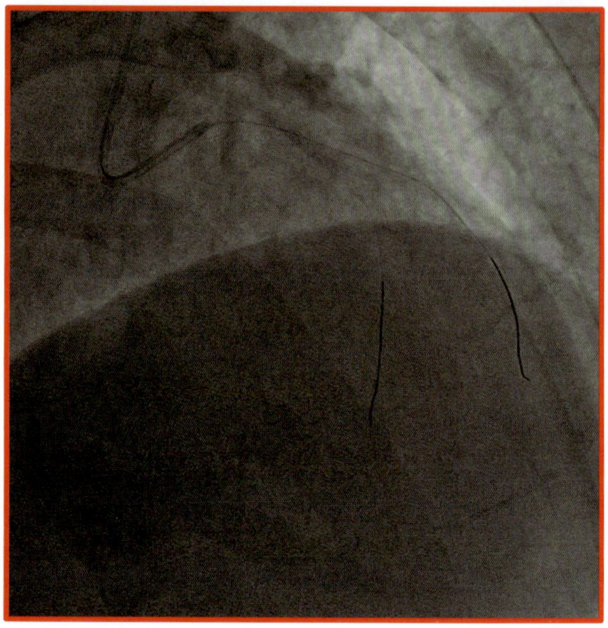

病例图 15-8 D1 开口病变预处理后测得 LAD 中段 FFR：0.94

动图 15-8

在于，“点支架”术式在解决了分支开口病变的基础上不可避免地会有部分支架梁突入主支管腔内，增加了主支血管远期风险。而药物涂层球囊的出现使得单纯处理分支开口并最大限度保持主支血管原有解剖结构成为可能。即便如此，由于“铲雪”效应、分叉嵴移位等因素，分支病变处理后如何评估主支血管是否受影响依旧是术中的难题。针对这一问题，联合 FFR 检查或可提供一个相对优化的策略。面对 medina（0，0，1）型分叉病变，首先送入压力导丝至主支远端，工作导丝至分支远端，并测术前 FFR 值；然后常规处理分支病变；分支病变处理完成后，复查主支 FFR 值，对比术前、术后两次 FFR 结果，评估分支开口病变处理后主支是否受到影响，以决定进一步处理策略。

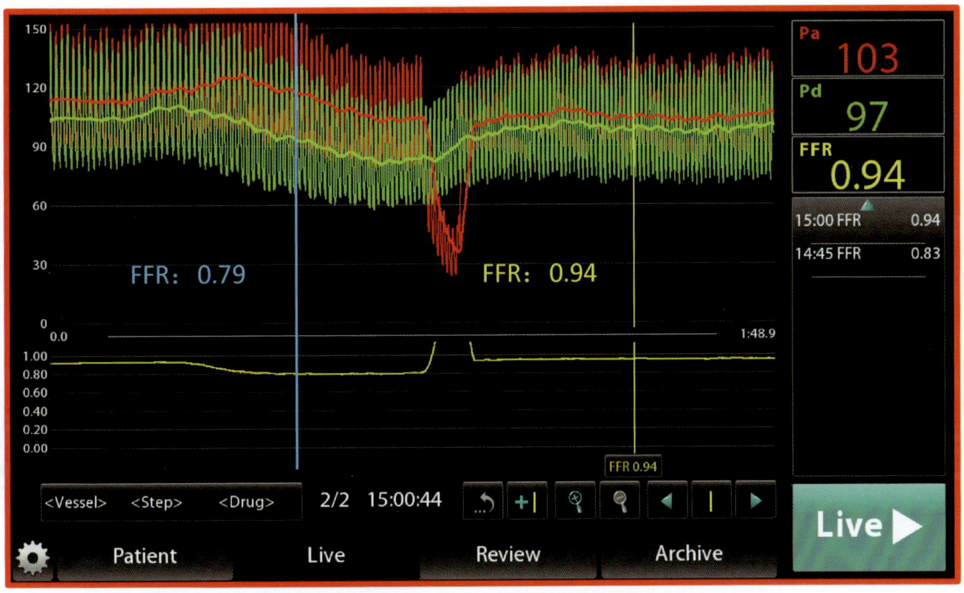

病例图 15-9　D1 开口病变预处理后 FFR 检查

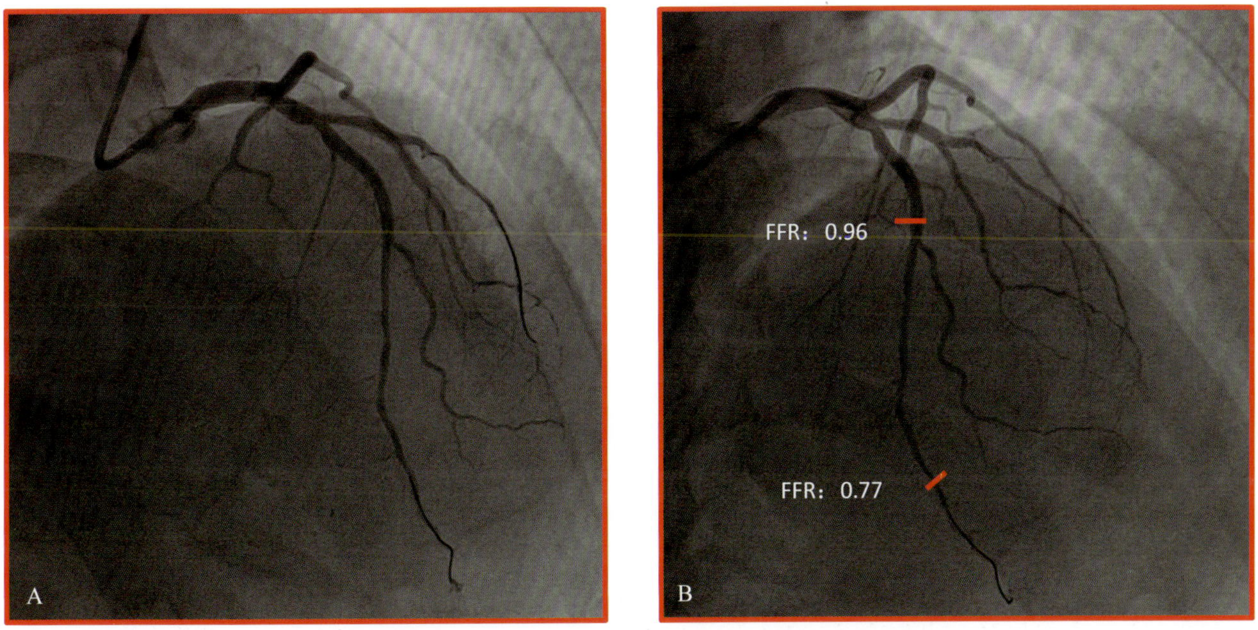

病例图 15-10　D1 开口病变释放药物涂层球囊后最终结果

动图 15-10A

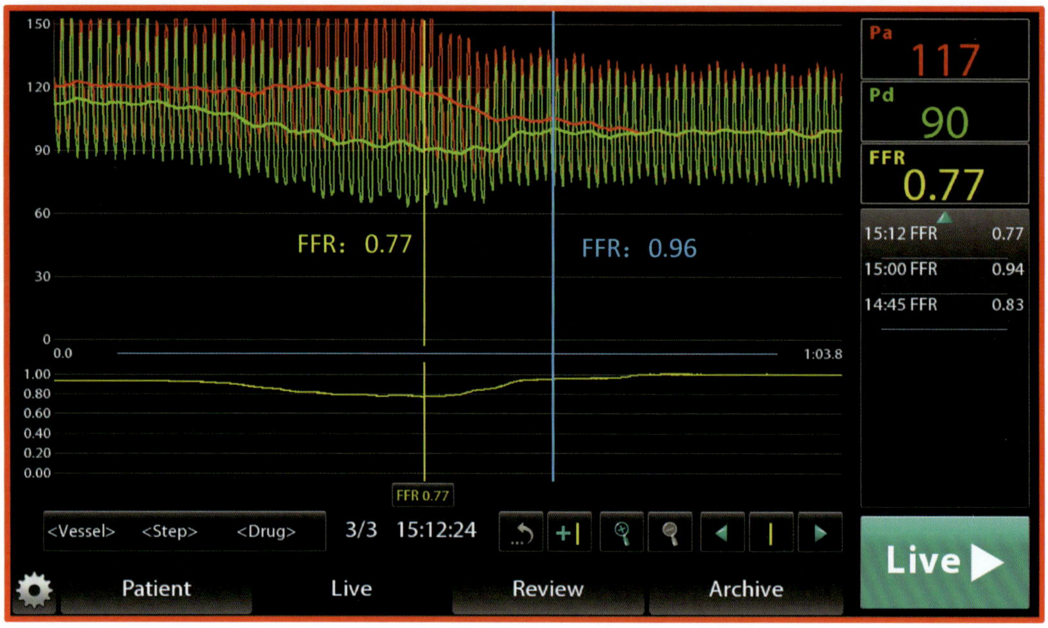

病例图 15-11 FFR 结果

（唐强 姜浩）

病例16　FFR指导DCB应用于左前降支-对角支（LAD-D）真性分叉病变1例

患者刘某，男性，57岁，主因“发作性胸痛7天”于2020年10月20日入院。

现病史：入院7天前开始活动时出现胸痛，呈闷痛，位于胸骨后，伴下颌、双肩、双侧上臂酸胀感，休息约10 min可缓解。患者活动耐量逐渐减低，至入院当天，静息状态下亦发作胸痛症状，持续约10 min可缓解。以“急性冠脉综合征”收住入院。

既往史：高脂血症5年，口服他汀类药物降脂治疗；否认糖尿病、高血压等病史。

个人史：吸烟30余年，约10支/天，否认饮酒史。

家族史：母亲70岁时，哥哥55岁时，弟弟50岁时行冠状动脉支架植入术。

入院查体：T 36.4℃；P 100次/分；R 18次/分；BP 126/76 mmHg。神清精神可，双肺呼吸音清，未闻及干湿啰音，心室率100次/分，律齐，未闻及病理性杂音，腹部查体阴性，双下肢无水肿。

入院检查：

心电图：窦性心律，心率68次/分，Ⅱ、Ⅲ、aVF导联ST段下斜型压低，V_4～V_6导联ST段轻度压低（病例图16-1）。

超声心动图：LVEDD 53 mm；LVEF 58%；节段性室壁运动异常（静息状态下室间隔基底部-中间段运动幅度减低），室间隔增厚，二尖瓣轻度反流（病例图16-2）。

入院化验：心肌损伤标志物阴性；LDL-C 4.02 mmol/L；HbA1c 6.6%；尿酸（UA）426 μmol/L；

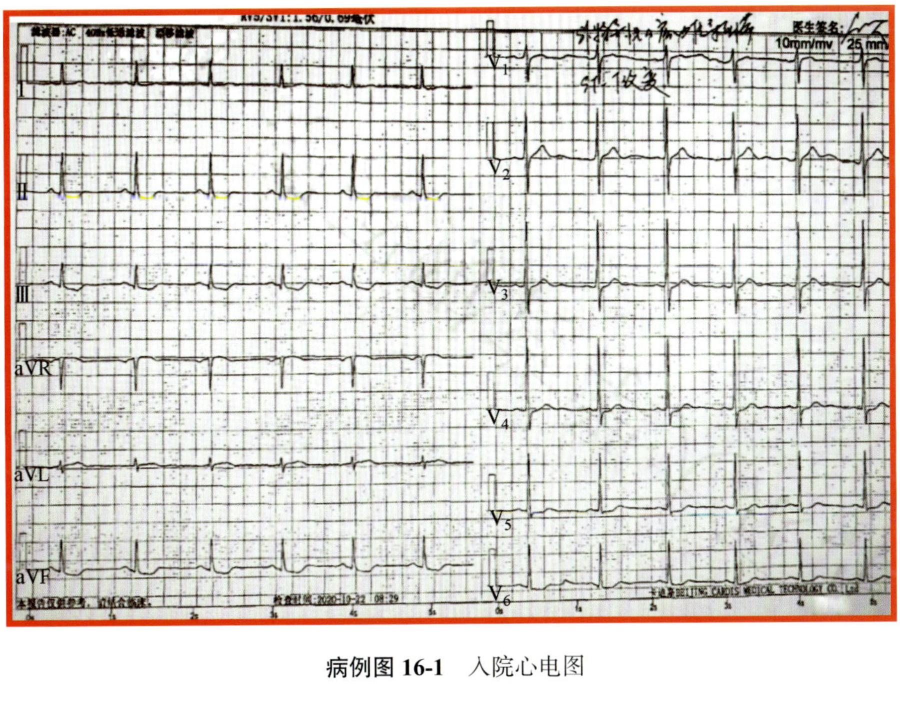

病例图16-1　入院心电图

主要测值:(单位mm)

[基本测量]

升主动脉内径:32 mm
主动脉窦内径:32 mm
室间隔厚度:11 mm
左心室舒张末内径:53 mm
左心室后壁厚度:10 mm
左心室收缩末内径:39 mm
射血分数:58%
左心房前后径:33 mm
左心房左右径:39 mm
左心房上下径:50 mm
右心室基底内径:30 mm
右心房左右径:32 mm
右心房上下径:47 mm

[其他测量]

肺动脉瓣上Vmax:116 cm/s
主动脉瓣上Vmax:135 cm/s
二尖瓣口E峰速度:100 cm/s
二尖瓣口A峰速度:76 cm/s

超声所见:

各房室内径正常:

室间隔增厚，室间隔及左心室后壁厚度正常；静息状态下室间隔基底部-中间段运动幅度减低，左心室射血分数处于正常低值。

各瓣膜形态结构及启闭未见异常。CDFI：收缩期二尖瓣左心房侧可见少量反流信号；收缩期三尖瓣右心房侧可见微量反流信号；PW：二尖瓣前向血流E>A。

升主动脉、主肺动脉未见明显异常。

无心包积液。

超声提示

节段性室壁运动异常
室间隔增厚
二尖瓣反流（轻度）

病例图 16-2 超声心动图

余血常规、肝肾功能等未见异常。

初步诊断：冠状动脉粥样硬化性心脏病，不稳定型心绞痛，心功能Ⅰ级（NYHA 分级），高脂血症。

目前用药情况：阿司匹林 100 mg 每晚 1 次，替格瑞洛 90 mg 2 次 / 日；阿托伐他汀 20 mg 1 次 / 日，依折麦布 10 mg 1 次 / 日；酒石酸美托洛尔片 12.5 mg 2 次 / 日。

手术资料：

冠状动脉造影＋ RCA 血运重建（病例图 16-3、16-4）：冠状动脉呈右优势型，LAD 近中段弥漫性狭窄 95%，D2 近中段弥漫性狭窄 95%，前向血流 TIMI 3 级，LCX 远段弥漫性狭窄 80%，前向血流 TIMI 3 级，RCA 近段起完全闭塞，可见 LAD、LCX 远端向 RCA 提供逆向血流 Rentrop 2 级。术中行 RCA 血运重建。3 天后拟择期行 LAD 血运重建。

FFR 指导下行 LAD 血运重建（病例图 16-5 至 16-13）：6 F EBU3.5 指引导管，BMW 导丝至 LAD 远端，Rinato 导丝至第二对角支（D2）远端，首先以 Sequent 2.0 mm×15 mm 球囊（5 ～ 6 atm×10 ～

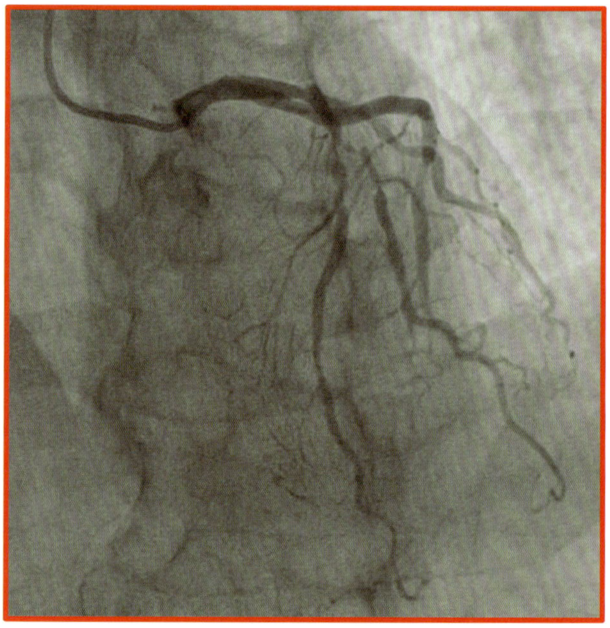

病例图 16-3 CAG——左冠状动脉

动图 16-3

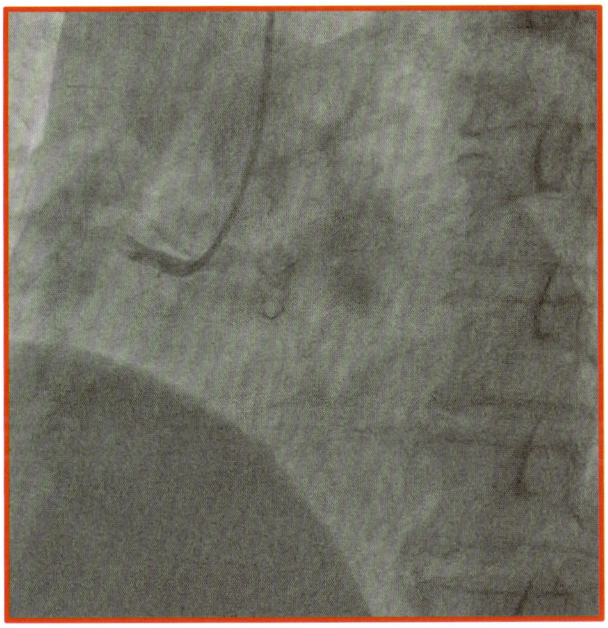

病例图 16-4　CAG——右冠状动脉

动图 16-4

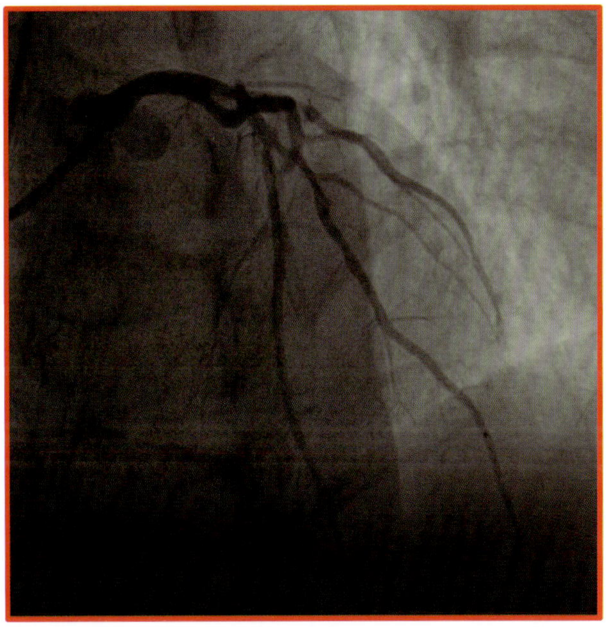

病例图 16-6　对角支 DCB 释放后局部可见 B 型夹层

动图 16-6

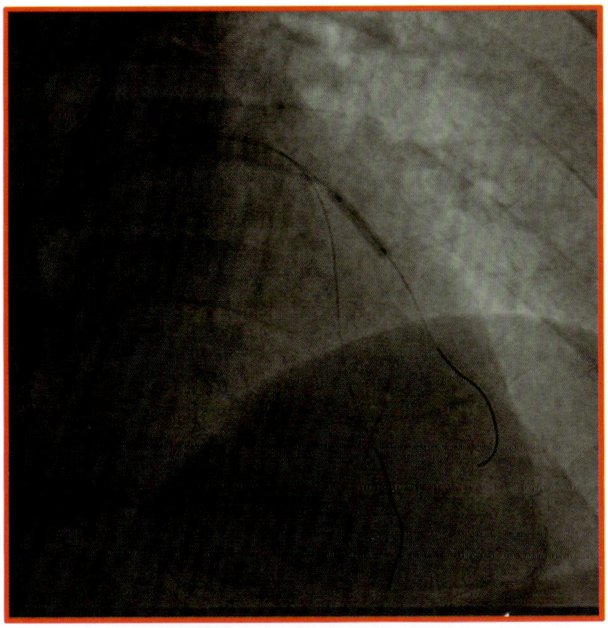

病例图 16-5　对角支 DCB 释放

动图 16-5

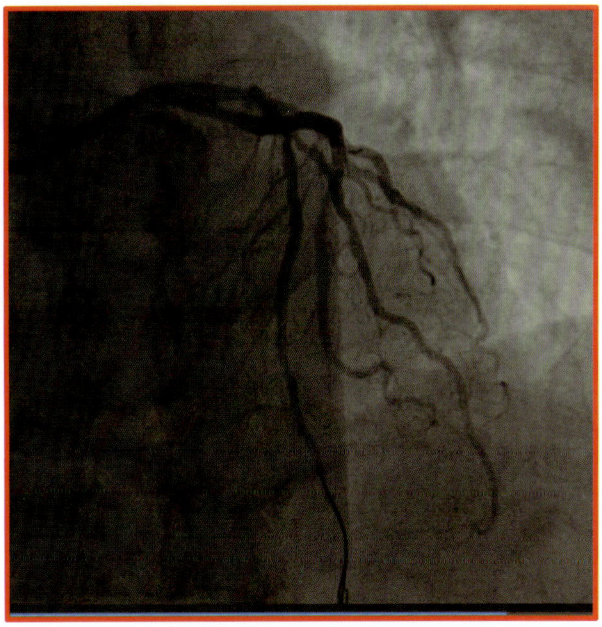

病例图 16-7　LAD 预处理后结果

动图 16-7

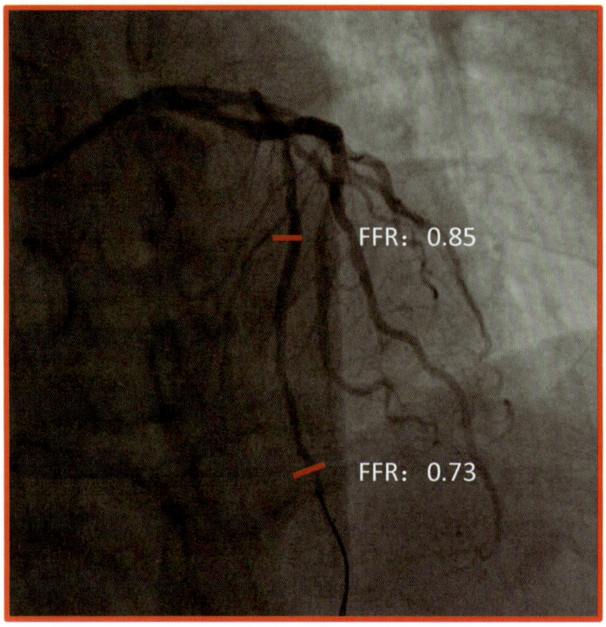

病例图 16-8 LAD 预处理后 FFR

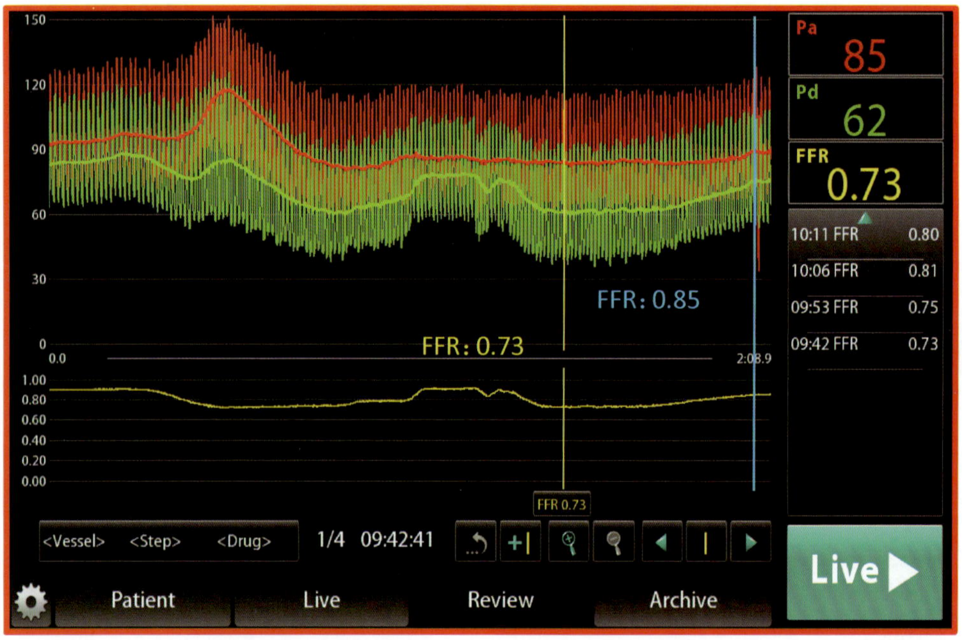

病例图 16-9 LAD 预处理后 FFR——LAD 远端

20 s）预处理 LAD 病变以改善 LAD 前向血流；随后分别以 Sequent 2.0 mm×15 mm 球囊（6～7 atm×29～20 s）、NSE 2.0 mm×13 mm 棘突球囊（5～7 atm×11～20 s）、Quantum 2.5 mm×15 mm 球囊（6～7 atm×29～20 s）、Quantum 2.75 mm×15 mm 球囊（4～5 atm×9～20 s）预处理 D2 开口病变；释放 SeQuent Please 2.75 mm×26 mm 药物涂层球囊于 D2 开口病变处，局部可见 B 型夹层；以 Sequent 2.5 mm×15 mm 球囊（13～17 atm×8～12 s）、Quantum 2.75 mm×15 mm 球囊（8～9 atm×8～20 s）、NC-Sprinter 3.0 mm×15 mm 球囊（7～12 atm×10～15 s）预处理 LAD 近中段病变处；送入 FFR 导丝至 LAD 远端，测得 FFR 0.73，回撤至中段两病变之间测 FFR 0.85；于 LAD 释放 SeQuent Please 2.75 mm×26 mm 药物涂层球囊后复测得 LAD 远端 FFR 值为 0.75，回撤至

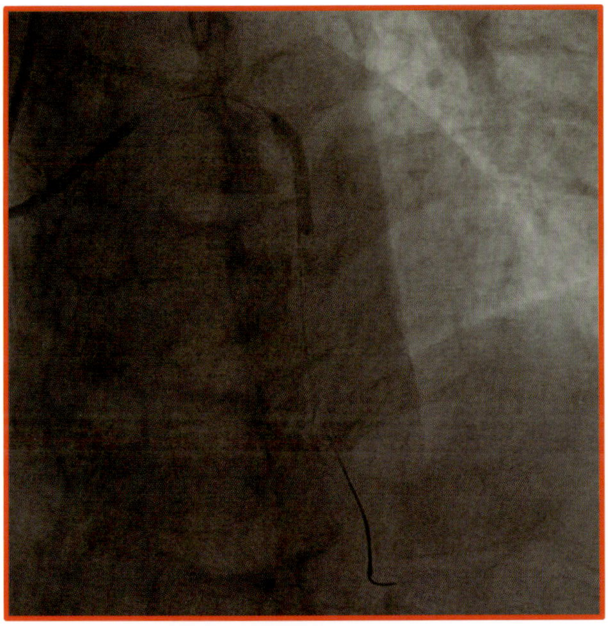

病例图 16-10　LAD-DCB 释放

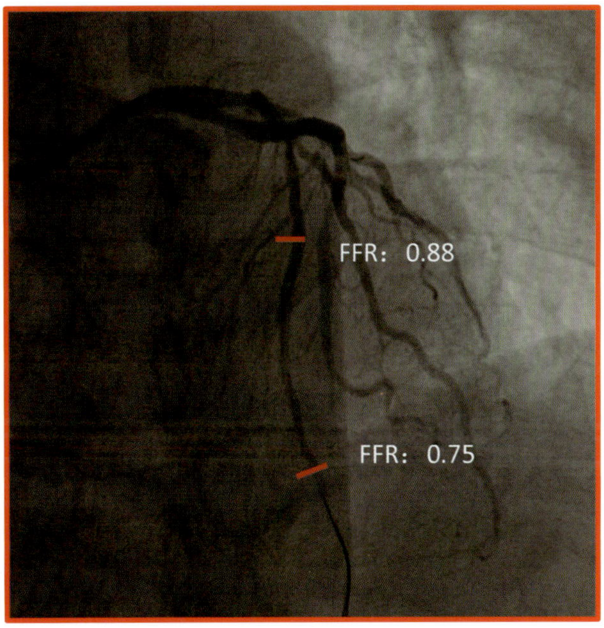

病例图 16-11　LAD-DCB 后造影结果

动图 16-10

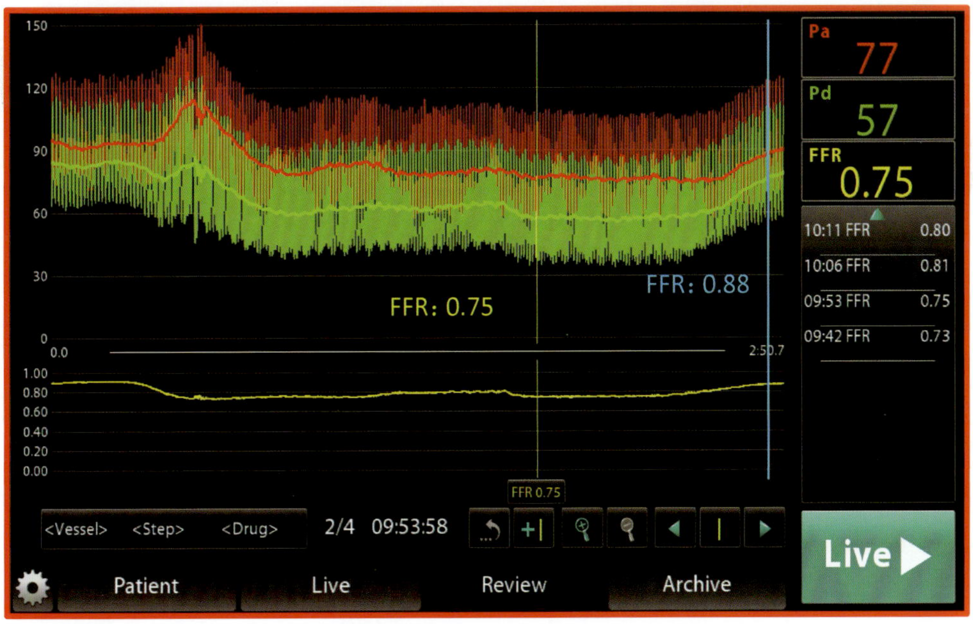

病例图 16-12　LAD-DCB 后 FFR

中段两病变之间测 FFR 0.88，调整 FFR 导丝至 D2 远端，测得 FFR 值为 0.81。

专家点评：

冠状动脉分叉病变尤其真性分叉病变目前仍是冠状动脉介入领域的一项难题。由于“铲雪”效应、分叉嵴移位、多层支架对局部血流动力学影响等因素，尽管采用不同支架植入术式可取得即刻满意效果，但并不能带来长期获益，随着药物涂层球

动图 16-13A

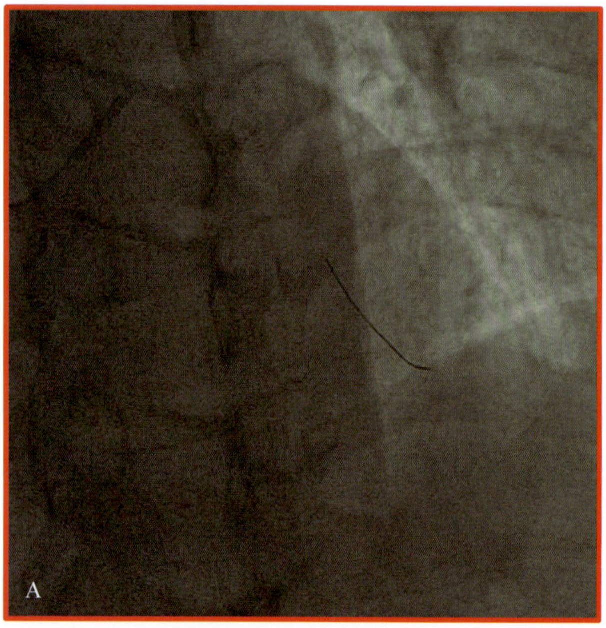

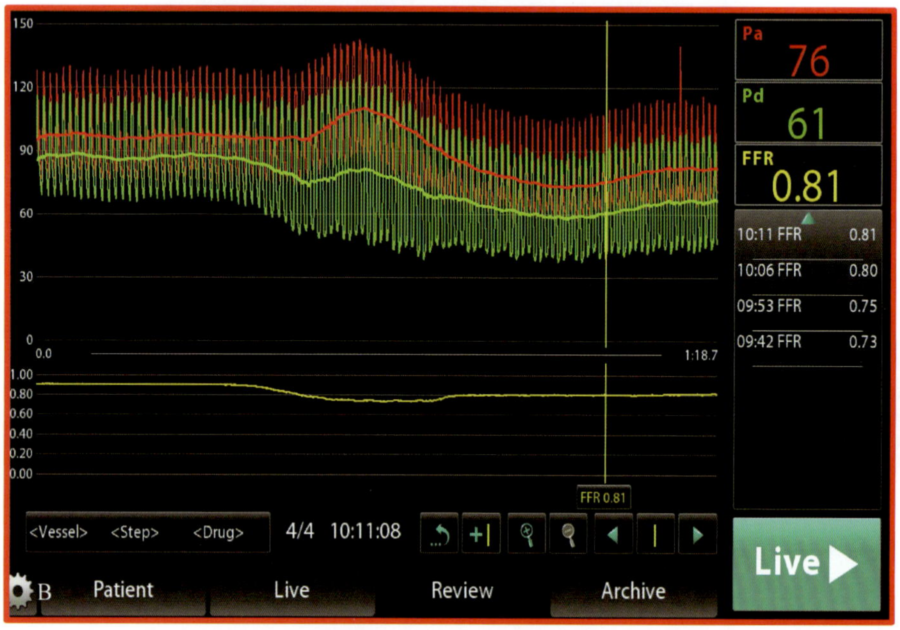

病例图 16-13 对角支术后 FFR

囊的临床应用增多，分叉病变应用药物涂层球囊不失为一种很好的选择。该例患者为 LAD-D 真性分叉病变，且对角支供血范围大，开口-近段狭窄重，经充分预处理后，结合冠状动脉造影及 FFR 检查结果，顺利对主支、边支行药物涂层球囊扩张成形术，最终结果满意。该病例值得思考之处在于：①真性分叉病变拟行双药物涂层球囊时必须进行充分预处理，且每一处病变的预处理均要谨慎、小心，避免互相受累从而造成嵴移位以及大的夹层以致不能释放药物涂层球囊；②在处理分叉病变时应以主支为优先，保护好主支，避免分支丢失为原则。

（王智　梁超）

病例 17　FFR 评估 DCB 经皮腔内冠状动脉介入治疗（PTCA）处理右冠状动脉 1 例

患者刘某，男性，55 岁，以“胸闷、胸痛 3 年，加重 2 天。”收入院。

现病史：3 年前患者因胸闷、胸痛以不稳定型心绞痛收入我科，行冠状动脉造影＋PCI：左主干尾端可见 30% 局限狭窄，左前降支近段钙化，发出第一对角支（D1）处可见 95% 局限性狭窄，中段可见 50% ～ 60% 管状狭窄；回旋支未见明显狭窄；右冠状动脉近段管壁不规则，可见 40% 左右狭窄，中段可见 70% ～ 80% 弥漫性狭窄，右冠状动脉向左前降支形成侧支，使其显影。于左前降支植入 3.5 mm×24 mm Resolute Stent 及 3.5 mm×18 mm Resolute Stent 共 2 枚支架。2 天前患者再次出现胸闷、胸痛症状，性质同前，以“冠心病、不稳定型心绞痛，冠状动脉支架植入术后”收入院。

既往史：平素健康状况良好，有血压升高，未系统治疗。

个人史：否认吸烟史、酗酒史。

家族史：否认家族遗传性疾病史。

入院查体：心、肺、腹查体无明显阳性体征。

入院检查：

心电图：胸痛发作时Ⅱ、Ⅲ、aVF 导联 ST 段压低（病例图 17-1）。胸痛缓解后 ST 段恢复（病例图 17-2）。

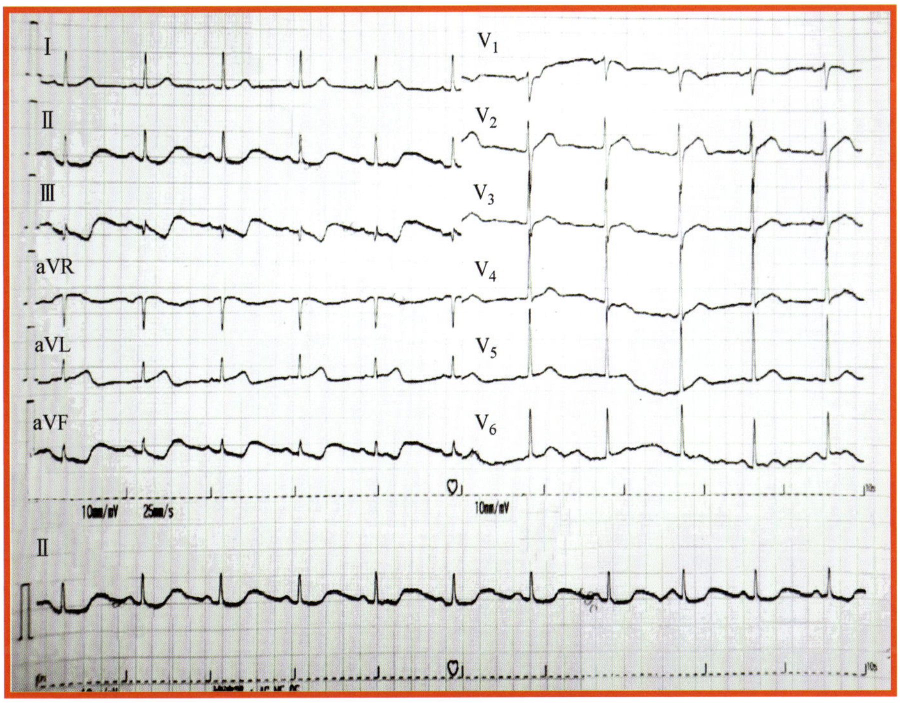

病例图 17-1　胸痛发作时心电图

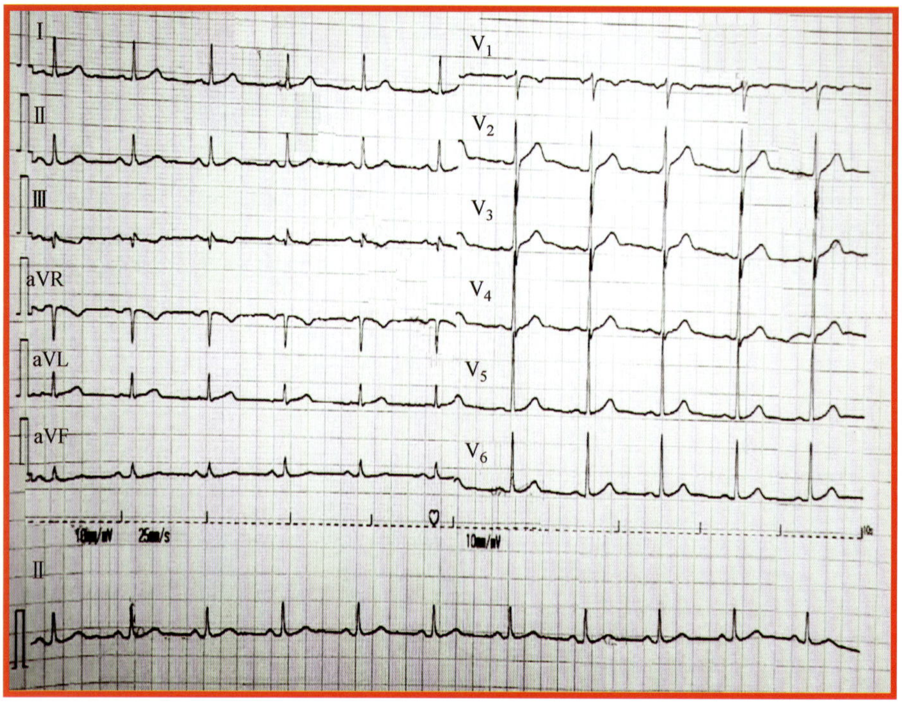

病例图 17-2 胸痛缓解后心电图

超声心动图：心脏各房室内径处于正常范围，左心房前后径 34 mm，左心室前后径 48 mm；左心室射血分数 55%；房间隔连续；各瓣膜形态、启闭未见明显异常。心包腔未见明显液性暗区。

入院化验：心肌标志物＋NT-ProBNP：高敏肌钙蛋白 I 0.001 ng/ml，NT-Pro BNP 35 pg/ml，总胆固醇 3.23 mmol/L，HDL-C 0.93 mmol/L，LDL-C 1.67 mmol/L，肌酐 90.30 μmol/L。

初步诊断：冠状动脉粥样硬化性心脏病，不稳定型心绞痛，冠状动脉支架植入后状态，心功能Ⅱ级，高血压 3 级，极高危。

目前用药情况：阿司匹林肠溶片 100 mg 口服 1 次 / 日；琥珀酸美托洛尔缓释片 47.5 mg 口服 1 次 / 日；瑞舒伐他汀钙片 10 mg 口服 1 次 / 日；雷贝拉唑钠肠溶片 10 mg 口服 1 次 / 日；替格瑞洛片 90 mg 口服 2 次 / 日。

手术资料：

2020 年 10 月 20 日冠状动脉造影＋ PTCA 结果显示：左前降支原支架通畅，回旋支未见明显狭窄。右冠状动脉近中段弥漫性狭窄 80% ～ 85%；压力导丝至右冠状动脉远段，测右冠状动脉近中段 FFR：0.78；3.0 mm×13 mm 棘突球囊至右冠状动脉近中段以 6 ～ 8 atm×10 s 预扩张 3 次，送 3.0 mm×30 mm SeQuent Please NEO（DCB）至右冠状动脉中段病变处，7 atm×55 s 释放；送 3.0 mm×35 mm SeQuent Please NEO（DCB）至右冠状动脉近中段病变处，7 atm×55 s 释放，术后 FFR 0.88（病例图 17-3 至 17-11）。

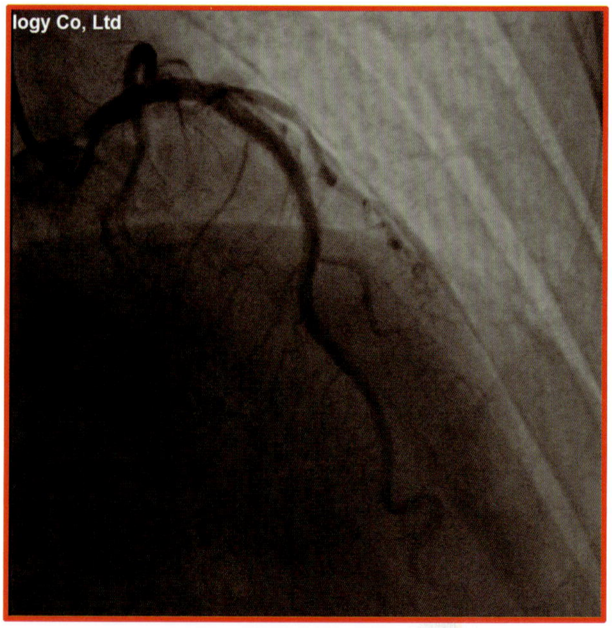

病例图 17-3 LAD 原支架通畅

动图 17-3

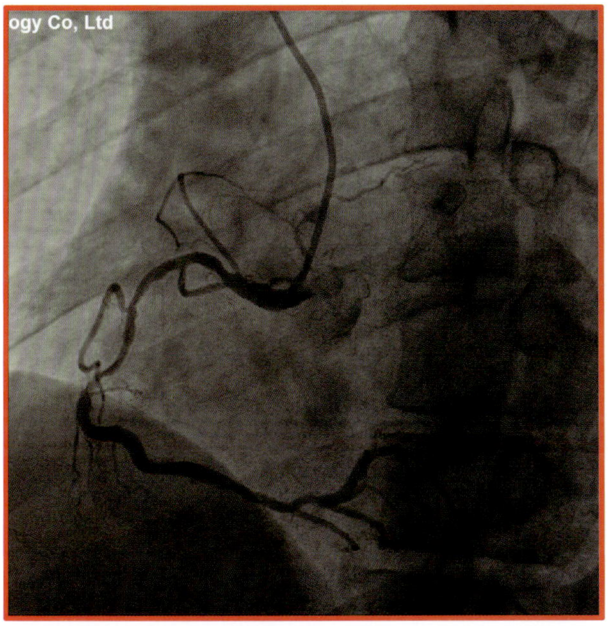

病例图 17-4　右冠状动脉近中段弥漫狭窄 80% ～ 85%

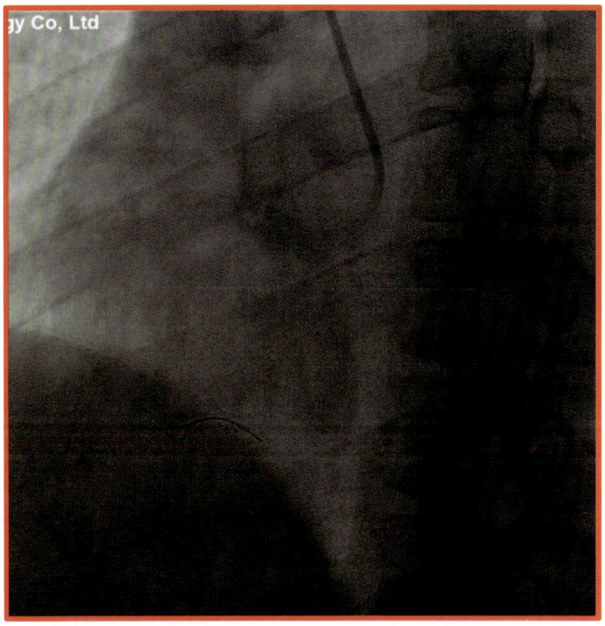

病例图 17-5　RCA——压力导丝

动图 17-4

动图 17-5

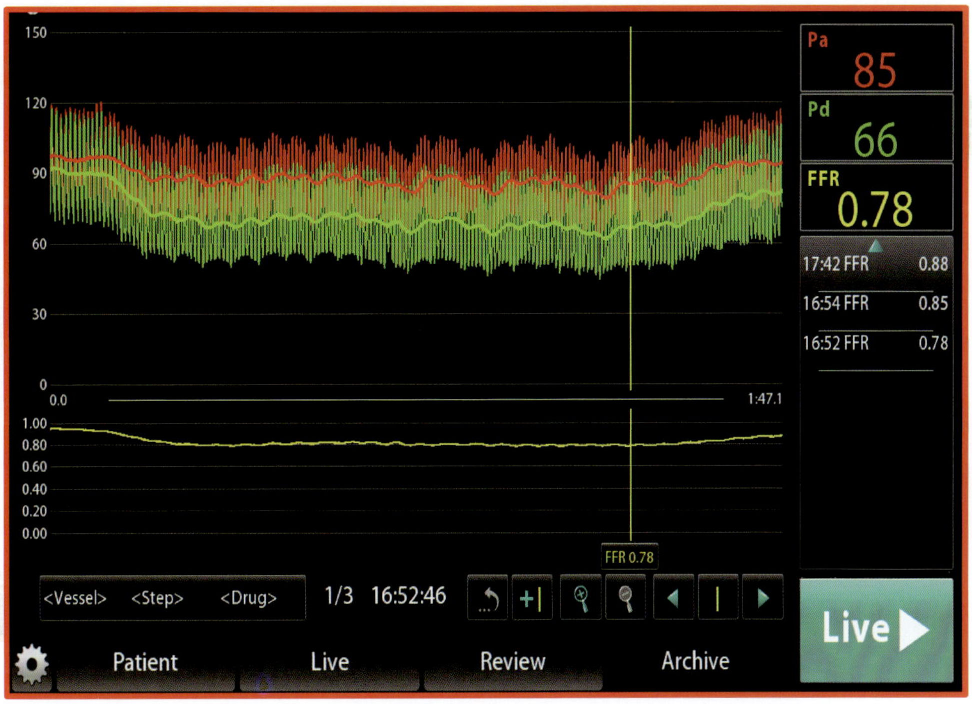

病例图 17-6　RCA-FFR：0.78

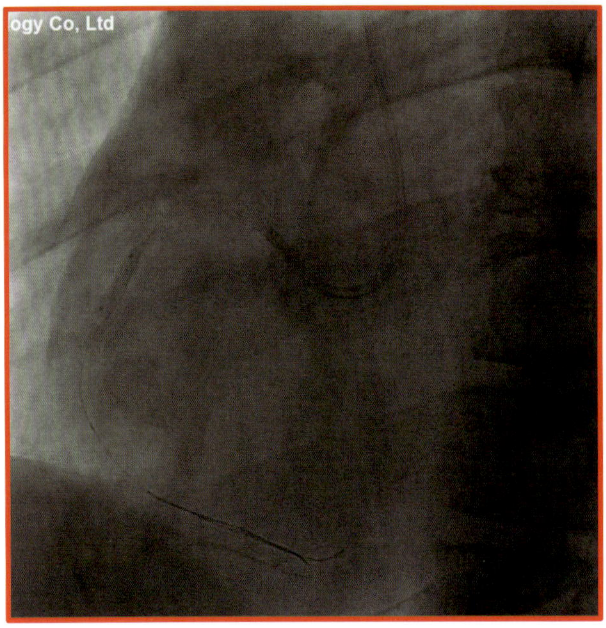

病例图 17-7 3.0 mm×13 mm 棘突球囊充分预扩张

动图 17-7

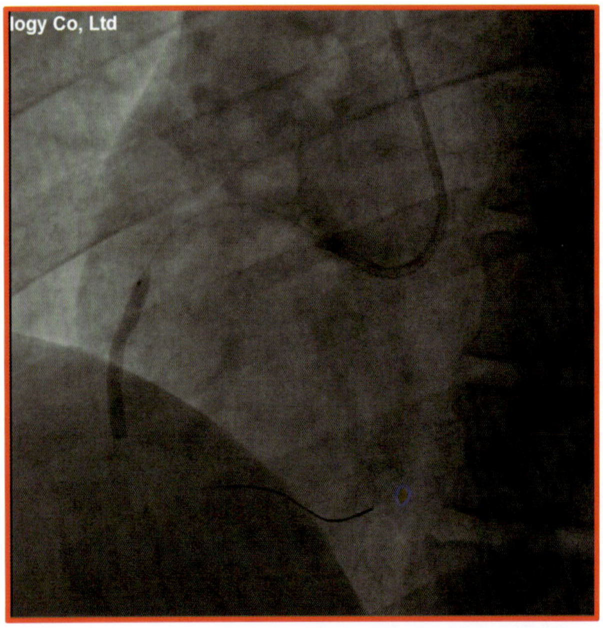

病例图 17-8 DCB-3.0 mm×30 mm SeQuent Please NEO 7 atm×55 s 释放

动图 17-8

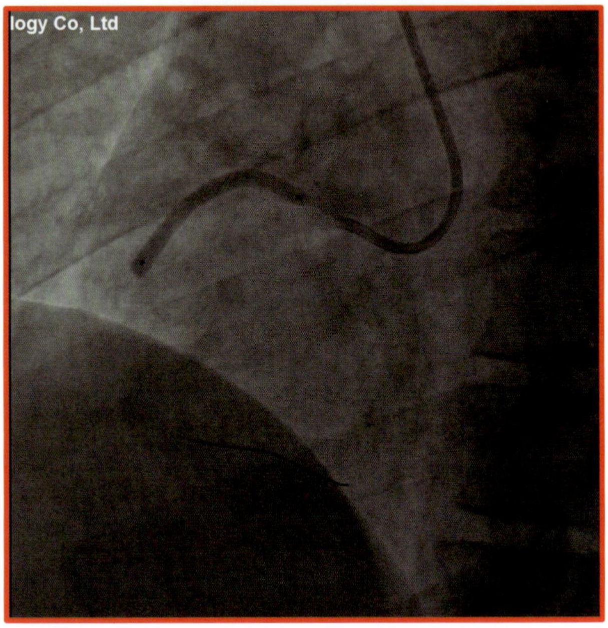

病例图 17-9 DCB-3.0 mm×35 mm SeQuent Please NEO 7 atm×55 s 释放

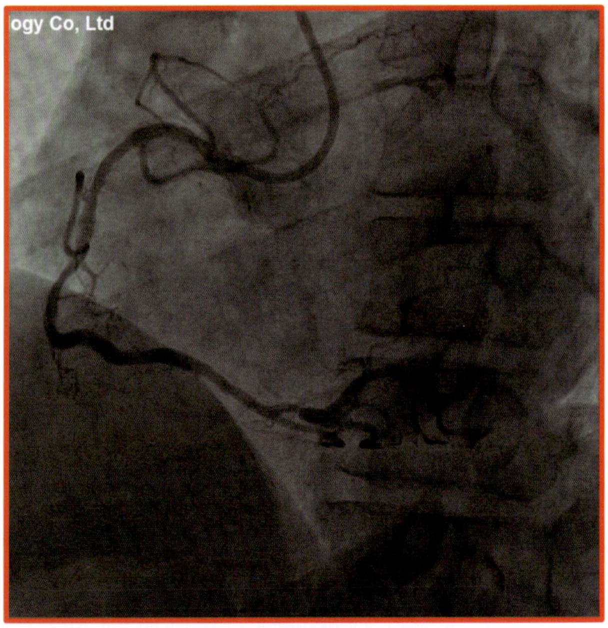

病例图 17-10 最终造影结果

动图 17-10

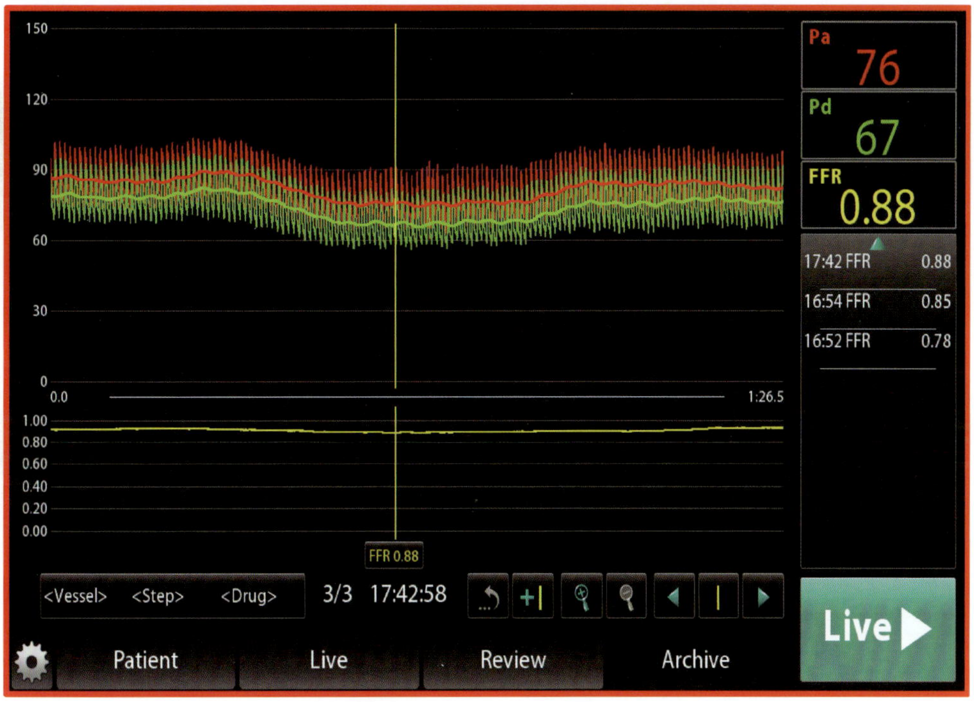

病例图 17-11　DCB 后测 FFR：0.88

专家点评：

介入无植入理念已经深入人心，药物涂层球囊 PTCA 处理支架内再狭窄、小血管、分叉病变证据较为确凿，药物涂层球囊 PTCA 处理＞ 3 mm 原位病变也是安全有效的，急性缺血事件和血管闭塞事件较少。FFR 指导可以提供此类 PTCA 术前和术后功能学评估，与术后 FFR 0.90 相比，术后 FFR 0.85 可能是预测预后的较好界值，前提是预处理充分和药物涂层球囊 PTCA 后没有影响 TIMI 血流的夹层。需要指出的是，此类患者亦需要严格抗血小板、降脂、降糖、改善生活方式等措施，优化药物涂层球囊 PTCA 的效果。

（延荣强　王正忠）

病例 18　FFR 指导 DCB 应用于 LAD 原位病变 1 例

患者杜某，男性，62 岁，主因“发作性胸痛半个月，加重 4 天”于 2021 年 2 月 3 日入院。

现病史：入院前半个月患者无明显诱因出现胸痛，呈闷痛，向后背放射，症状持续数分钟可自行缓解，未诊治。4 天前开始患者自觉胸痛症状较前发作频繁，且持续时间延长，约 10 余分钟可缓解。为行进一步诊治以“不稳定型心绞痛”收入院。

既往史：诊断 2 型糖尿病 6 年；诊断高血压 7 年；诊断高脂血症 6 年。

个人史：吸烟史 18 年，平均 40 支 / 日，戒烟 10 年。不嗜酒。

家族史：否认家族遗传倾向疾病。

入院查体：双肺呼吸音清，未闻及干湿啰音，心率 82 次 / 分，心律齐，未闻及明显额外心音，各瓣膜区未闻及病理性杂音，未闻及心包摩擦音。腹软，无压痛，肝脾肋下未触及，肠鸣音无亢进。双下肢无水肿。

入院检查：

心电图：窦性心律，ST-T 改变（病例图 18-1）。

超声心动图：主动脉瓣反流（轻度-中度），二尖瓣反流（轻度），LVEF 69%（病例图 18-2）。

入院化验：LDL-C 2.12 mmol/L，HbA1c 7.5%，心梗三联检查处于正常范围。

初步诊断：冠状动脉粥样硬化性心脏病，不稳定型心绞痛，高血压 2 级（很高危），高脂血症，2 型糖尿病。

目前用药情况：阿司匹林肠溶片 100 mg 1 次 / 日，氯吡格雷片 75 mg 1 次 / 日，瑞舒伐他汀 10 mg 每晚 1 次，依折麦布 10 mg 1 次 / 日，缬沙坦胶囊 80 mg 1 次 / 日，盐酸二甲双胍 0.5 g 3 次 / 日。

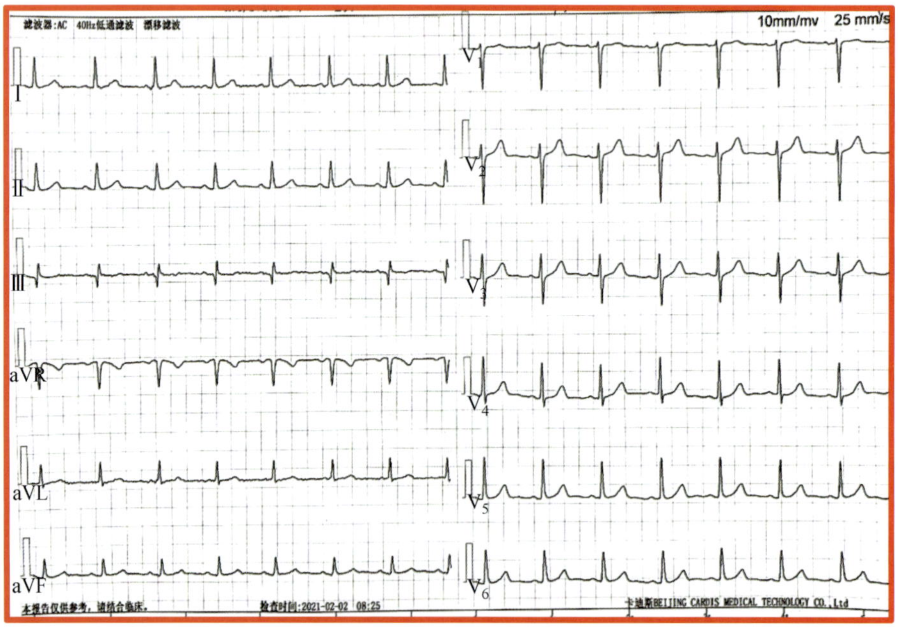

病例图 18-1　入院心电图

主要测值:(单位mm)

[基本测量]		[其他测量]
升主动脉内径:30 mm	短轴缩短率:38%	肺动脉瓣上Vmax:99 cm/s
主动脉窦内径:33 mm	左心房前后径:31 mm	主动脉瓣上Vmax:133 cm/s
室间隔厚度:10 mm	左心房左右径:30 mm	二尖瓣口E峰速度:72 cm/s
左心室舒张末内径:41 mm	左心房上下径:50 mm	二尖瓣口A峰速度:99 cm/s
左心室后壁厚度:8 mm	右心室基底内径:28 mm	三尖瓣反流速度:242 cm/s
左心室收缩末内径:26 mm	右心房左右径:29 mm	三尖瓣反流压差:23 mmHg
射血分数:69%	右心房上下径:45 mm	

超声所见:

各房室内径正常。
室间隔及左心室后壁厚度正常；静息状态下未见明显室壁运动异常。
各瓣膜形态结构及启闭未见异常；CDFI：舒张期主动脉瓣下可见少-中量反流。收缩期二尖瓣左心房侧可见少量反流信号；收缩期三尖瓣右心房侧可见微量反流信号；PW：二尖瓣前向血流E<A。
升主动脉、主肺动脉未见明显异常。
无心包积液。

超声提示

主动脉瓣反流（轻-中度）
二尖瓣反流（轻度）

病例图 18-2　超声心动图

手术资料：

2020-02-08 行 CAG（病例图 18-3、18-4）：冠状动脉供血呈右优势型，LM 未见明显狭窄，前向血流 TIMI 3 级；LAD 中段发出 S1 后次全闭塞，

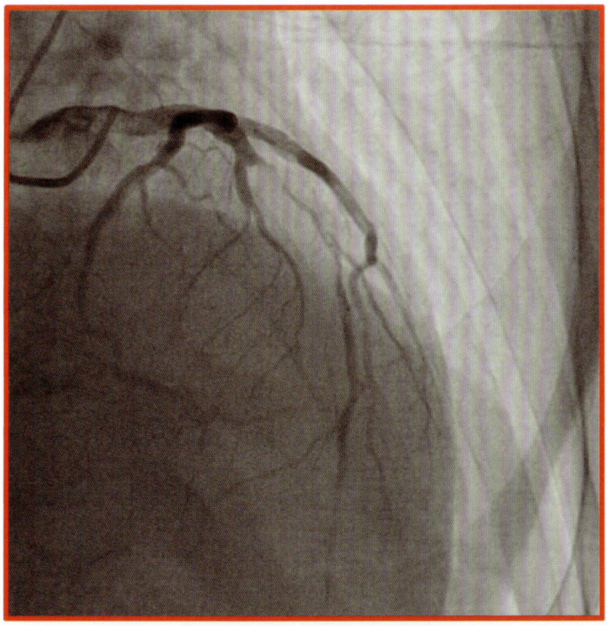

病例图 18-3　CAG——LAD 中段次全闭塞

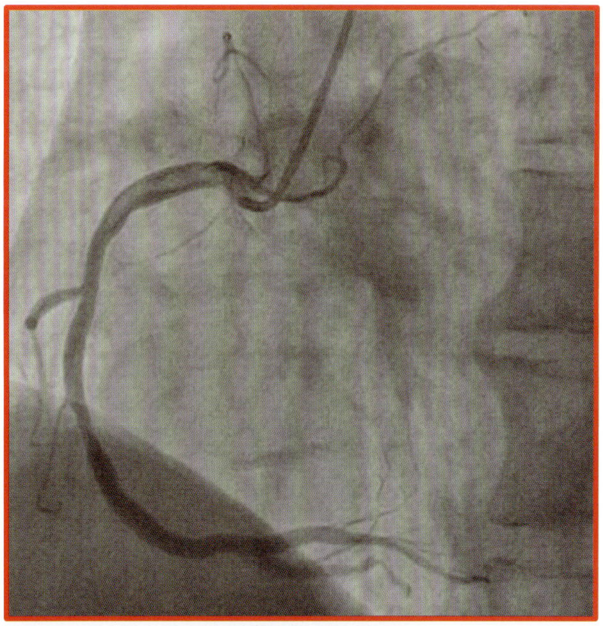

病例图 18-4　CAG-RCA

动图 18-3

动图 18-4

弥漫性狭窄 99%，前向血流 TIMI 2 级；D1 开口狭窄 80%，前向血流 TIMI 3 级；LCX 近段管状狭窄 50%，前向血流 TIMI 3 级；RCA 中段弥漫性狭窄 60%，前向血流 TIMI 3 级；PDA 近段弥漫性狭窄 60%，前向血流 TIMI 3 级。结论：冠状动脉三支病变，累及 LAD、LCX、RCA。LAD 中段次全闭塞。

FFR 指导下行 LAD 血运重建（病例图 18-5 至 18-11）：6 F EBU3.5 指引导管下送 Rinato、Fielder 导丝未能通过 LAD 病变；以 Pilot 50 导丝通过 LAD

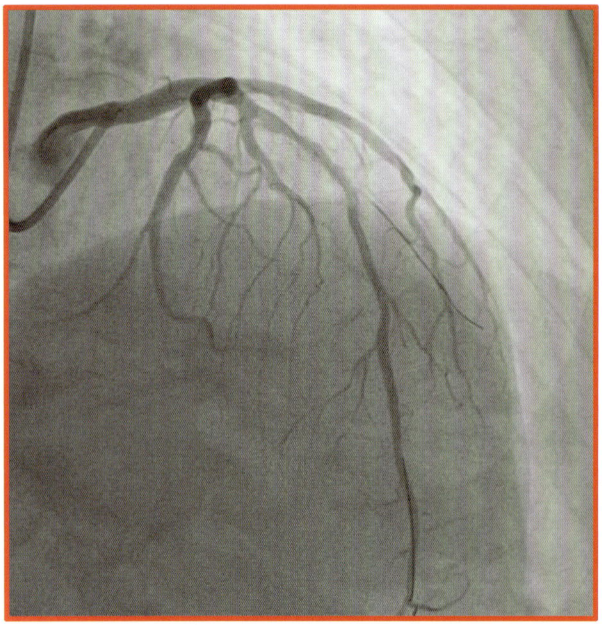

病例图 18-5 LAD 第一次预处理结果

动图 18-5

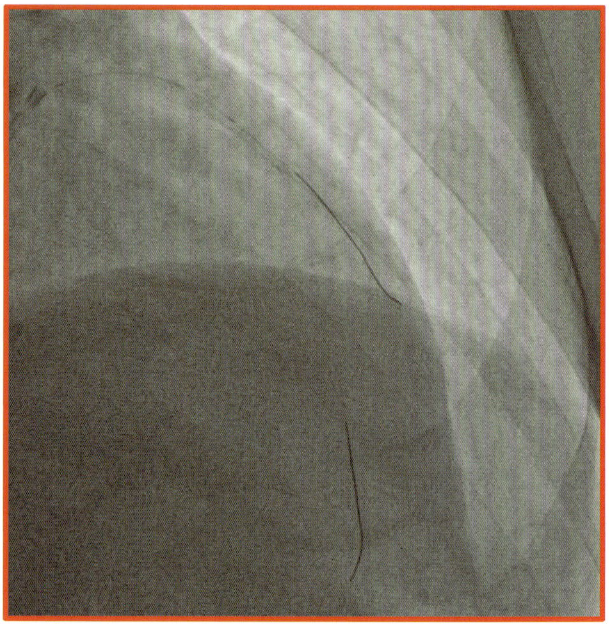

病例图 18-6 LAD 第一次预处理后 FFR 检测

动图 18-6

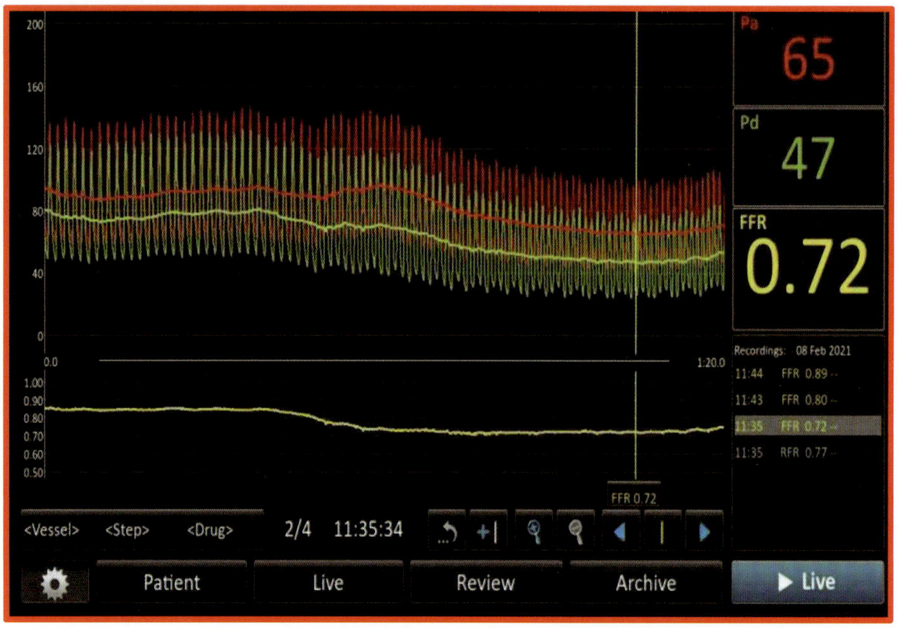

病例图 18-7 LAD 病变第一次预处理后 FFR：0.72

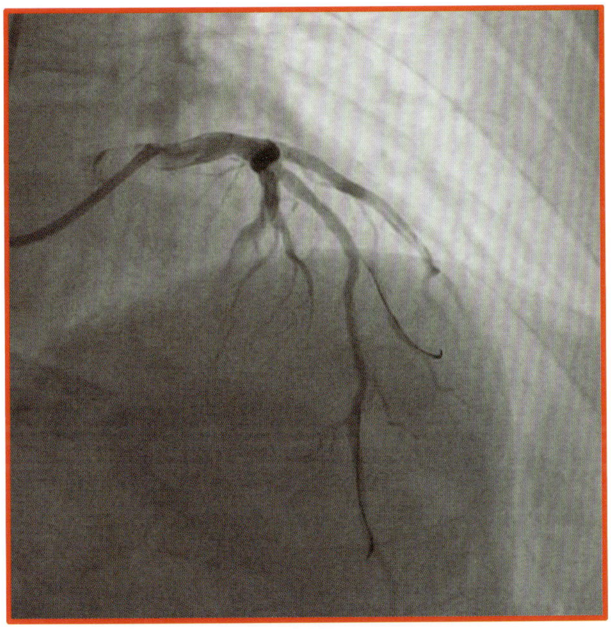

病例图 18-8　LAD 再次预处理后造影结果

动图 18-8

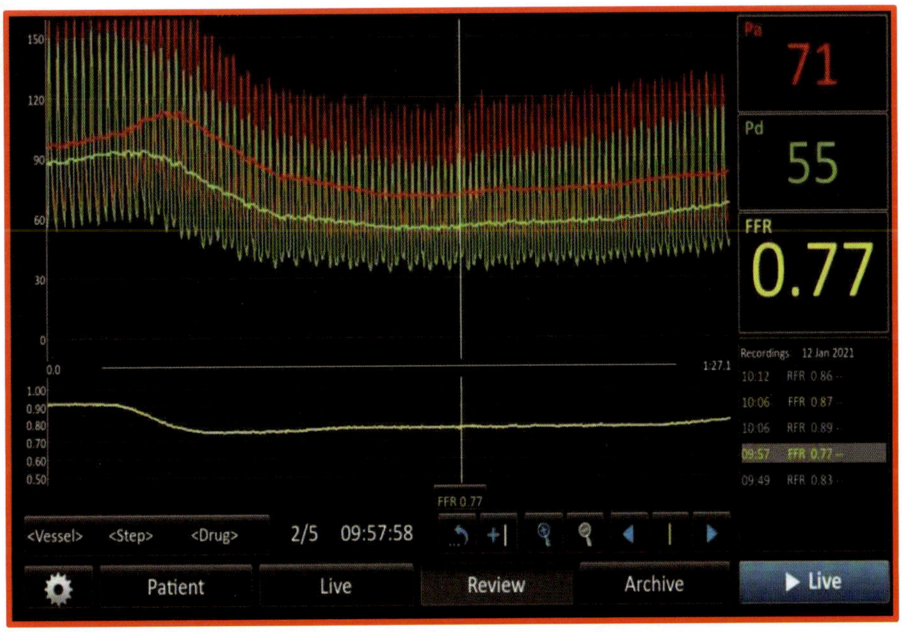

病例图 18-9　LAD 病变再次预处理后 FFR：0.77

病变达 D1 远段，先后以 Tazuna1.25 mm×10 mm 球囊（6～7 atm×3～5 s）反复预扩张，然后送入 Rinato 导丝至 LAD 远段，以 SeQuent2.0 mm×15 mm 球囊（7～9 atm×5～12 s）反复预扩张，以 NSE2.5 mm×13 mm 棘突球囊（8 atm×3～6 s）反复预扩张，Quantum 2.75 mm×15 mm 球囊（7～14 atm×10～17 s）反复预扩张，Cutting Balloon 2.75 mm×10 mm 切割球囊（8～14 atm×12～20 s）反复预扩张；预处理 LAD 病变后，造影见 D1 开口受累，前向血流缓慢，遂沿 pilot 50 导丝送入 SeQuent 2.0 mm×15 mm 球囊于 D1 开口，以 4 atm×7 s 预扩张以改善血流；造影提示 LAD 原病变局部可见 A 型夹层，残余狭窄＜50%，局部轻度弹性回缩，前向血流 TIMI 3 级；D1 开口局部可见 B 型夹层，前向血流 TIMI 2 级；继续送入 FFR 压力导丝通过 LAD 中段病变处达远段，行 FFR 测定，测得 FFR 值为 0.72；以 Quantum3.0 mm×15 mm 球囊（10 atm×10 s、13 atm×9 s、13 atm×6 s、

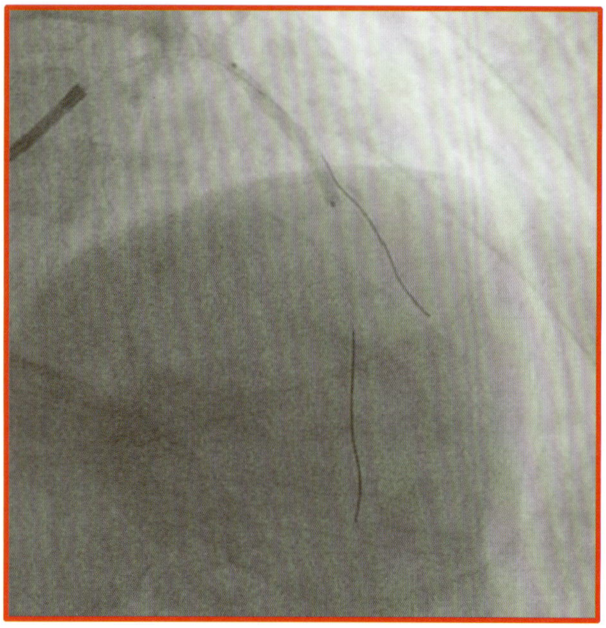

病例图 18-10 DCB 释放

动图 18-10

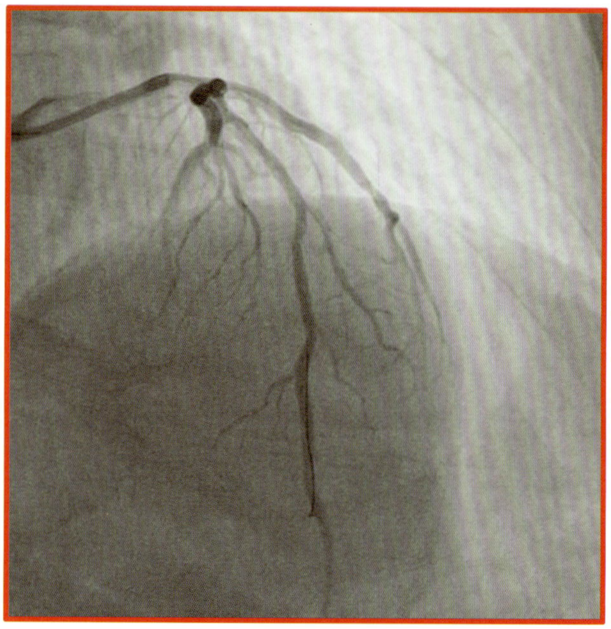

病例图 18-11 最终造影结果

动图 18-11

10 atm×14 s）再次预处理 LAD 病变后，复测 FFR 值为 0.77；顺利以 SeQuent Please3.0 mm×30 mm 药物涂层球囊于 LAD 中段病变处以 6 atm×60 s 行 PTCA 术，术后结果满意。

专家点评：

中老年男性患者，胸痛为主要表现，造影提示 LAD 次全闭塞，有血运重建指征。经充分（逐渐增大预处理球囊直径并使用棘突、切割球囊）预处理后，造影评估下符合 DCB 使用条件，但 FFR 结果（第一次预处理后 FFR 为 0.72）提示 LAD 病变预处理达不到功能学血运重建标准；选用 1∶1 直径非顺应性球囊再次预处理 LAD 病变后，造影结果及 FFR 结果（再次预处理后 FFR 为 0.77）达到 DCB 使用标准，遂顺利完成 DCB 球囊扩张成形术。该病例再次强调两点：①病变成功预处理是能否顺利使用 DCB 的关键。②在使用 DCB 时，关键部位的病变预处理结果的评估尽量联合影像学和功能学方法。

（王智　梁超）

病例 19　FFR 指导 LAD 血运重建 1 例

患者葛某，男性，56 岁，主因“呼吸困难 4 个月，再发加重 2 天”于 2020 年 11 月 18 日入院。

现病史：入院前 4 个月患者活动时出现呼吸困难，症状持续约数十秒可缓解，外院门诊查冠状动脉 CTA 提示冠状动脉狭窄（未见正式报告），建议患者行冠状动脉造影，但患者拒绝，经抗栓、调脂、改善循环等治疗，症状改善后出院。2 天前患者打牌时再次出现呼吸困难，持续数分钟缓解。今日就诊于我院门诊，现为行进一步诊治以“不稳定型心绞痛”收入院。

既往史：3 年前诊断胃溃疡，自诉已治愈。诊断 2 型糖尿病 1 年余，平素应用阿卡波糖控制血糖，未监测血糖；诊断高血压 3 个月，血压最高 160/100 mmHg，平素未应用降压药物。

个人史：吸烟 50 余年，约 30 支 / 天，否认饮酒史。

家族史：否认家族遗传倾向疾病。

入院查体：T 36.5℃；P 78 次 / 分；R 18 次 / 分；BP 117/92 mmHg，双肺呼吸音清，未闻及干湿啰音，叩诊心界不大，心率 78 次 / 分，心律齐，未闻及明显额外心音，各瓣膜区未闻及病理性杂音，未闻及心包摩擦音。腹软，无压痛，肝脾肋下未触及，肠鸣音无亢进。双下肢无水肿。

入院检查：

心电图：窦性心律，心率 53 次 / 分，ST-T 改变（病例图 19-1）。

超声心动图：室间隔增厚（12 mm），主动脉瓣反流（轻度），二尖瓣反流（轻度），LVEF 67%（病例图 19-2）。

入院化验：TNI ＜ 0.1 ng/ml；CK、CK-MB 正常；LDL-C 1.78 mmol/L；余血常规、肝肾功能等未见异常。

初步诊断：冠状动脉粥样硬化性心脏病，不稳定型心绞痛，心功能Ⅰ级（NYHA 分级），高血压

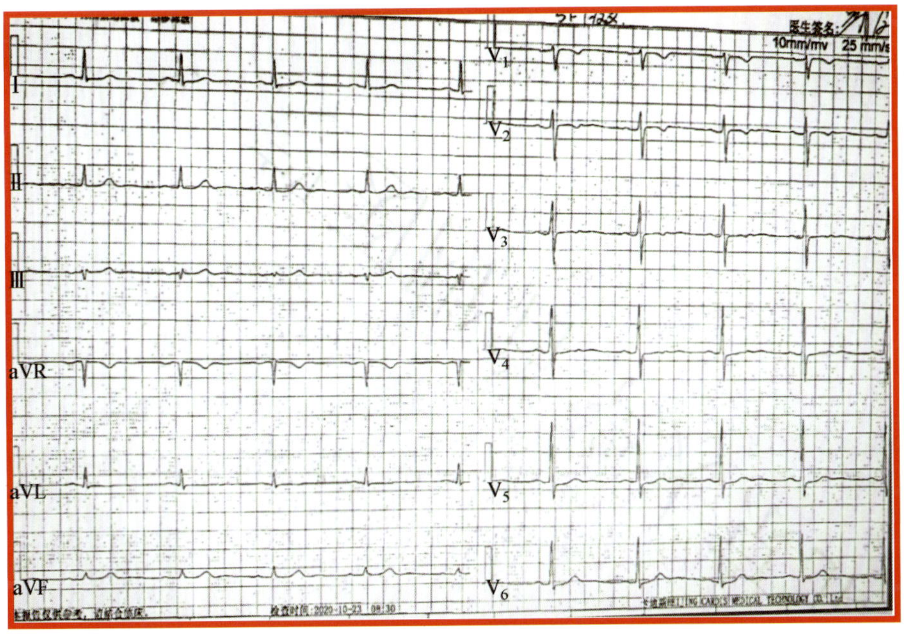

病例图 19-1　入院心电图

主要测值:(单位mm)

[基本测量]
升主动脉内径:35 mm
主动脉窦内径:34 mm
室间隔厚度:12 mm
左心室舒张末内径:49 mm
左心室后壁厚度:8 mm
左心室收缩末内径:32 mm
射血分数:67%

短轴缩短率:37%
左心房前后径:35 mm
左心房左右径:35 mm
左心房上下径:50 mm
右心室基底内径:32 mm
右心房左右径:33 mm
右心房上下径:48 mm

[其他测量]
肺动脉瓣上Vmax:74 cm/s
主动脉瓣上Vmax:117 cm/s
二尖瓣口E峰速度:60 cm/s
二尖瓣口A峰速度:99 cm/s
三尖瓣反流速度:240 cm/s
主肺动脉:26 mm

超声所见:

各房室内径正常:
室间隔增厚，左心室后壁厚度正常；静息状态下未见明显室壁运动异常。
各瓣膜形态结构及启闭未见异常；CDFI：舒张期主动脉瓣下可见轻度反流。收缩期二尖瓣左心房侧可见轻度反流；收缩期三尖瓣右心房侧可见微量反流；PW：二尖瓣前向血流E<A。
升主动脉、主肺动脉未见明显异常。
无心包积液。

超声提示

室间隔增厚
主动脉瓣反流（轻度）
二尖瓣反流（轻度）

病例图 19-2 超声心动图

2 级（很高危），2 型糖尿病。

目前用药情况：阿司匹林肠溶片 100 mg 每晚 1 次，硫酸氢氯吡格雷片 75 mg 1 次 / 日，替米沙坦片 40 mg 1 次 / 日，阿托伐他汀钙片 20 mg 每晚 1 次，盐酸二甲双胍片 0.5 g 3 次 / 日。

手术资料：

冠状动脉造影（病例图 19-3、19-4）：冠状动脉供血呈右优势型，LM 未见明显狭窄，前向血流 TIMI 3 级；LAD 近中段次全闭塞，狭窄 99%，前向血流 TIMI 2 级；D1 近段弥漫性病变，最重狭窄 90%，前向血流 TIMI 3 级；D2 自开口完全闭塞，前向血流 TIMI 0 级；LCX 细小，远段局限性狭窄 60%，前向血流 TIMI 3 级；钝缘支（OM）近段局限性狭窄 70%，前向血流 TIMI 3 级；RCA 散在斑块，前向血流 TIMI 3 级；后降支（PDA）近段弥漫性狭窄 95%，前向血流 TIMI 3 级。结论：冠状动脉三支病变。累及 LAD、LCX、RCA。LAD 次全闭塞，D2 自开口闭塞。

拟在 FFR 指导下行 LAD 血运重建（病例图 19-5 至 19-7）：6 F EBU3.5 指引导管下送 Rinato

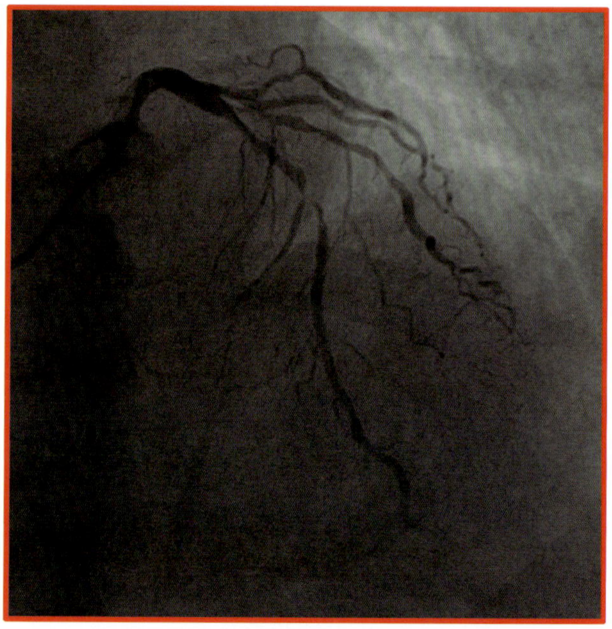

病例图 19-3 CAG——LAD 近中段次全闭塞

动图 19-3

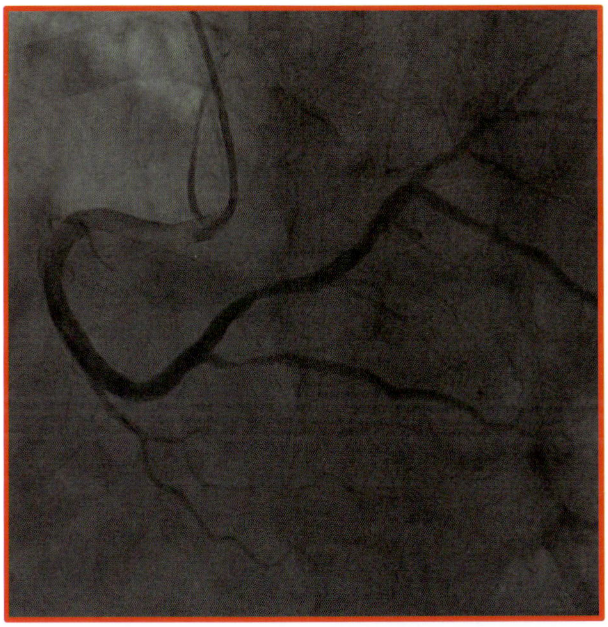

病例图 19-4　CAG——PDA 近段重度狭窄

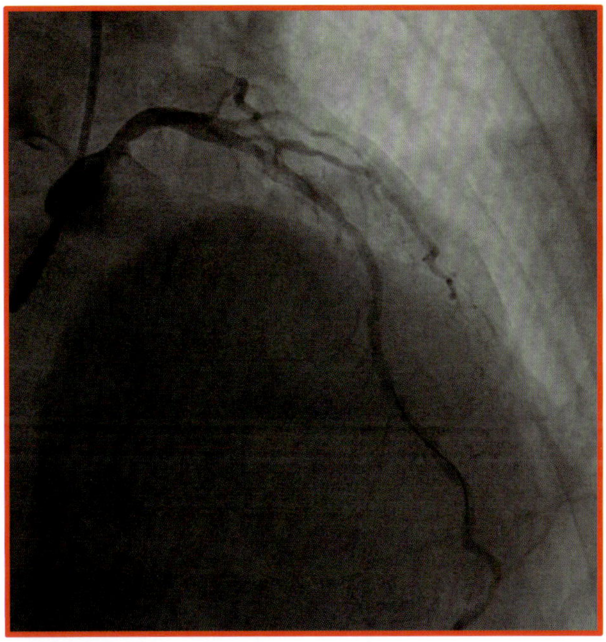

病例图 19-5　LAD 病变预处理后局部 B 型夹层，残余狭窄 30% ～ 50%

动图 19-4

动图 19-5

导丝通过病变至 LAD 远端；以 SeQuent2.0 mm×20 mm 球囊、NSE2.75 mm×13 mm 棘突球囊、Quantum3.25 mm×15 mm 球囊对 LAD 病变经充分预处理后，造影提示 LAD 近中段可见 B 型夹层，残余狭窄 30% ～ 50%，前向血流 TIMI 3 级，送入 FFR 压力导丝通过 LAD 近中段病变处达远段，测得 FFR 值为 0.73，台上观察 5 min 后再次复查 CAG 夹层有扩大趋势，考虑患者 LAD 病变经预处理后功能学（FFR ＜ 0.75）及造影评估下接近 C 型夹层不符合使用药物涂层球囊的标准，随后于该病变串联植入 Xience Xpedition3.0 mm×23 mm 支架、Resolute Integritu3.5 mm×22 mm 支架。

专家点评：

中年男性患者，既往消化性溃疡病史（消化道出血风险相对较高），冠状动脉造影提示：冠状动脉多支病变，其中 LAD 近中段弥漫性重度狭窄。很明显对于该患者当务之急是血运重建 LAD，但考虑其高出血风险，PCI 策略首选药物涂层球囊。对 LAD 病变行充分预处理后：造影提示 LAD 近中段可见 B 型夹层，残余狭窄 30% ～ 50%，前向血流 TIMI 3 级；测 FFR 结果为 0.73。综上：患者 LAD 病变经预处理后 FFR 功能学评估认为该病变预处理结果不符合 DCB 应用标准（FFR ≥ 0.75），因而最终植入支架，术后结果满意。该病例提示：冠状动脉造影及 FFR（功能学）均可指导 DCB 的

动图 19-6A

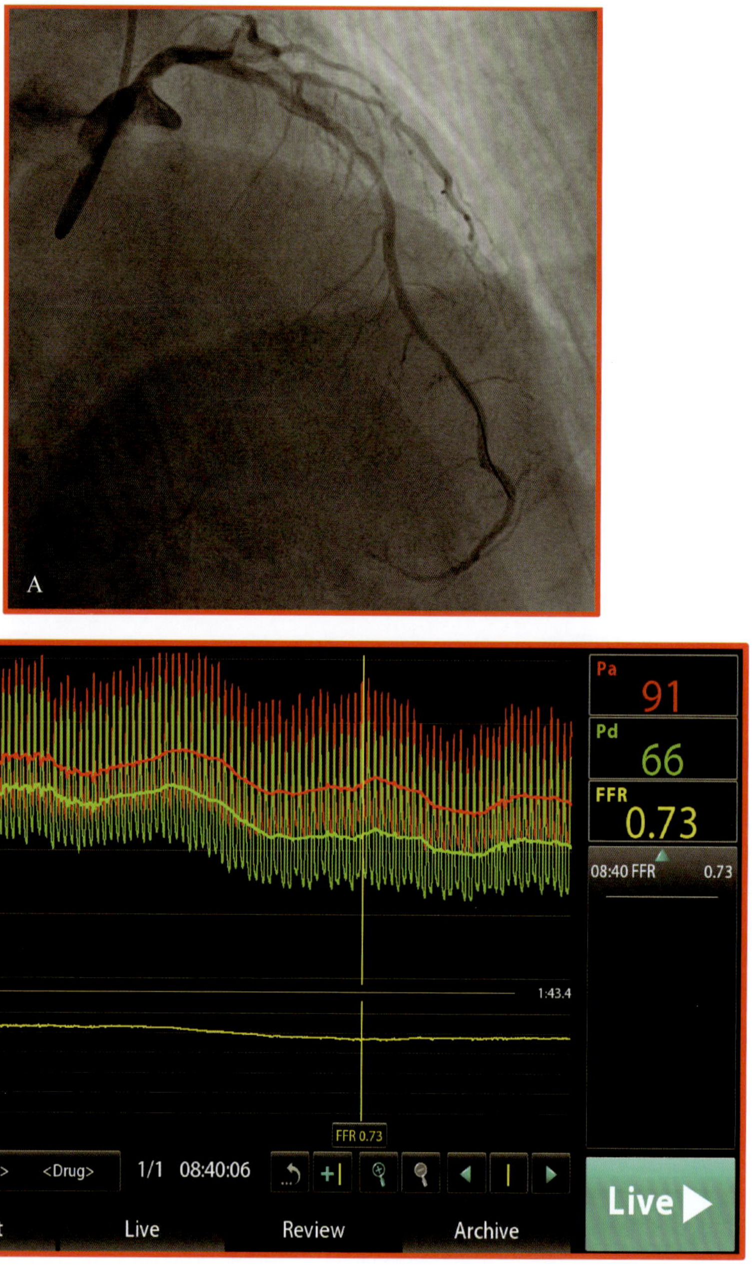

病例图 19-6 LAD 病变预处理后 LAD 远端测得 FFR 值：0.73

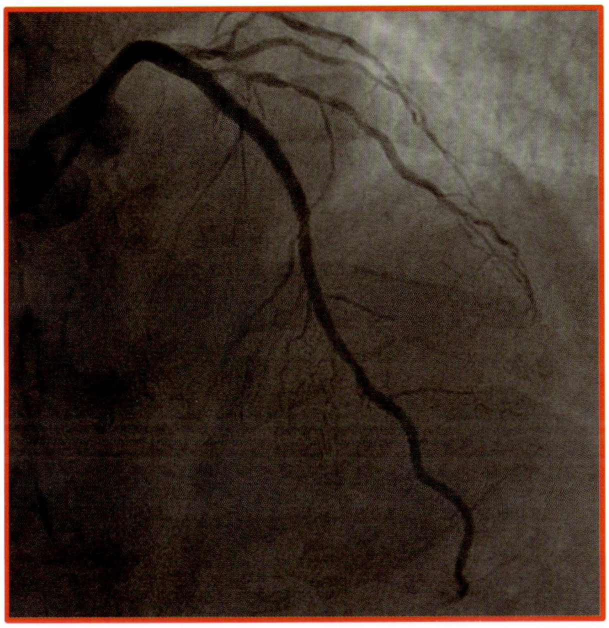

病例图 19-7　LAD 串联植入支架后最终效果

动图 19-7

应用，但鉴于冠状动脉造影结果的局限性，易受造影角度等影响；而功能学评估相对客观准确，且已有证据表明 FFR 指导 PCI 可改善预后；尤其对于大血管近段病变，功能学评估联合解剖学评估能更加安全有效地指导 DCB 应用。

（王智　梁超）

病例 20　FFR 指导 DCB 于大血管原位病变应用 1 例

患者闫某，男性，65 岁，主因“发作性胸痛 2 个月，加重 3 天”于 2019 年 6 月 24 日入院。

现病史：2 个月前患者无明显诱因出现胸骨后闷痛，向咽部放射，伴心悸，未诊治。1 个月前患者再发胸骨后闷痛，门诊完善冠状动脉 CTA 检查提示：冠状动脉硬化，管腔多发重度狭窄。我科住院行冠状动脉造影检查：冠状动脉三支病变，累及 LAD、RCA、LCX。成功释放药物涂层球囊 SeQuent Please2.5 mm×17 mm 于 LCX 近段病变处。3 天来患者胸痛复发，由门诊以“冠心病，不稳定型心绞痛”收入院。

既往史：胃镜提示慢性胃炎、反流性食管炎 2 年。高脂血症 3 年。

个人史：吸烟 40 年，10 支 / 日，未戒；饮酒 30 余年，3～4 两白酒 / 日，未戒。

家族史：母亲患有高血压。

入院查体：T 36.5 ℃；P 62 次 / 分；R 17 次 / 分；BP 120/70 mmHg，双肺呼吸音清，未闻及干湿啰音。心率 62 次 / 分，心律齐，各瓣膜区未闻及病理性杂音。腹软，无压痛，肝脾肋下未触及，肠鸣音无亢进。双下肢无水肿。

入院化验：TNI ＜ 0.1 ng/ml；CK、CK-MB 正常；LDL-C 1.89 mmol/L；余血常规、肝肾功能等未见异常。

入院检查：

心电图：窦性心动过缓，V_2 导联 T 波大于 V_5、V_6 导联 T 波（病例图 20-1）。

超声心动图：LVEDD 45 mm，LVEF 74%，二尖瓣轻度反流（病例图 20-2）。

目前用药情况：阿司匹林肠溶片 100 mg 每晚 1 次，硫酸氢氯吡格雷片 75 mg 1 次 / 日，阿托伐他汀钙片 20 mg 每晚 1 次，泮托拉唑钠肠溶胶囊 40 mg 1 次 / 日，硝酸异山梨酯片 10 mg 3 次 / 日。

手术资料：

冠状动脉造影（病例图 20-3、20-4）：冠状动

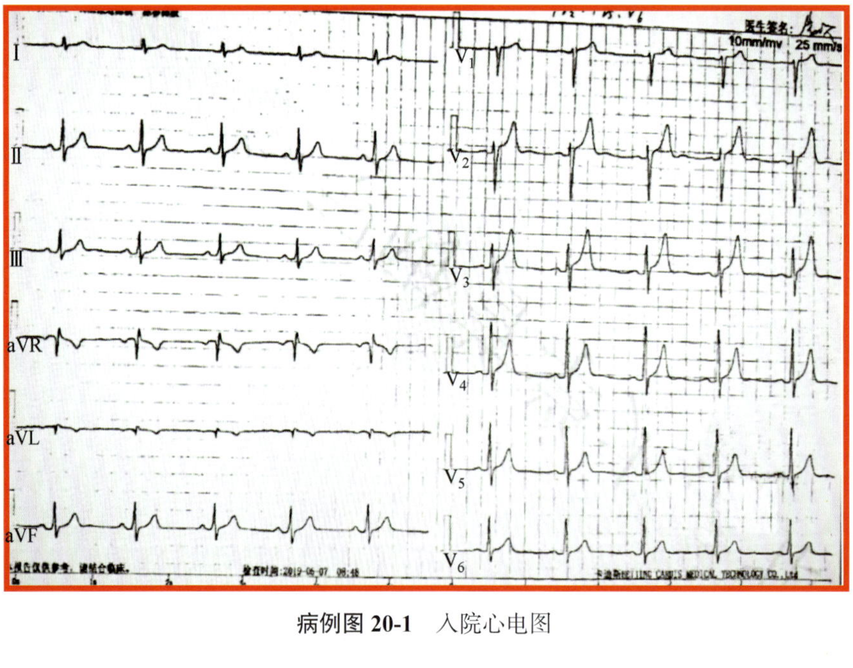

病例图 20-1　入院心电图

M型/二维测量和计算(参考正常值)

左心室	舒张末内径	45	mm(37～52)		收缩末内径	26	mm(23～36)
	室间隔	8	mm(8～11)		后壁	8	mm(8～11)
	舒张末容量		(ml)		收缩末容量		(ml)
	LVEF	74	%(50～70)		FS	43	%
	左心室质量		g		左心室重量指数		g/m²
左心房	前后径	35	mm(<40)	右心室	最大内径	31	(33～43)
	上下径	45	mm(31～55)		左心室/右心室		
	左右径	32	mm(25～38)	右心房	上下径	40	mm(<45)
	左心房压力		mmHg		左右径	30	
主动脉	根部径	18	mm(<25)	肺动脉	主肺动脉		(15～25)
	窦内径	25	mm(<35)		右肺动脉		(8～16)
	升主动脉	30	mm(<35)		左肺动脉		(8～16)
下腔静脉			(14～21)	下腔静脉塌陷率			

多普勒测量和计量

二尖瓣口E峰速度	88	cm/s	主动脉瓣口峰值流速	140	cm/s
二尖瓣口A峰速度	71	cm/s	主动脉瓣口峰值压差		mmHg
二尖瓣E/A值	1.2		肺动脉收缩压		mmHg
E'峰值速率		cm/s	肺动脉最大流速		cm/s
E/E'			肺动脉峰值压力阶差		mmHg
三尖瓣反流峰值流速	202	cm/s	三尖瓣反流峰值压差	22	mmHg

超声描述:

心房 双房径大小、形态正常，房间隔连续性完整。

左心室 左心室径大小、形态正常，室壁厚度正常，静息状态下未见室壁运动异常，左心室收缩功能正常，左心室舒张功能正常，室间隔连续性完整。

右心室 右室径大小、形态正常。

二尖瓣 二尖瓣结构和功能未见明显异常。CDFI：二尖瓣少量反流。

三尖瓣 三尖瓣结构和功能未见明显异常。CDFI：三尖瓣未见反流。

主动脉瓣 主动脉瓣结构和功能未见明显异常。CDFI：主动脉瓣未见反流。

肺动脉瓣 肺动脉瓣未见反流。

超声结论: 二尖瓣轻度反流

病例图 20-2 超声心动图

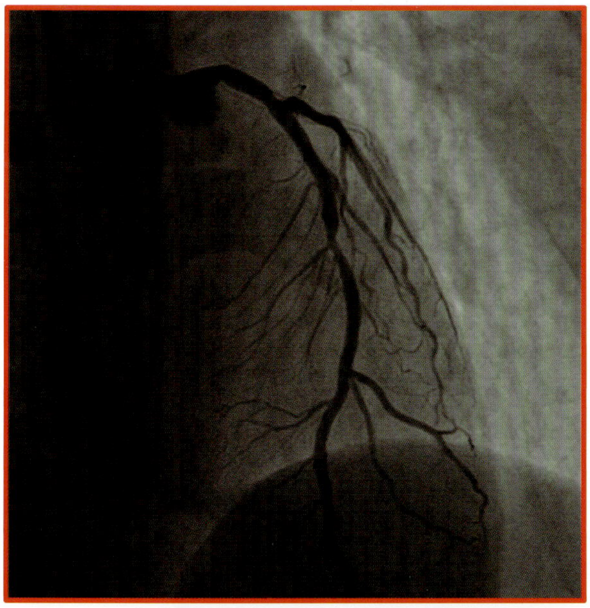

病例图 20-3 CAG——左冠状动脉

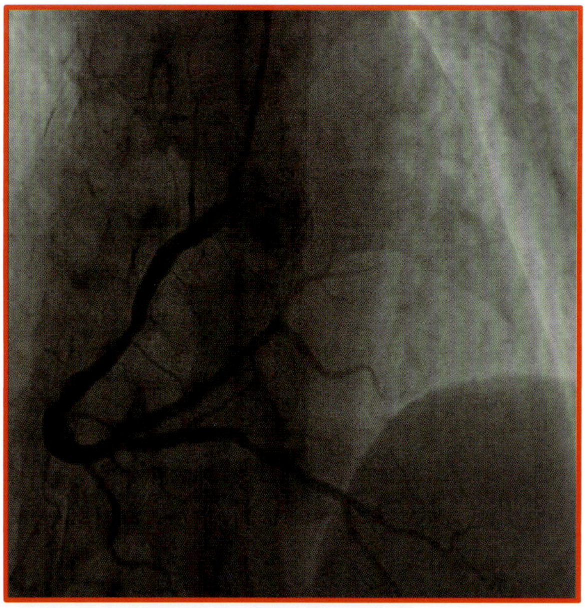

病例图 20-4 CAG——右冠状动脉

动图 20-3

动图 20-4

脉供血呈右优势型，LM 未见明显狭窄，前向血流 TIMI 3 级；LAD 中段弥漫性狭窄 60% ～ 70%，前向血流 TIMI 3 级；LCX 原药物涂层球囊释放处未见再狭窄，前向血流 TIMI 3 级；RCA 中段弥漫性狭窄 50%，前向血流 TIMI 3 级。结论：冠状动脉三支病变，累及 LAD、RCA、LCX。LCX 原药物涂层球囊释放处未见再狭窄。

FFR 指导 LAD 血运重建（病例图 20-5 至 20-9）：6 F JL4.0 指引导管送 FFR 导丝通过 LAD 中段病变处达远段，测得 FFR 值为 0.69；以 Cutting Balloon3.0 mm×10 mm 切割球囊（10 ～ 12 atm×20 ～ 30 s）充分预处理，复测 FFR 为 0.80。成功释放 SeQuent Please3.0 mm×15 mm 药物涂层球囊于 LAD 中段病变处，第三次测 FFR 值为 0.84。

专家点评：

老年男性患者，PCI 术后 2 个月，胸痛症状再发，需考虑 2 个月前药物涂层球囊 PTCA 处是否有再狭窄或仍存在有功能学意义的其他病变。冠状动脉造影提示 2 个月前所处理 LCX 病变处未见再狭窄。因此对 LAD 临界病变进行 FFR 评估。FFR

动图 20-5A

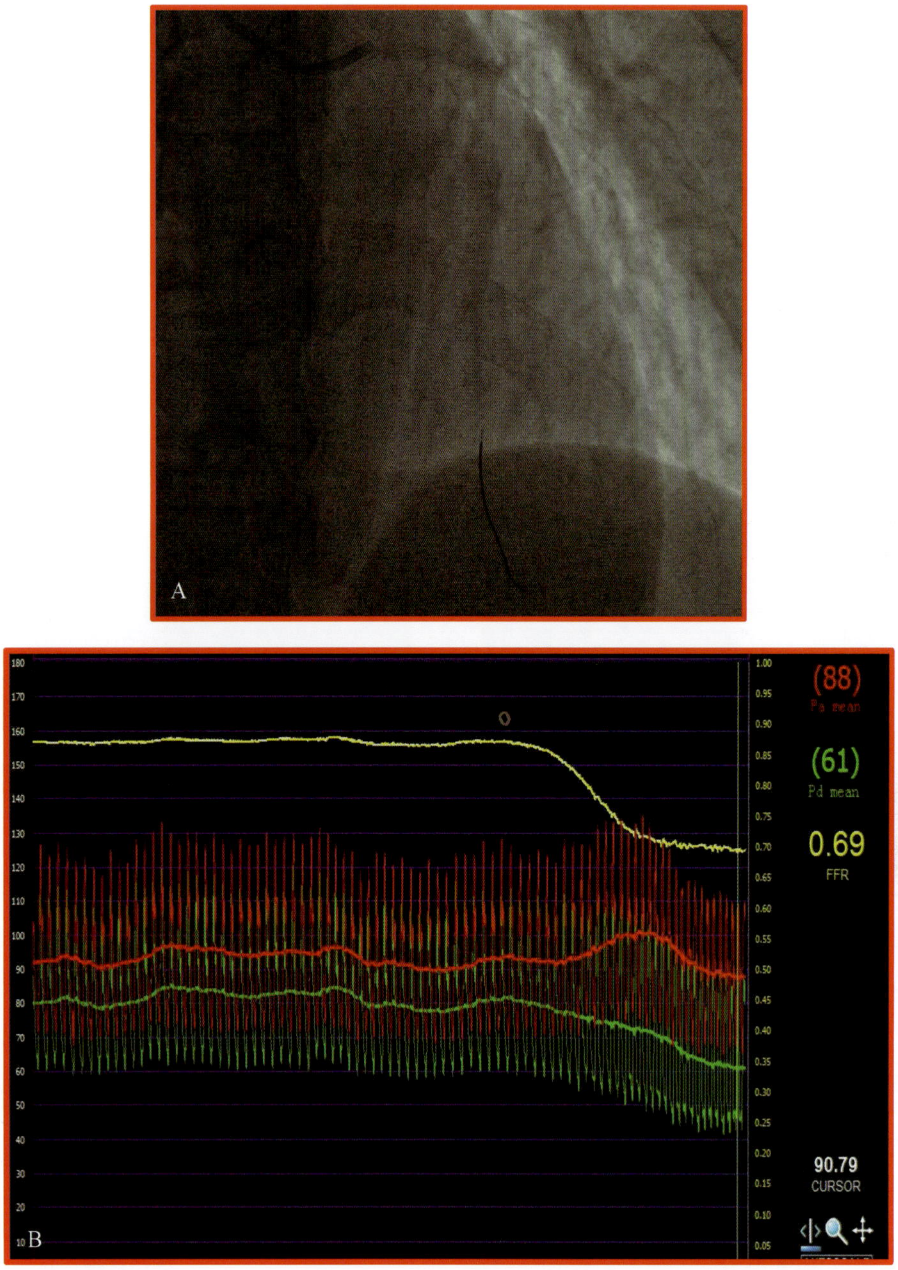

病例图 20-5 LAD-FFR：0.69

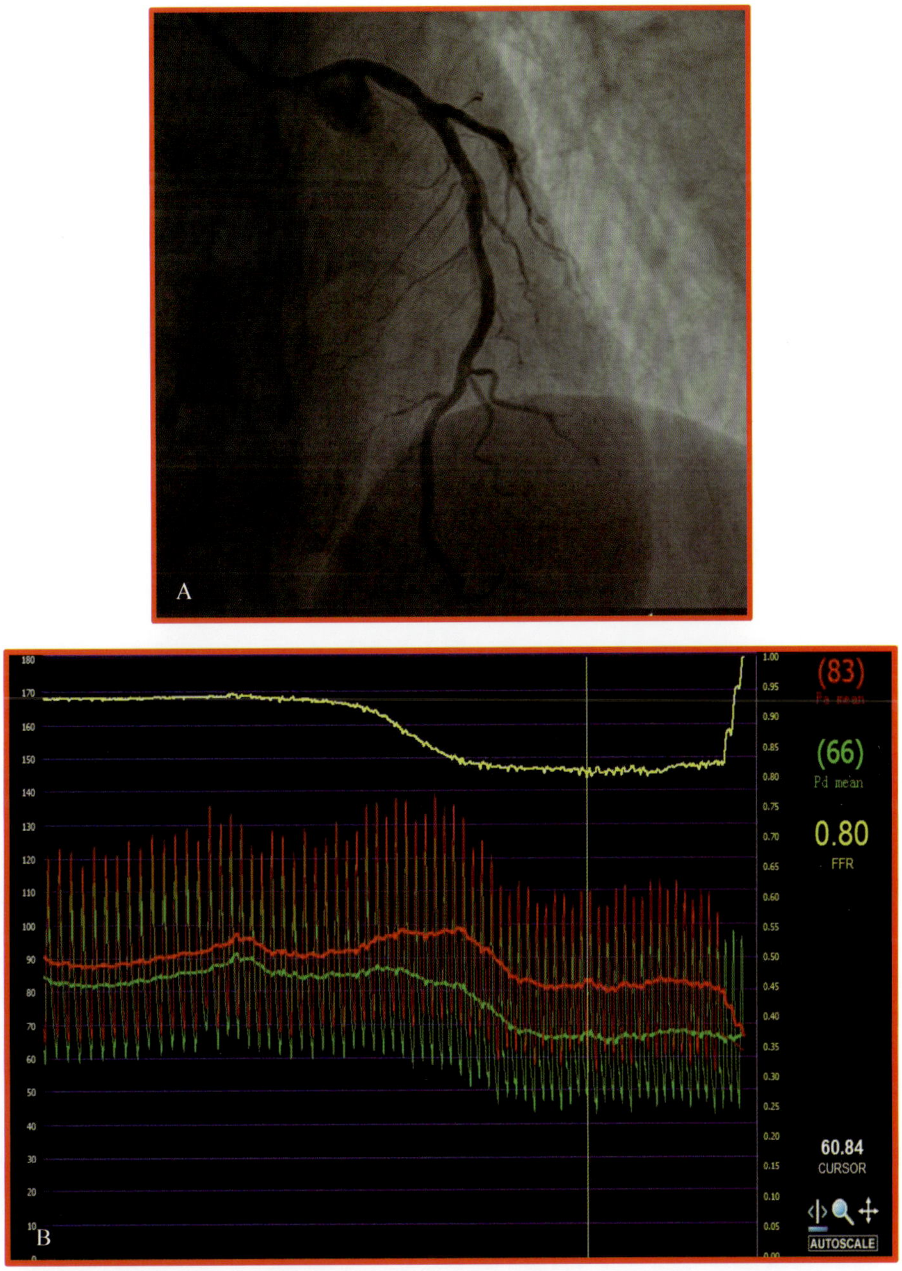

动图 20-6A

病例图 20-6　预处理后测 FFR：0.80

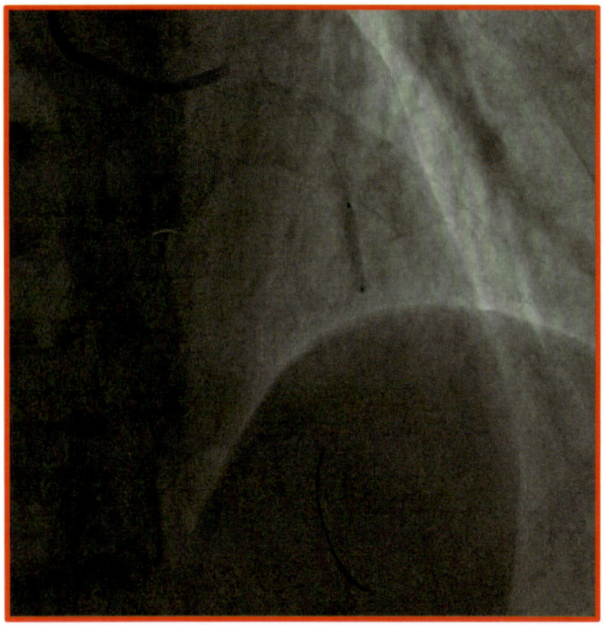

动图 20-7

病例图 **20-7**　DCB 释放

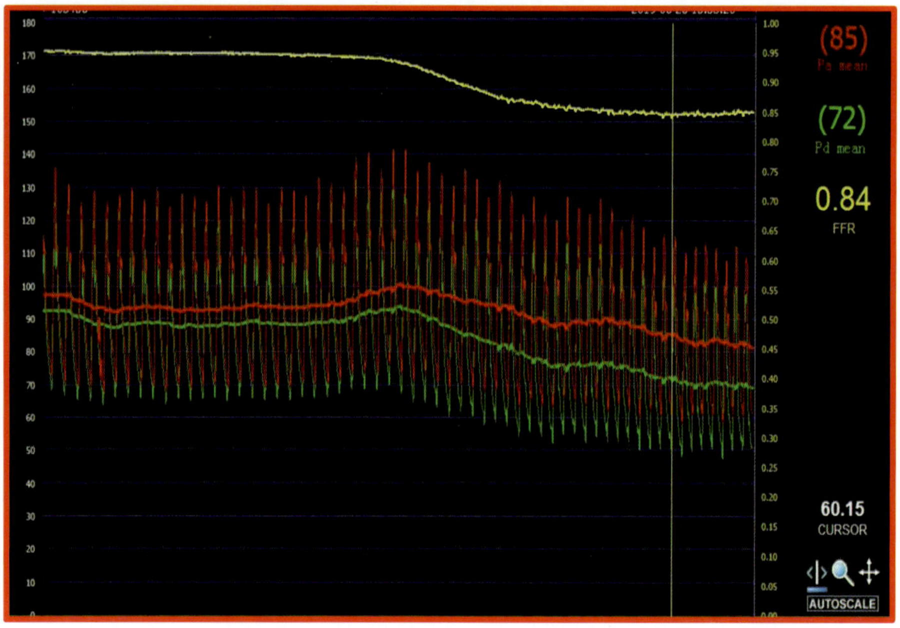

病例图 **20-8**　DCB 释放后测 FFR：0.84

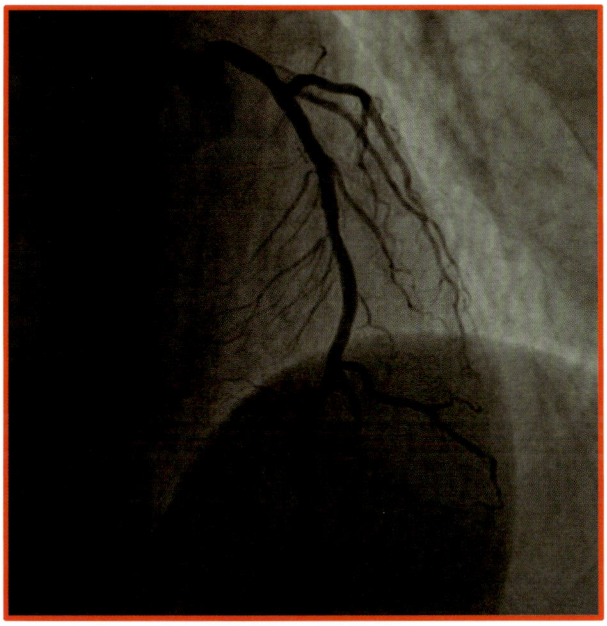

病例图 20-9　最终结果

动图 20-9

结果指示 LAD 病变有功能学意义，遂在 FFR 指导下行 LAD 血运重建。术后患者规律药物治疗，门诊随访未再有胸痛症状。该病例提示：对于多支病变，应予功能学评估以完成功能学意义上的血运重建。

（*唐强　梁超*）

病例 21　钙化病变经旋磨后在 FFR 指导下使用 DCB 1 例

患者远某，男性，58 岁，主因“活动耐力下降 20 余天，加重 7 天”于 2020 年 10 月 27 日入院。

现病史：入院 20 余天前患者外出旅游时着凉后开始出现活动耐力下降，高于一般体力活动时疲乏明显。7 天前夜间睡眠中出现胸闷、憋气，伴有咳嗽，我院急诊查 NT-proBNP 3350 pg/ml，胸部 CT：两肺符合慢性阻塞性肺疾病（COPD）继发感染改变，心脏超声：LVEF60%，节段性室壁运动异常，左心增大（左心室舒张末内径 58 mm），二三尖瓣反流（重度），予以利尿、平喘、祛痰、抗感染等治疗，症状好转，今为进一步诊治以“心功能不全”收入院。

既往史：高脂血症 2 年，未用药，否认高血压、糖尿病。

个人史：吸烟史 30 余年，平均 20 支 / 日，未戒；饮酒 30 余年，平均 3 两 / 日，未戒。

家族史：父亲 54 岁因冠心病去世，母亲 68 岁因脑出血去世。

入院查体：T 36.8℃；P 78 次 / 分；R 18 次 / 分；BP 126/78 mmHg，神清，精神可，双肺呼吸音粗，双下肺可闻及湿啰音，心率 78 次 / 分，律齐，各瓣膜区未闻及病理性杂音，腹软，无压痛，肝脾肋下未触及，肠鸣音无亢进。双下肢轻度可凹性水肿。

入院化验：TNI ＜ 0.1 ng/ml；CK、CK-MB 正常；LDL-C 2.72 mmol/L；NT-proBNP 4260 pg/ml；余血常规、肝肾功能等未见异常。

入院检查：

心电图：窦性心律，V_5、V_6 导联 T 波改变，早复极现象，Q-T 间期延长（病例图 21-1）。

超声心动图：LVEF55%，节段性室壁运动异常，左心增大，主动脉瓣反流（轻度），二、三尖瓣反流（重度），肺动脉高压（病例图 21-2）。

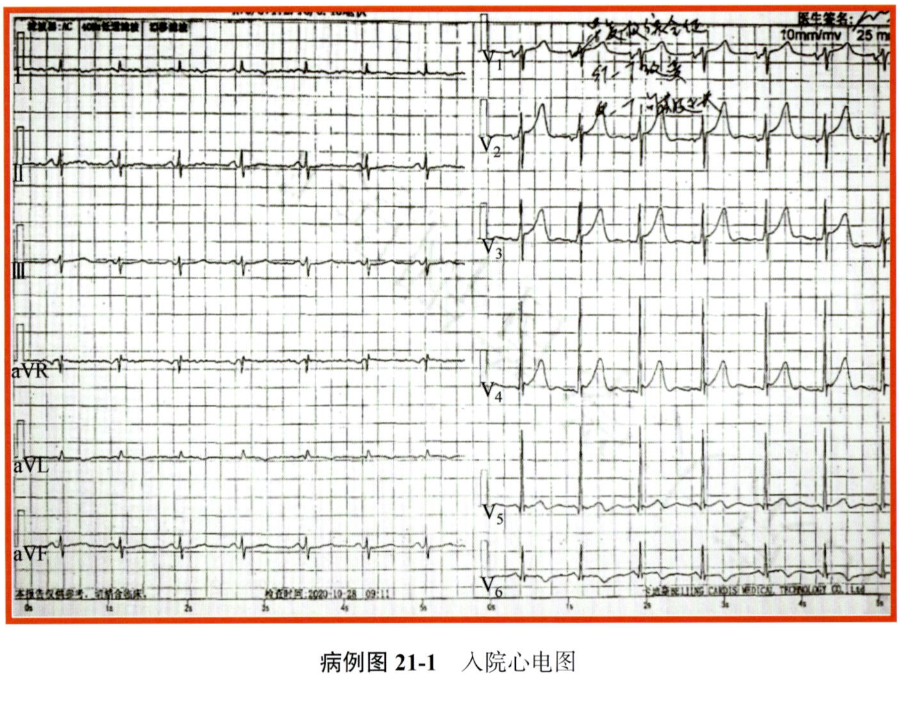

病例图 21-1　入院心电图

主要测值:(单位mm)

[基本测量]
升主动脉内径:32 mm
主动脉窦内径:31 mm
室间隔厚度:10 mm
左心室舒张末内径:58 mm
左心室后壁厚度:10 mm
左心室收缩末内径:47 mm
射血分数:55%
左心房前后径:40 mm
左心房左右径:38 mm
左心房上下径:56 mm
右心室基底内径:33 mm
右心房左右径:38 mm
右心房上下径:43 mm
[其他测量]
肺动脉瓣上Vmax:51 cm/s
主动脉瓣上Vmax:100 cm/s
二尖瓣口E峰速度:133 cm/s
二尖瓣口A峰速度:48 cm/s
三尖瓣反流速度:382 cm/s
三尖瓣反流压差:59 mmHg
下腔静脉:19 mm
下腔静脉塌陷率:<50%

超声所见:

左心增大，右心内径正常。

室间隔及左心室后壁厚度正常；静息状态下左心室后壁基底-中间段运动幅度减低，左心室射血分数正常低值。

二尖瓣增厚，回声增强，开放尚可，闭合不良，余瓣膜形态结构及启闭未见异常；CDFI：舒张期主动脉瓣下可见少量反流。收缩期二尖瓣左心房侧可见大量反流信号；收缩期三尖瓣右心房侧可见大量反流信号；PW：二尖瓣前向血流E>A。

升主动脉、主肺动脉未见明显异常，TI法估测肺动脉收缩压约69 mmHg。

无心包积液。

超声提示

节段性室壁运动异常
左心增大
主动脉瓣反流（轻度）
二、三尖瓣反流（重度）
肺动脉高压

病例图 21-2　超声心动图

初步诊断： 心功能不全原因待查：亚急性期心肌梗死可能性大，高脂血症。

目前用药情况： 吲哚布芬片 0.10 g 2 次 / 日，硫酸氢氯吡格雷片 75 mg 1 次 / 日，琥珀酸美托洛尔缓释片 23.75 mg 1 次 / 日，阿托伐他汀钙片 40 mg 每晚 1 次，依折麦布片 10 mg 1 次 / 日，呋塞米注射液 20 mg 1 次 / 日，螺内酯片 20 mg 1 次 / 日，培哚普利叔丁胺片 2 mg 1 次 / 日。

手术资料：

2020-11-05，CAG（病例图 21-3、21-4）： 冠状动脉供血呈右优势型，LM 未见明显狭窄，前向血流 TIMI 3 级；LAD 中段弥漫性狭窄 90%，局部可见钙化，前向血流 TIMI 3 级；D2 开口狭窄 90%，前向血流 TIMI 3 级；D3 开口狭窄 95%，前向血流 TIMI 3 级；LCX 近段支架内慢性闭塞，前向血流 TIMI 0 级；RCA 中段弥漫性狭窄 50%，前向血流 TIMI 3 级。

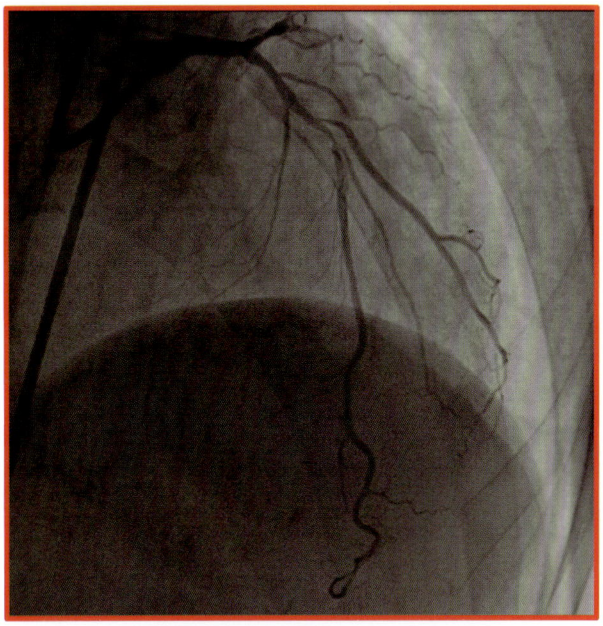

病例图 21-3　CAG——左冠状动脉

动图 21-3

冠状动脉旋磨后在 FFR 指导下于 LAD 植入 DCB（病例图 21-5 至 21-10）： 7 F EBU3.75 指引

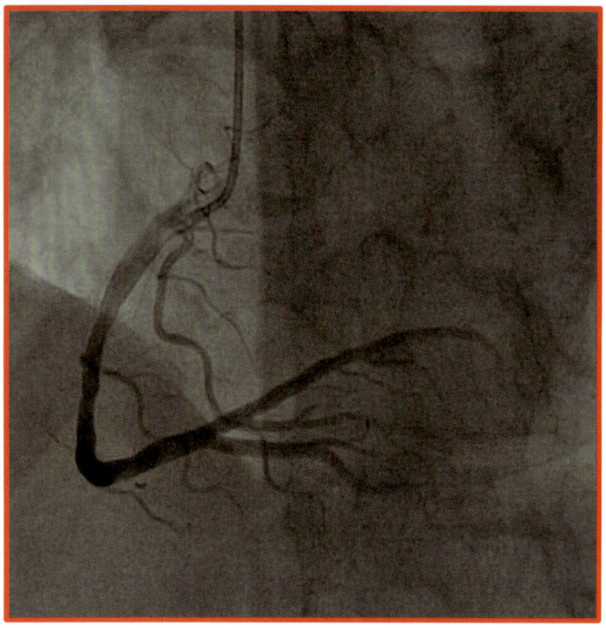

病例图 21-4 CAG- 右冠状动脉

动图 21-4

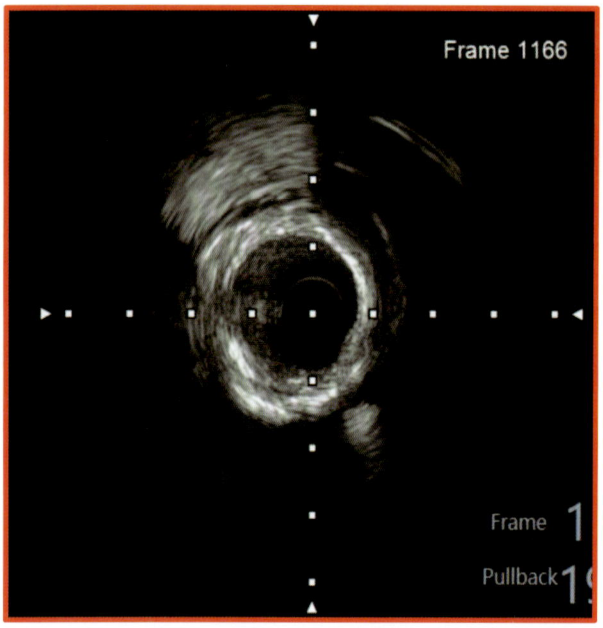

病例图 21-5 IVUS

动图 21-5

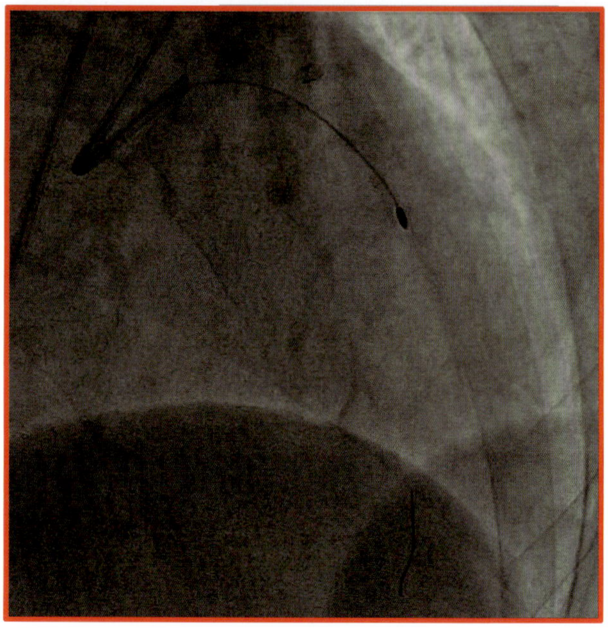

病例图 21-6 1.5 mm 旋磨头于 LAD 中段旋磨

动图 21-6

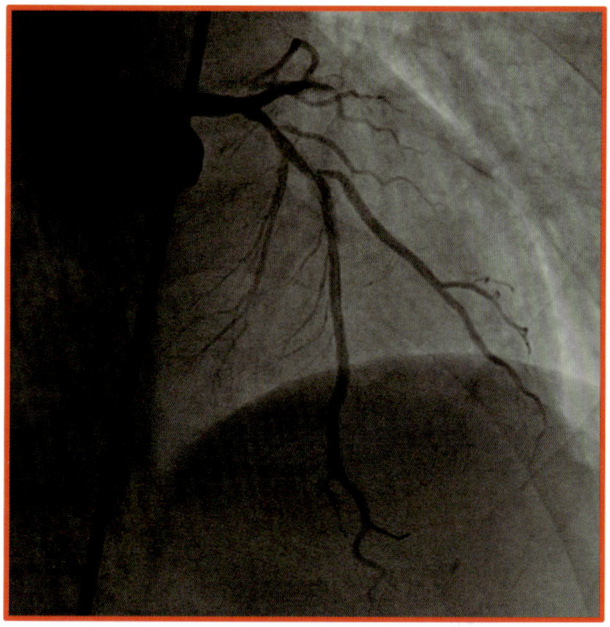

病例图 21-7 LAD 病变旋磨＋球囊预处理后造影结果

动图 21-7

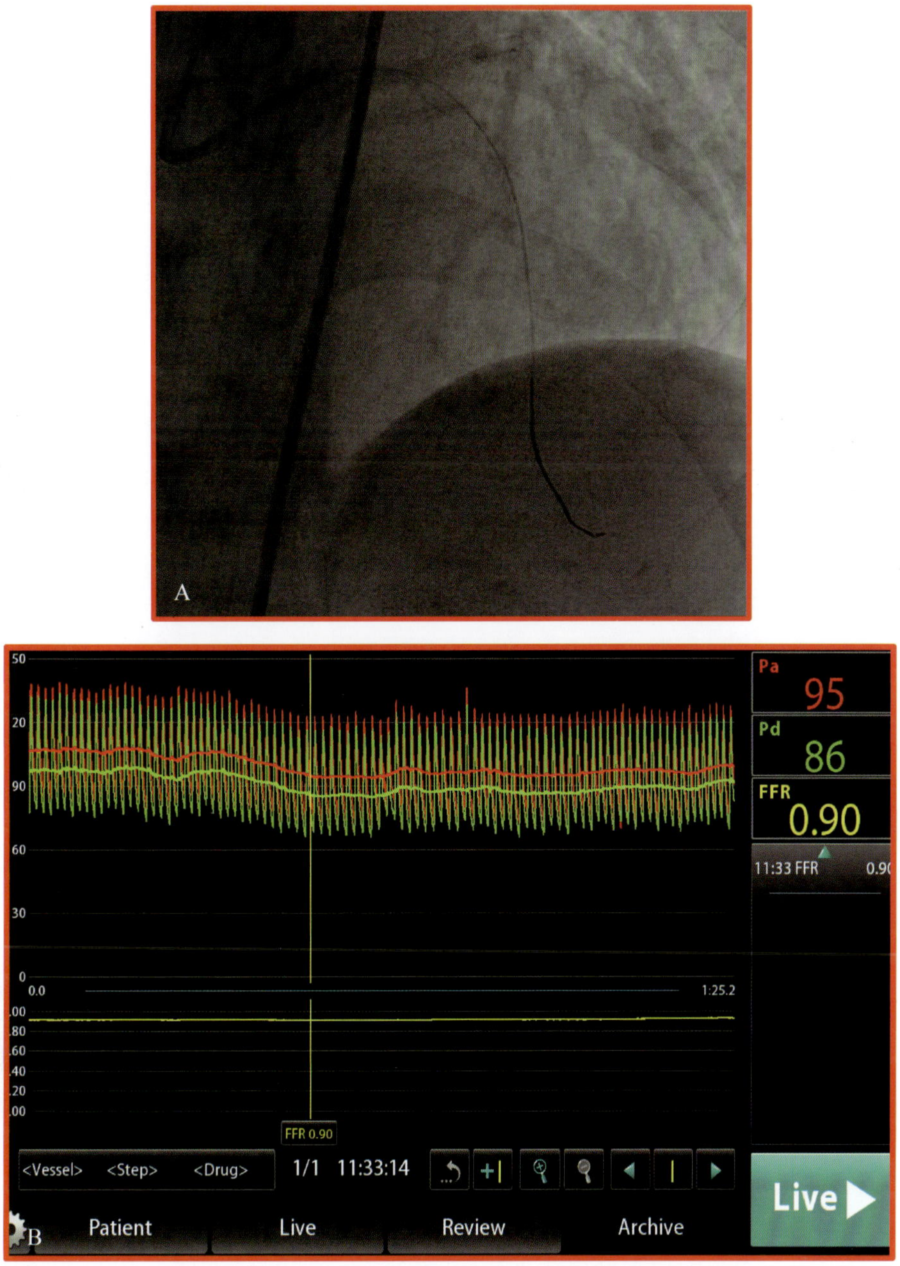

动图 21-8A

病例图 21-8　LAD 病变旋磨＋球囊预处理后测得 FFR0.9

导管送 Sion Blue 导丝至 LAD 远端，行 IVUS 检查：狭窄最重处管腔面积 1.93 mm^2，最重狭窄约 82%，局部可见＞ 270° 钙化。在 Finecross 130 cm 微导管及 Extension 的辅助下交换旋磨导丝至病变远端，沿旋磨导丝送入 1.5 mm 旋磨头，以 17 万转 / 分高速旋磨 2 次，再次交换 Sion Blue 导丝至 LAD 远端，以 NSE 2.5 mm×13 mm 棘突球囊（8 ～ 13 atm×10 ～ 15 s）、NC-Sprinter 2.75 mm×15 mm 球囊（8 ～ 12 atm×15 ～ 20 s）预处理 LAD 中段后，造影：局部可见 B 型夹层，残余狭窄＜ 30%，前向血流 TIMI 3 级，送入 FFR 压力导丝至 LAD 远端，测得 FFR 为 0.9，送入 SeQuent Please 2.75 mm×26 mm 药物涂层球囊于 LAD 病变处，以 7 atm×60 s 扩张释放，最终结果满意。

专家点评：

越来越多的临床证据肯定了药物涂层球囊应用于冠状动脉原位病变的安全性和有效性。但 DCB 是否适合应用于重度钙化病变，尤其经冠状动脉旋磨后的钙化病变尚需进一步探索。目前已有少量证据证实经冠状动脉旋磨后 DCB 的使用临床预后并不劣于药物洗脱支架[1-2]。该患者在 IVUS 指导下经冠状动脉旋磨及充分病变预处理后，造

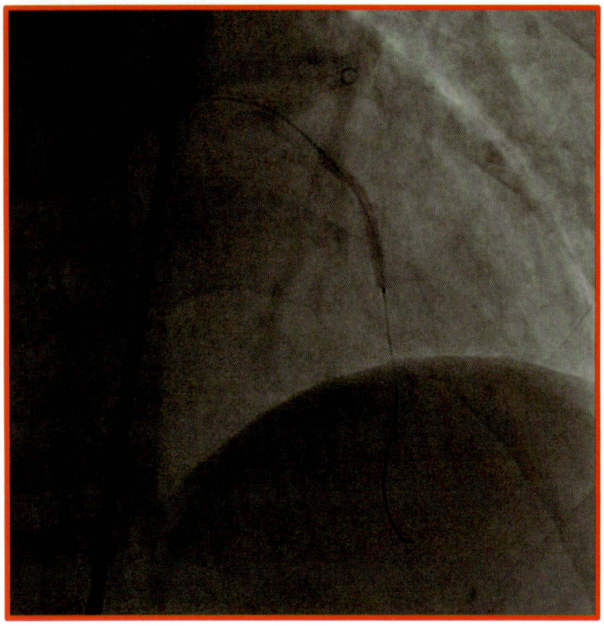

病例图 21-9 药物涂层球囊释放

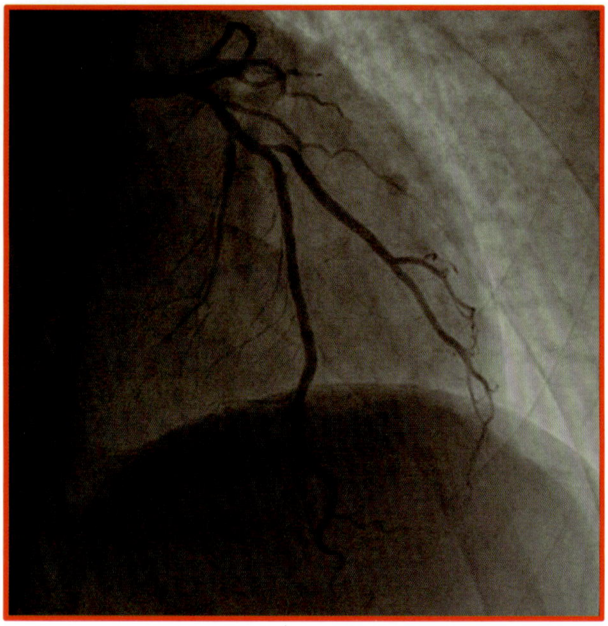

病例图 21-10 最终结果

动图 21-9

动图 21-10

影提示残余狭窄＜30%，局部可见 B 型夹层，前向血流 TIMI 3 级，功能学评估 FFR 0.9，考虑病变经预处理后符合 DCB 使用条件，遂顺利完成 DCB 球囊扩张成形术。该病例表明，严重钙化病变经旋磨及充分预处理后，如腔内影像学联合功能学评估后认为预处理效果满意，可以考虑使用 DCB。但 DCB 在严重钙化病变中的使用仍需积累经验及更多临床证据的支持。

（*唐强　姜浩*）

参考文献

[1] Ueno K，Morita N，Kojima Y，et al. Safety and Long-Term Efficacy of Drug-Coated Balloon Angioplasty following Rotational Atherectomy for Severely Calcified Coronary Lesions Compared with New Generation Drug-Eluting Stents. J Interv Cardiol，2019，2019：9094178.

[2] Nagai T，Mizobuchi M，Funatsu A，et al. Acute and mid-term outcomes of drug-coated balloon following rotational atherectomy. Cardiovasc Interv Ther，2020，35（3）：242-249.

病例22　FFR指导三支血管病变介入治疗1例

患者孟某，60岁男性，主因“间断胸闷1月余”于2018年8月22日入院。

现病史：患者1个月余前活动时出现胸闷，位于心前区，巴掌大小，无放射，含服硝酸甘油2～3 min缓解。近1个月发作4～5次。于社区医院就诊，行心电图提示“ST-T改变”（具体不详），后就诊于我院，行冠状动脉CTA提示“LM管壁软斑块，管腔轻度狭窄（25%～49%）；LAD近段管壁可见混合斑块，管腔重度狭窄（70%～99%）；LAD中段管壁可见混合斑块，管腔重度狭窄（70%～99%）；LAD远段管壁可见钙化斑块，管腔轻度狭窄（25%～49%）；D1管壁可见钙化斑块，管腔狭窄程度无法评估；LCX近段及远段管壁可见钙化斑块，管腔轻度狭窄（25%～49%）；RCA中段管壁可见钙化斑块，管腔轻度狭窄（25%～49%）”。予阿司匹林、阿托伐他汀、美托洛尔、硝酸异山梨酯等，症状稍好转，仍偶发作。以“冠心病”收住入院。

既往史：高脂血症10年，服用阿托伐他汀，血脂控制不详。否认高血压、糖尿病。食管裂孔疝、胃食管反流病史，长期服用质子泵抑制剂（PPI）。良性前列腺增生症，服用可多华。

个人史：吸烟50年，20～40支/天，未戒。偶饮酒。

家族史：父亲60岁“心肌梗死”去世。否认其他家族史。

入院查体：T 36.4℃，P 54次/分，R 14次/分，BP（左上肢）132/70 mmHg、（右上肢）127/72 mmHg。神清精神可，双肺呼吸音粗，未闻及干湿啰音，心律齐，未闻及病理性杂音，腹部查体阴性。

入院检查：

心电图：窦性心动过缓（病例图22-1）。

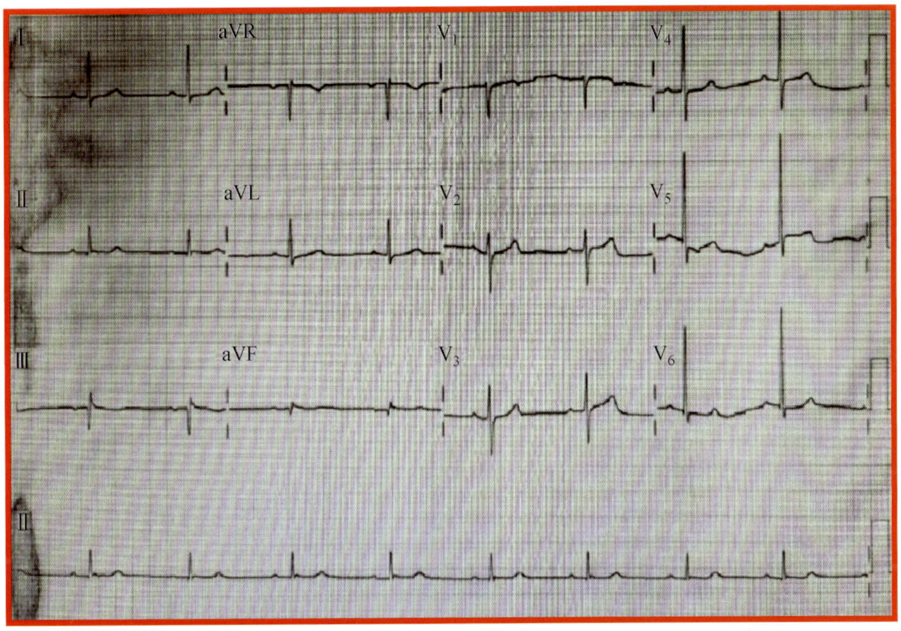

病例图22-1　入院心电图

超声心动图：LVEF 61.3%；三尖瓣反流（轻度）（病例图 22-2）。

入院化验：血常规、尿便常规、凝血、甲状腺功能（－）；生化：肌酐 99.8 μmol/L，钾 3.9 mmol/L，LDL-C 1.56 mmol/L。血糖 5.71 mmol/L，同型半胱氨酸（HCY）25.24 mmol/L，心肌酶、BNP（－），高敏 C 反应蛋白（hsCRP）0.85 mg/L；HbA1c 5.9%。

初步诊断：①冠状动脉粥样硬化性心脏病，不稳定型心绞痛，心界不大，窦性心律，心功能Ⅰ级（NYHA 分级）；②脂代谢紊乱；③食管裂孔疝，胃食管反流病；④良性前列腺增生症。

目前用药情况：阿司匹林 100 mg 每晚 1 次；氯吡格雷 75 mg 1 次 / 日；阿托伐他汀 20 mg 每晚 1 次；美托洛尔 25 mg 2 次 / 日；单硝酸异山梨酯 20 mg 2 次 / 日。

手术资料 2020-08-24

冠状动脉右优势型。LM（－）。pLAD 狭窄 60%，mLAD 狭窄 80%；dLCX 于 OM2 开口处狭窄 90%，Medina 1，1，0 病变。PDA 开口狭窄 90%，Medina 0，0，1 病变；PDA 近段一处斑块狭窄约 70%（病例图 22-3）。

回旋支狭窄严重，首选处理回旋支。应用 6 F EBU 3.5 指引导管，以 Fielder XT 至 LCX 远端，以 Sion 导丝保护 OM2，应用半顺应性球囊 MINI TREK 2.0 mm×15 mm 以 10 atm 扩张 2 次，后于 LCX 植入 BUMA 2.5 mm×20 mm 支架，以 12 atm

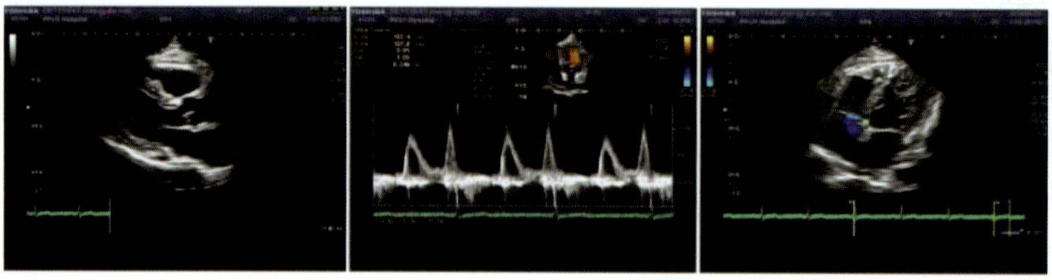

M模式/2D测量和计算
主动脉内径（窦部）:3.5 cm
升主动脉内径:3.5 cm
肺动脉主干内径:2.2 cm
左心房前后径（2D）:3.7 cm
左心房上下径:5.3 cm
左心房横径:3.8 cm
室间隔厚度:1.1 cm
左心室后壁厚度:1.1 cm
左心室舒张末内径:4.9 cm
左心室收缩末内径:3.3 cm
右心房上下径:4.7 cm
右心房横径:4.0 cm
右心室前后径:2.0 cm

左心室射血分数/容积
射血分数(Teich):61.3%，左心室舒张末容积(Teich):115.0 ml，左心室收缩末容积(Teich):44.5 ml

多普勒测量和计算
二尖瓣口E峰:102.4 cm/s
二尖瓣口A峰:107.8 cm/s
E峰减速时间:246.0 ms
二尖瓣E/A:0.95
E'med:6.2 cm/s
E/E':16.5
主动脉瓣口峰值流速:144.8 cm/s
主动脉瓣口峰值压差:8.4 mmHg
三尖瓣反流峰值流速:227.8 cm/s
三尖瓣反流峰值压差:20.8 mmHg
肺动脉收缩压:25.8 mmHg
肺动脉瓣口峰值流速:99.0 cm/s
肺动脉瓣口峰值压差:3.9 mmHg

图像质量：一般
左心室：左心室腔大小正常，左心室壁厚度正常，左心室壁运动正常，射血分数正常，未见室间隔连续性中断。
右心室：右心室大小及功能未见异常，右心室壁厚度正常，室壁运动正常。
心房：左心房大小正常，右心房大小正常，房间隔连续性完整。
二尖瓣：二尖瓣结构和功能未见明显异常。
主动脉瓣：主动脉瓣结构和功能未见明显异常。
三尖瓣：三尖瓣结构未见明显异常，可见三尖瓣轻度反流。
大血管：下腔静脉未见增宽，吸气塌陷率>50%。
心包：心包腔内未见液性暗区。

总结
左心室射血分数正常
三尖瓣轻度反流

病例图 22-2 超声心动图

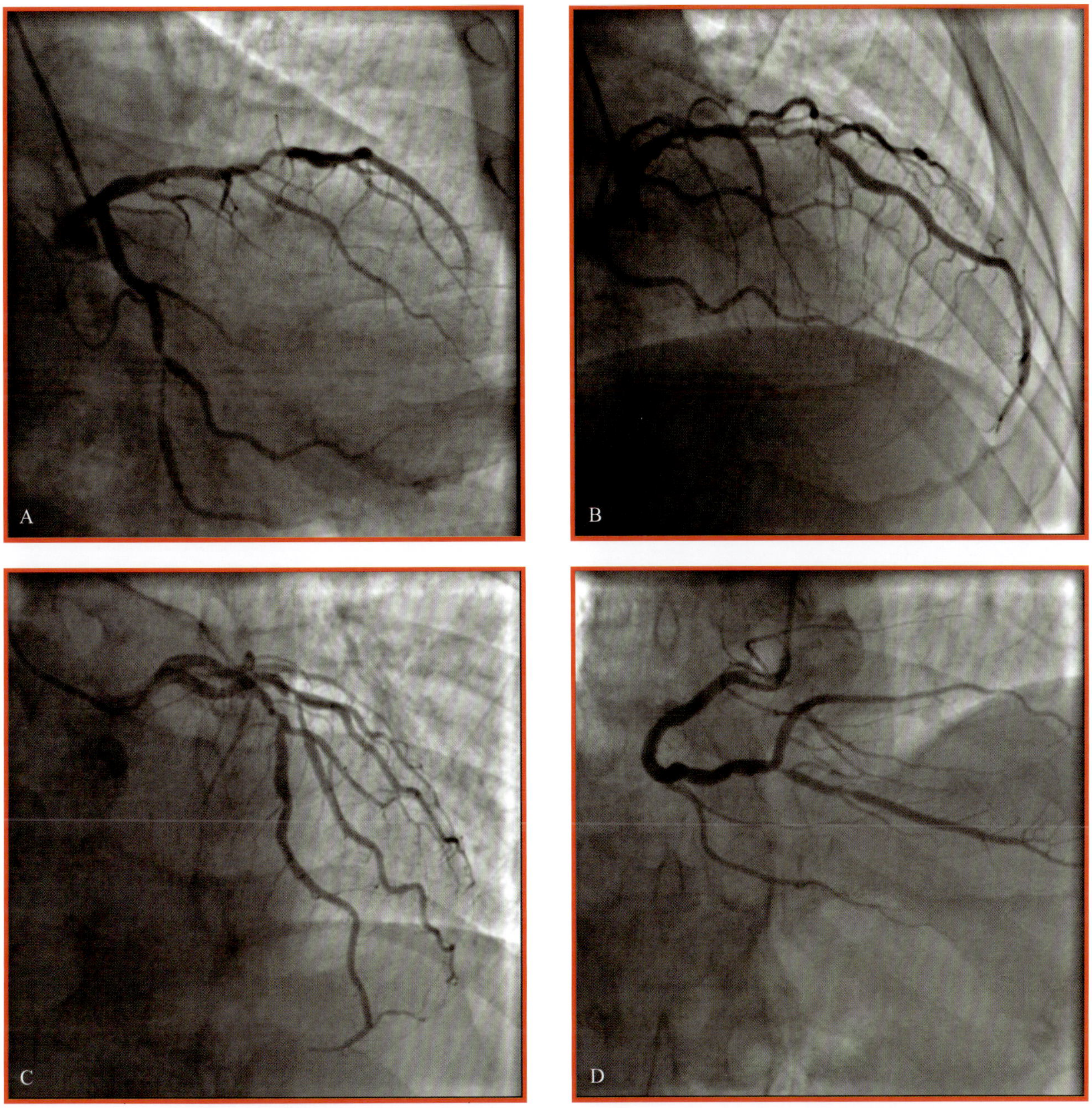

病例图 22-3　术前造影

动图 **22-3A**

动图 **22-3B**

动图 **22-3C**

动图 **22-3D**

释放，同时于 OM2 以 MINI TREK 2.0 mm×15 mm 球囊 6 atm 扩张保护 OM2，撤出 OM2 保护球囊后以 14 atm 扩张支架球囊。以 Versa Turn F 导丝“Rewire”至 OM2，撤出 Sion 导丝，以 MINI-TREK 2.0 mm×15 mm 球囊 14 atm 扩张 OM2，后以非顺应性球囊 NC-TREK 2.5 mm×23 mm 14 ～ 18 atm 于支架内后扩张。复查造影示回旋支主支、OM2 开口均满意（病例图 22-4）。

应用 FFR 评估 LAD 串联病变指导 PCI 策略。 对 LAD 行 FFR 检查，LAD FFR 0.67（病例图 22-5）。LAD 多处病变，回撤 FFR 导丝，发现最大压力阶差出现于 LAD 中段病变。决定先处理 LAD 中段病变。以 Versa Turn 导丝送至 LAD 远端，以半顺应性球囊 MINI TREK 2.0 mm×15 mm 14 atm 预扩张，以 Xience Xpedition 3.0 mm×33 mm 支架 14 atm 释放，以 NC TREK 3.0 mm×15 mm 非顺应性球囊 16 atm、18 atm、20 atm 后扩张。支架植入后复测 LAD FFR 0.85（病例图 22-6）。考虑 LAD 存在残

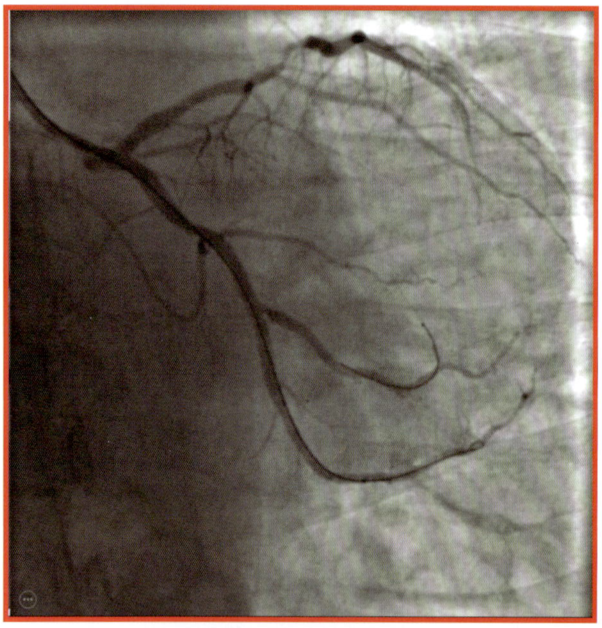

病例图 22-4　回旋支术后结果

动图 22-4

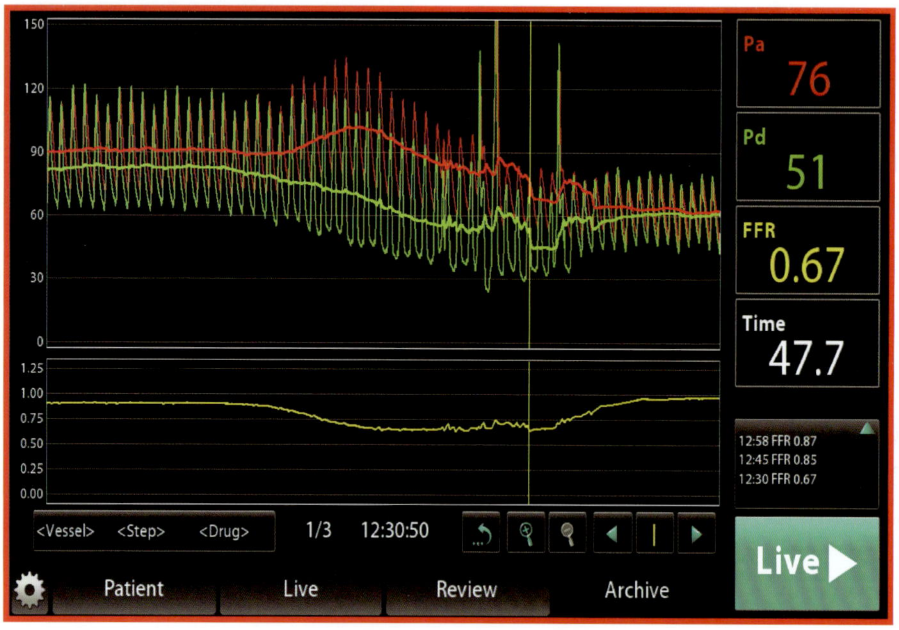

病例图 22-5　LAD 术前 FFR

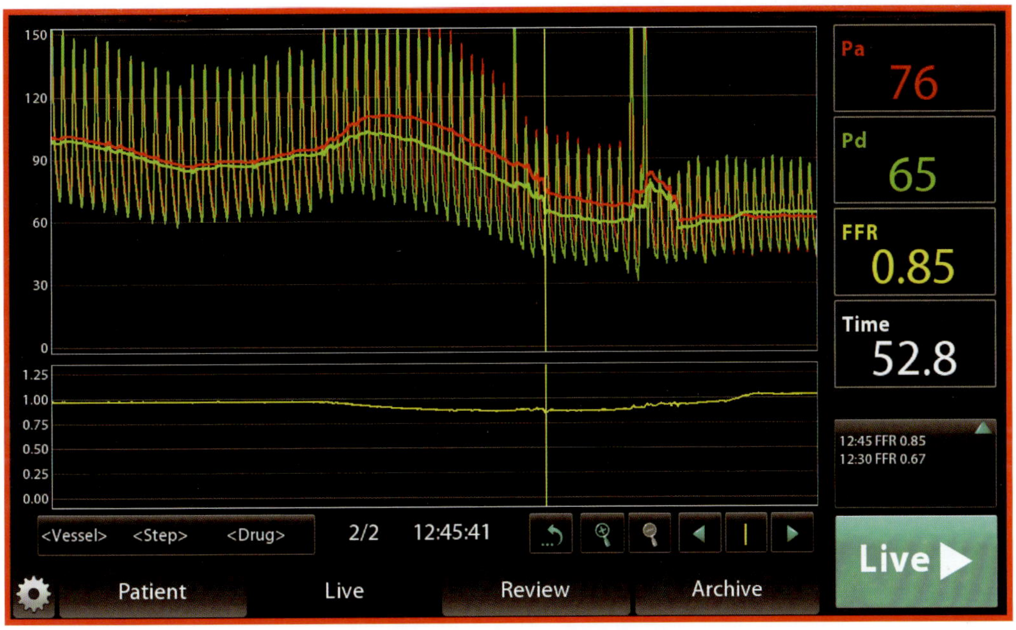

病例图 22-6　LAD 术后 FFR

余病变，而进一步处理需要至少两个支架且涉及左主干分叉，未予 LAD 进一步治疗，LAD 最终治疗结果见病例图 22-7。

应用 FFR 评估 PDA 病变。PDA 为分叉病变，将 FFR 导丝送至 PDA 远端，测得 FFR 值为 0.87（病例图 22-8）。提示虽 PDA 造影显示狭窄较重但无明显缺血。

专家点评：

既往大量循证医学证据表明，冠状动脉血流储备分数测定不仅可以帮助确定临界病变的血流动力学改变的显著性，明确介入治疗适应证，对于多支血管病变尤其有助于准确评估需要干预的病变，从而制订更加合理的治疗策略；而对于串联病变，在保持最大充血状态下通过缓慢稳定地回撤压力导丝，可以明确压力变化最大的病变节段（通常是 10 ～ 15 mmHg 以上），优先处理后再次测量 FFR；同时，术后 FFR 还可以进一步评估是否达到了满意的即刻结果。本病例为多支血管病变，一方面需要明确罪犯病变，同时也需要明确非罪犯血管病变是否有功能学意义、是否需要行血运重建。该病例考虑 LCX 为罪犯血管，狭窄程度超过 90%，根据中国冠状动脉血流储备分数测定技术临床路径专家共识建议，可直接行介入治疗[1]。而 LAD 存在多处串联病变，需要明确有临床意义、需要处理的病变。FFR 的测量首先可以明确血管的病变总体是

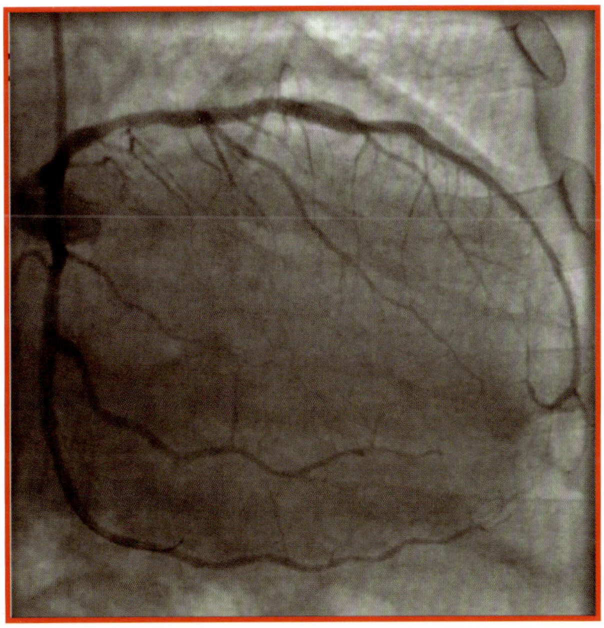

病例图 22-7　LAD 术后结果

动图 22-7

否引起缺血，同时通过回撤压力导丝、记录每处病变的压力阶差，可以寻找引起压力下降最明显的病变，作为首先需要处理的病变。对于串联病变，处理首个病变后，需要再次测量 FFR 以明确残余病

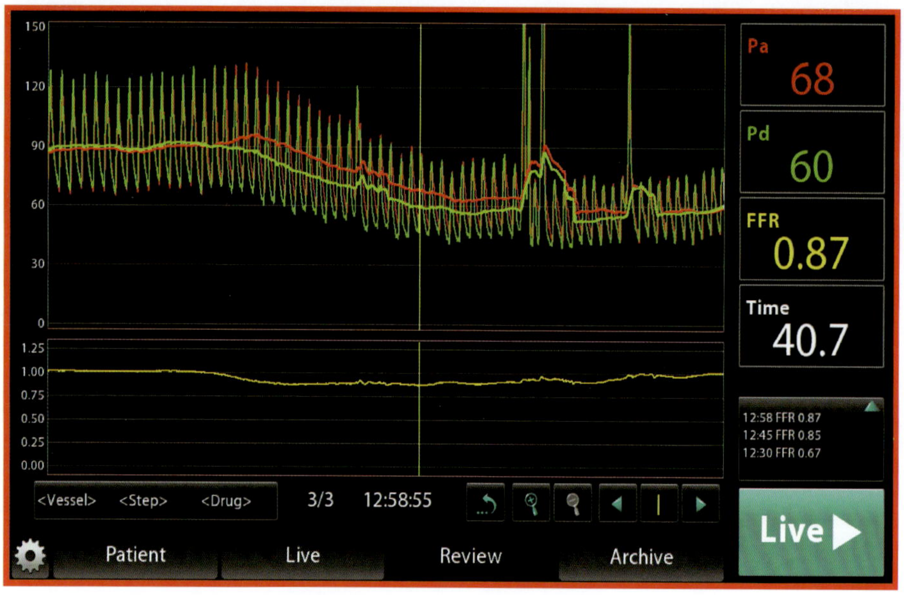

病例图 **22-8** RCA-PDA FFR 结果

变是否仍有功能学意义。对于 PDA 病变，为分叉病变。指南推荐，分支 FFR ≥ 0.75（左主干分叉 ≥ 0.8）可不予处理。

（易铁慈　刘兆平）

参考文献

[1] 中国冠状动脉血流储备分数测定技术临床路径专家共识专家组．中国冠状动脉血流储备分数测定技术临床路径专家共识．中国介入心脏病学杂志，2019，27（03）：121-133.

病例 23　FFR+IVUS 指导无造影剂介入治疗 1 例

患者杨某，72 岁女性，主因“乏力 3 个月”入院。

现病史：患者 3 个月前无明显诱因出现四肢无力、瘫软，与活动无明显相关性，偶有心悸、心前区不适、头晕，具体性质难以描述，服用“稳心”颗粒后心悸可好转，就诊于外院行冠状动脉 CTA 发现左前降支及右侧冠状动脉近段管壁混合性斑块形成伴管腔中−重度狭窄。2 个月前患者就诊于中国人民解放军总医院，完善冠状动脉造影示 LAD 中段弥漫性狭窄 90%，第一对角支中段节段性狭窄 80%，第二对角支中段节段性狭窄 80%，右冠状动脉近中段弥漫性狭窄 80%。于左前降支植入 1 枚支架。患者术中出现过敏性休克，予紧急抢救后恢复。术后予冠心病二级预防药物治疗，患者四肢无力较前改善。1 周前患者无明显诱因再次出现四肢无力、瘫软，全身乏力。现为进一步诊治入院。自发病以来，患者食欲不佳，睡眠可，二便如常，体重未见明显变化。

既往史：高血压 10 年，服用络活喜、倍他乐克，未规律监测血压。糖尿病 20 年，平时使用阿卡波糖、恩格列净、西格列汀、诺和灵 30R 控制血糖，未规律监测。

个人史：否认烟酒嗜好。

家族史：否认家族性冠心病遗传疾病。

入院查体：T 36.2℃，P 95 次 / 分，R12 次 / 分，BP129/68 mmHg（双侧对称），双肺呼吸音清，未闻及明显干湿啰音及胸膜摩擦音。心界不大，心律齐，各瓣膜听诊区未闻及杂音及心包摩擦音，腹软，无压痛，肠鸣音 2 次 / 分，双下肢无水肿。

入院检查：

心电图：大致正常（病例图 23-1）。

超声心动图：左心室射血分数正常 61.8%，主

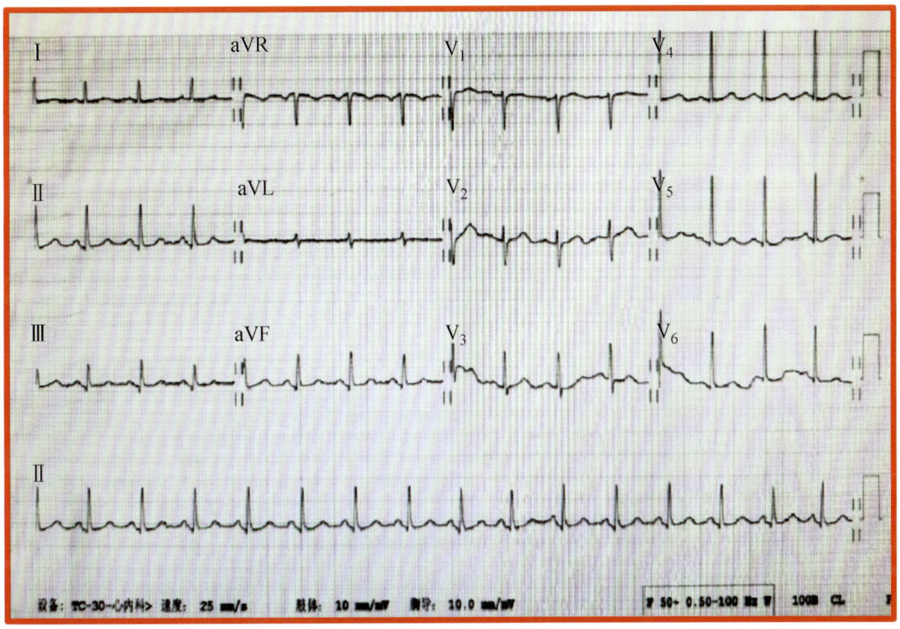

病例图 23-1　入院心电图

动脉瓣硬化 / 钙化，三尖瓣轻度反流（病例图 23-2）。

入院化验：葡萄糖 26.44 mmol/L，钾 3.88 mmol/L，CK-MB 1.5 ng/ml，心肌肌钙蛋白 0.003 ng/ml，钠尿肽 14.00 pg/ml，甘油三酯 2.45 mmol/L，高密度脂蛋白胆固醇 0.96 mmol/L，低密度脂蛋白胆固醇 2.22 mmol/L。尿常规：尿糖＋＋＋＋，酮体（－），余血常规、肝肾功能、便常规、甲状腺功能大致正常。

初步诊断：①冠状动脉粥样硬化性心脏病，不稳定型心绞痛，PCI 术后，窦性心律，心脏不大，心功能Ⅱ级（NYHA 分级）；②2 型糖尿病，糖尿病周围神经病变可能；③高血压 3 级，很高危；④脂代谢紊乱。

目前用药情况：拜阿司匹林 100 mg 1 次 / 日；波立维 75 mg 1 次 / 日；琥珀酸美托洛尔 47.5 mg 1 次 / 日；苯磺酸氨氯地平 2.5 mg 1 次 / 日；阿托伐他汀 20 mg 每晚 1 次；西格列汀 100 mg 1 次 / 日；达格列净 10 mg 1 次 / 日；阿卡波糖 50 mg 3 次 / 日；诺和灵 30R 20 IU 2 次 / 日；雷贝拉唑 10 mg 1 次 / 日；补达秀 1000 mg 3 次 / 日。

手术资料：

因患者既往应用造影剂时出现过敏性休克，再次应用造影剂风险极高，遂结合外院造影结果，于 2020 年 7 月 31 日行 FFR 及 IVUS 指导下无造影剂介入治疗，处理 RCA 病变。

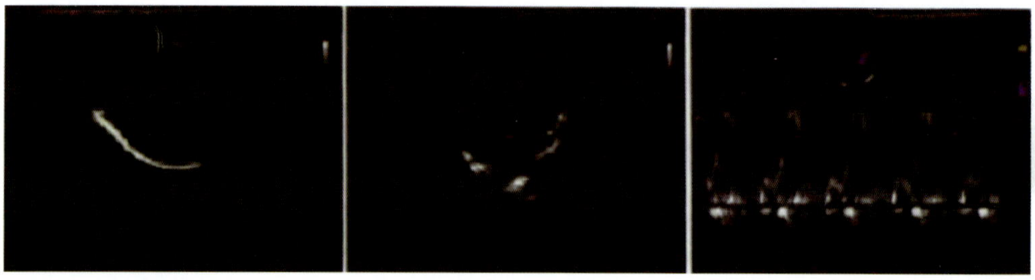

M模式/2D测量和计算

主动脉内径（窦部）:2.3 cm
升主动脉内径:2.9 cm
肺动脉主干内径:1.6 cm
左心房前后径:2.2 cm
室间隔厚度:0.77 cm
左心室后壁厚度:0.84 cm
左心室舒张末内径:3.4 cm
左心室收缩末内径:2.3 cm
右心室前后径:1.9 cm

左心室射血分数/容积

射血分数(Telch):61.8%，左心室舒张末容积(Telch):46.4 ml，左心室收缩末容积(Telch):17.7 ml

多普勒测量和计算

二尖瓣口E峰:59.2 cm/s
二尖瓣口A峰:95.6 cm/s
E峰减速时间:197.0 ms
二尖瓣E/A:0.62 ms
E'med:5.3 cm/s
E/E':11.1
主动脉瓣口峰值流速:144.0 cm/s
主动脉瓣口峰值压差:8.3 mmHg
三尖瓣反流峰值流速:244.0 cm/s
三尖瓣反流峰值压差:23.8 mmHg
肺动脉收缩压:28.8 mmHg
肺动脉瓣口峰值流速:100.0 cm/s
肺动脉瓣口峰值压差:4.0 mmHg

图像质量：一般
左心室：左心室腔大小正常，左心室壁厚度正常，左心室壁运动正常，射血分数正常，未见室间隔连续性中断。
右心室：右心室大小及功能未见异常，右心室壁厚度正常，室壁运动正常。
心房：左心房大小正常，右心房大小正常，房间隔连续性完整。
二尖瓣：二尖瓣结构和功能未见明显异常。
主动脉瓣：主动脉瓣增厚、钙化，主动脉瓣开闭活动未见明显异常。
三尖瓣：三尖瓣结构未见明显异常，可见三尖瓣轻度反流。
大血管：下腔静脉未见增宽，吸气塌陷率>50%。
心包：心包腔内未见液性暗区。

总结

左心室射血分数正常
主动脉瓣硬化/钙化
三尖瓣轻度反流

（此为影像学报告，仅供临床参考）

病例图 23-2 超声心动图

7 F SAL 1.0 指引导管支持下，送入压力导丝（病例图 23-3 至 23-5），测得 FFR 为 0.73，提示 RCA 病变引起明显缺血，需要介入治疗。更换为 Runthrough 导丝，对 RCA 自远端开始回撤行 IVUS 检查，提示 RCA 弥漫斑块浸润，局部可见严重钙化，最小管腔面积 2.23 mm^2。IVUS 回撤过程中发现，RCA 第一屈膝部钙化、严重狭窄（病例图 23-6）。送入 Goodman NSE 2.5 mm×13 mm 棘突球囊以 10 ～ 16 atm 反复扩张 RCA 近中段，球囊扩张时球囊膨胀良好、球囊通过病变段阻力明显减低。复查 IVUS，提示 RCA 近中段病变管腔较前改善，钙化病变已被有效撕裂（病例图 23-7）。IVUS 回撤时定位远端落脚点，并测量远端落脚点。结合 IVUS 结果，选择 3.5 mm×38 mm 支架，远端定位于第二屈膝部以近位置，以 8 atm 释放，稍稍回撤后以 12 atm 扩张改善支架贴壁。复查 IVUS 提示远端支架贴壁良好，支架远端出口无明显夹层（病例图 23-8）。结合 IVUS 结果，选择 3.5 mm×26 mm DES，以 IVUS 确定近端位置，并于右冠窦内留置导丝协助确认右冠状动脉开口位置，定位支架后以 12 atm 释放。以 3.5 mm×15 mm 非顺应性球囊 8 ～ 20 atm 于支架内行后扩张。后复查 IVUS 示支架入口、出口无夹层、血肿，支架全程贴壁、膨胀良好（病例图 23-9）。术后复测 FFR 0.94，提示 RCA 供血显著改善（病例图 23-10）。

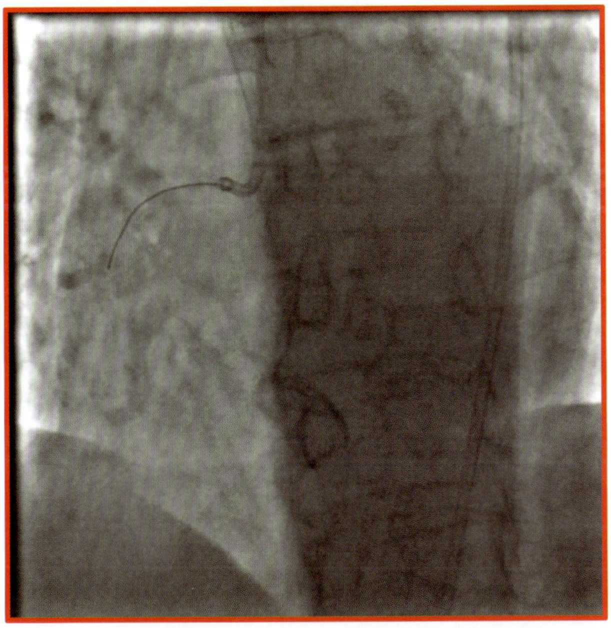

病例图 23-3　FFR 导丝于 RCA 开口处进行压力校准（EQ）

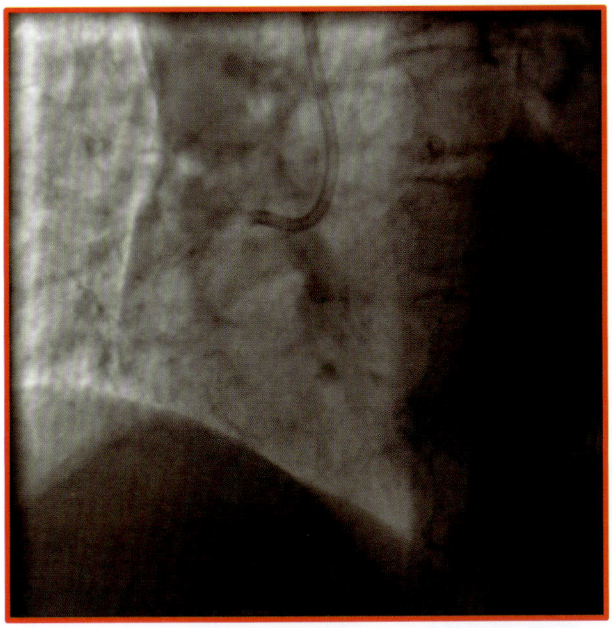

病例图 23-4　FFR 导丝送入 RCA 远段

动图 23-4

专家点评：在严重造影剂过敏、严重肾功能不全患者，造影剂使用会受到限制。此时，有效结合功能学评估手段（FFR）和以 IVUS 为代表的腔内影像学手段，可在极大程度上减少造影剂使用的同时，充分评估介入治疗的适应证和冠状动脉病变的性质，从而优化手术的即刻结果和改善长期预后。Ali 等曾报道了一项回顾性研究分析，在 31 例慢性肾脏病（CKD）4 ～ 5 期患者中，应用 IVUS 和 FFR 指导的无造影剂 PCI，所有患者取得手术成功以及影像和功能学满意的结果，并且无严重冠状动脉并发症、肾功能严重恶化和透析的发生[1]。随着对此策略和技术的不断实践和总结，越来越多的介入医生在更加复杂的病变中尝试极低 / 无造影剂 PCI，如严重钙化病变、左主干病变、分叉病变、桥血管病变、支架内再狭窄甚至慢性完全闭塞病变[2-8]。在应用无造影剂介入治疗中，需要时刻注意指引导管的位置和压力以及心电图的变化，应用额外导丝和其余解剖特征协助确定目标病变段，在术中和术后时刻警惕潜在并发症发生征象，尤其对于复杂冠状动脉病变需要更加谨慎。本病例患者由

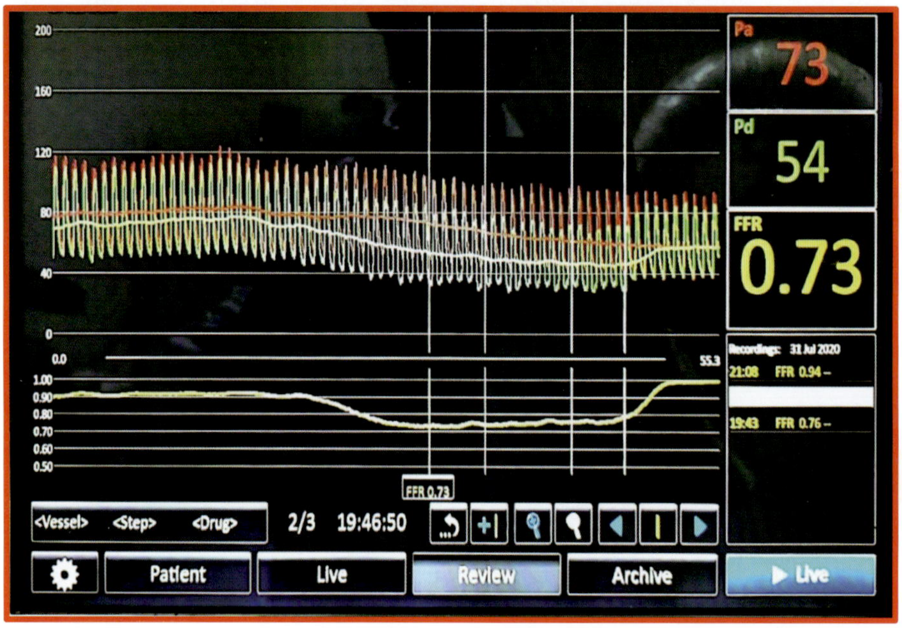

病例图 23-5　FFR 测量结果

动图 23-6

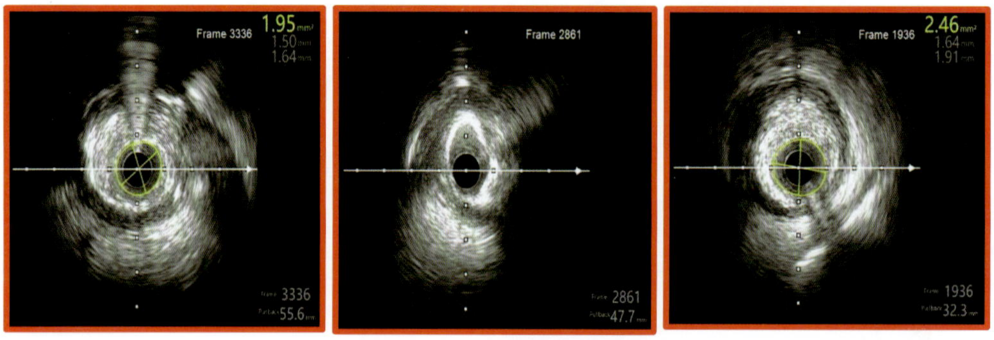

病例图 23-6　术前 IVUS 检查结果

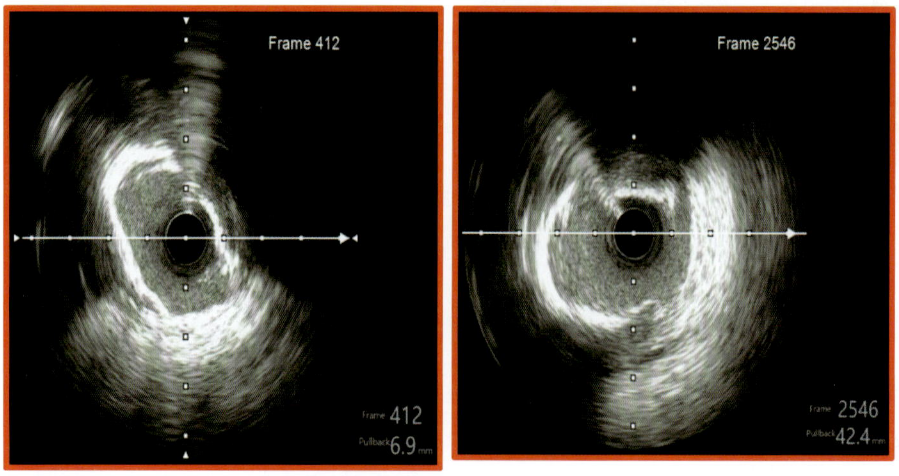

病例图 23-7　预扩张后 IVUS 结果

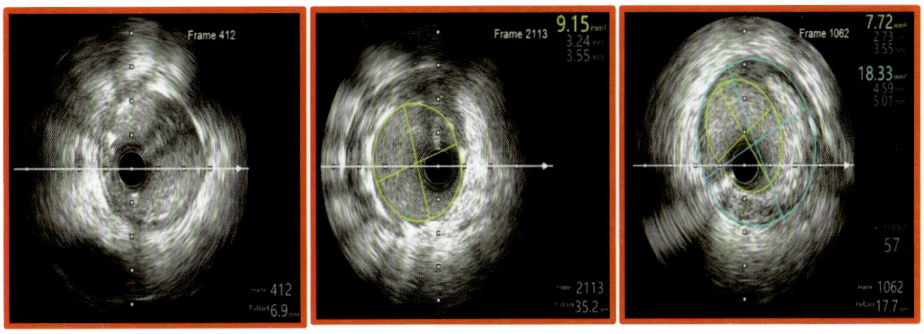

病例图 23-8　远段支架植入后 IVUS 结果

左：支架远端；中：支架内情况；右：支架近端

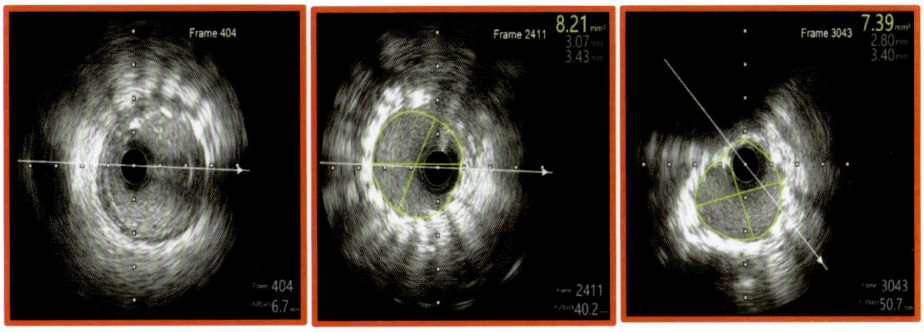

病例图 23-9　术后 IVUS 结果

左：支架远段；中：支架内部贴壁、膨胀良好；右：支架最终最小管腔面积

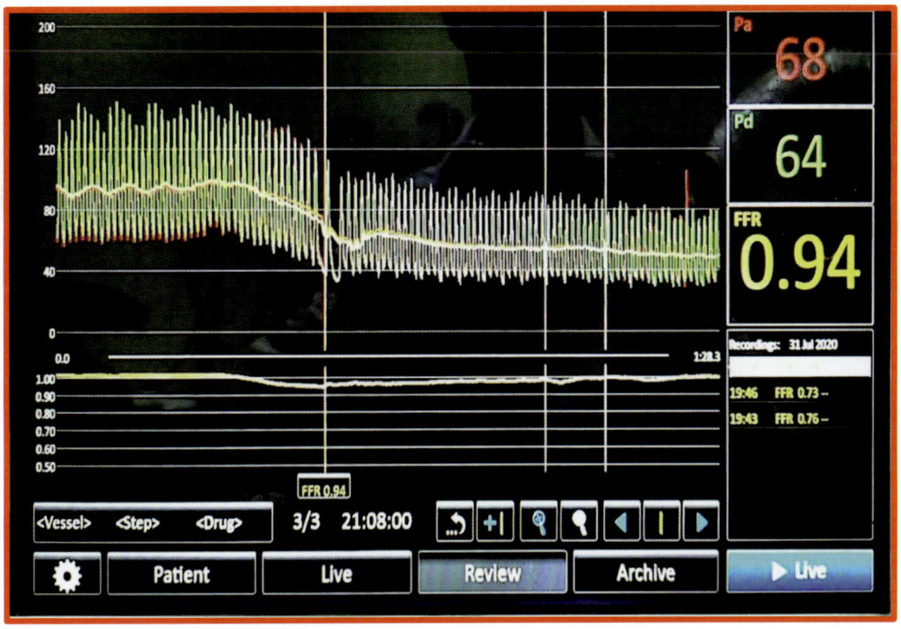

病例图 23-10　术后 FFR 结果

于造影剂过敏性休克，应用 FFR 评估，明确 RCA 存在功能学意义和介入治疗的适应证。应用 IVUS 评估，精细了解 RCA 解剖学病变情况，严重钙化病变通过棘突球囊预处理取得良好结果，IVUS 指导支架植入位置、直径和长度选择。同时，术后通过 IVUS 评估是否取得了优化的植入结果以及是否存在局部并发症，通过 FFR 评估缺血改善情况，确保患者获得满意的介入治疗效果。

（易铁慈　郑博）

参考文献

[1] Ali ZA, Karimi GK, Nazif T, et al. Imaging- and physiology-guided percutaneous coronary intervention without contrast administration in advanced renal failure: a feasibility, safety, and outcome study. Eur Heart J, 2016, 37 (40): 3090-3095.

[2] Asakura K, Minami Y, Shimohama T, et al. Zero-Contrast Optical Coherence Tomography- and Physiology-Guided Percutaneous Coronary Intervention for Severely Calcified Lesion. Circ J, 2019, 83 (11): 2326.

[3] Chen CY, Huang W, Liu J, et al. Zero-contrast percutaneous coronary intervention for chronic total occlusions guided by intravascular ultrasound with ChromaFlo mode: a case report. Eur Heart J Case Rep, 2020, 4 (6): 1-6.

[4] Gupta A, Neupane S, Basir M, et al. Zero-iodinated contrast retrograde percutaneous coronary interventions of chronic total occlusions using gadolinium and imaging guidance: a case report of a patient with severe anaphylaxis to iodinated contrast. Eur Heart J Case Rep, 2020, 4 (3): 1-7.

[5] Karimi GK, Mintz GS, Karmpaliotis D, et al. Zero-contrast percutaneous coronary intervention on calcified lesions facilitated by rotational atherectomy. Catheter Cardiovasc Interv, 2017, 90 (4): E85-E89.

[6] Kumar P, Roy S, Jino B, et al. Zero-Contrast Left Main Bifurcation PCI in an Elderly Patient with Chronic Kidney Disease. Case Rep Cardiol, 2021, 2021: 6658992.

[7] Sacha J, Feusette P. Zero-contrast percutaneous coronary intervention of saphenous vein graft in a patient with chronic renal failure. Adv Interv Cardiol, 2018, 14 (3): 309-311.

[8] Vasu N, Subban V, Ajit Mullasari S. Zero contrast optical coherence tomography-guided percutaneous coronary intervention for in-stent restenosis of the saphenous vein graft using a non-contrast flush medium. Indian Heart J, 2018, 70 Suppl 3: S492-S495.